Verhandlungen

der

Deutschen Pathologischen Gesellschaft.

Im Auftrage des Vorstandes

herausgegeben von dem derzeitigen Schriftführer

E. Ponfick in Breslau.

Vierte Tagung,

gehalten zu Hamburg vom 21.—25. September 1901.

Mit 10 Tafeln, einer Beilage und 2 Textfiguren.

Berlin.
Druck und Verlag von Georg Reimer.
1902.

Vorrede.

Begünstigt durch die ungewöhnliche Anziehungskraft eines Emporiums wie Hamburg, unterstützt durch eine treffliche Organisation und die sorgsame Vorbereitung seitens des Lokal-Comités hat sich die heurige Tagung unserer Gesellschaft ungemein lebensvoll gestaltet.

Nicht nur trat der schon wiederholt angeregte Gedanke, wichtige Tagesfragen mittels Erstattung von Referaten zu allgemeiner Erörterung zu stellen, hier in Hamburg von Neuem kräftig ins Leben. Sondern sämmtliche Forscher, die diese mühevolle Aufgabe übernommen, brachten uns auch so viel Werthvolles und weithin Fesselndes, dass es nur natürlich ist, wenn an den bezüglichen Vorträgen zugleich zahlreiche Mitglieder anderer Sectionen mit grösstem Interesse theilnahmen.

Von der eifrigen Thätigkeit, welche hieneben in den Special-Sitzungen herrschte, geben die folgenden Blätter beredte Kunde. Wiederum enthalten sie eine Fülle bemerkenswerther Erfahrungen, neuer Gesichtspunkte und Thatsachen. Wiederum hat zu deren Bekanntgabe ausser einer stattlichen Reihe hervorragender Fachgenossen aus Deutschland selber eine so grosse Zahl ausländischer mitgewirkt, dass wir uns solcher Gemeinsamkeit in Arbeit und wissenschaftlichem Austausch nur von ganzem Herzen freuen können.

Breslau, den 15. December 1901.

E. Ponfick.

Inhalts-Verzeichniss.

Vierte Tagung der deutschen pathologischen Gesellschaft in Hamburg 1901.

Wissenschaftliche Sitzung am Montag, dem 23. September 1901, Nachm. 3 Uhr.

I.

Der Einführende der Abtheilung für Allgemeine Pathologie und Pathologische Anatomie der Versammlung Deutscher Naturforscher und Aerzte, Herr Prosector Dr. Eugen Fraenkel begrüsst die Erschienenen im Namen der Geschäftsleitung und bittet darauf Herrn Geheimrath Virchow-Berlin, den Vorsitz zu übernehmen.

II.

Der Vorsitzende, Herr Rudolf Virchow-Berlin, eröffnet die 4. Tagung mit folgender Ansprache:

Bei einem Rückblicke auf die viele Zeit, welche verwendet worden ist, um die pathologische Gesellschaft ins Leben zu rufen und zu erhalten, können wir mit den erreichten Ergebnissen noch nicht voll zufrieden sein.

Meines Erachtens liegt der Grund hierfür darin, dass die organische Verbindung mit der Naturforscher-Versammlung allzusehr in den Vordergrund gerückt worden ist: offenbar in der Meinung, dadurch einerseits besser geschützt zu sein, andererseits mehr Einfluss auf das Ganze zu besitzen. Weder die eine, noch die andere Erwartung hat sich indess bestätigt. Vielmehr würde das, was wirklich erreicht worden ist, auch ohne diese Verbindung zu stande gekommen sein.

Meiner Ansicht nach muss die pathologische Gesellschaft mehr selbständige Thätigkeit entwickeln. Aeusserst wichtig ist es vor Allem, dass die „Verhandlungen“, mit denen sie in die Oeffentlichkeit tritt, eine weitgehende Wirkung ausüben, damit derjenige, welcher sie leitet, dauernden Einfluss gewinne.

Was die Stellung der Pathologie inmitten der Gesammt-Medicin anlangt, so müssen wir uns noch ausdrücklicher als bisher bemühen, die Auffassung, dass die pathologische Anatomie eine biologische Disciplin sei, zur Geltung zu bringen.

Die Grenzen zwischen ihr und den eigentlichen Naturwissenschaften müssen schwinden. Denn es giebt keine Errungenschaft der pathologischen Anatomie, die sich nicht unter biologische Gesichtspunkte bringen liesse. Umgekehrt sind die auf ihrem Wege gewonnenen Erfahrungen für die gesammte Biologie von grosser Wichtigkeit. Erst durch die Kenntniss der Pathologie wird sich letztere nach vielen Seiten hin die richtige Einsicht verschaffen.

Aber auch gegenüber einem der uns nächststehenden Fächer, der Bakteriologie ist der Wunsch berechtigt, dass seine Vertreter die Ergebnisse der pathologisch-anatomischen Forschung eingehender in Betracht ziehen möchten.

Mit Genugthuung konstatire ich die Anwesenheit so vieler hervorragender Vertreter unserer Disciplin und schöpfe daraus die Hoffnung, dass die Betheiligung an unseren Veröffentlichungen mehr und mehr wachsen werde.

III.

Herr v. Baumgarten-Tübingen[1]):

Ueber die pathologisch-histologische Wirkung und Wirksamkeit des Tuberkelbacillus.

Ueber die pathologisch-histologische Wirkung und Wirksamkeit

[1]) Infolge der Aufforderung des Vorstandes, ein zusammenfassendes Referat

des specifischen Tuberkelbacillus sind wir durch die Untersuchungen der letzten 20 Jahre ziemlich genau unterrichtet worden. Wir verdanken dies hauptsächlich dem glücklichen Umstand, dass es möglich ist, mittels des Tuberkelbacillus die Tuberkulose in fast allen ihren Erscheinungsformen, wie wir sie beim Menschen finden, experimentell an kleinen Thieren, namentlich Kaninchen, zu reproduciren. Hierdurch gelang es, die Beziehungen des Tuberkelbacillus zur Entwicklung und dem Ablauf des klassischen Virchow-schen Tuberkels und seiner verschiedenen histologischen Modificationen, dem Wagner'schen reticulirten Tuberkel, dem Langhans-Schüppel'schen Riesenzell- und Epithelioidzellentuberkel, zu den sogen. „phthisischen" Processen, zu den „tuberkulösen Entzündungen" u. s. w. sicherer festzustellen, als es durch die alleinige mikroskopische Untersuchung menschlicher Leichentheile möglich gewesen wäre. Da die Reichlichkeit des Stoffs bei der relativen Kürze der verfügbaren Zeit mir eine gswisse Einschränkung auferlegt, will ich mich in meiner Darlegung hauptsächlich an die beim Versuchsthier gewonnenen Ergebnisse halten und auf die an menschlichen Präparaten gemachten Beobachtungen nur insoweit eingehen, als sich Differenzpunkte in den Resultaten beider Beobachtungsreihen ergeben zu haben scheinen.

Experimentelle Studien über die pathologisch - histologische Wirkung des specifischen Tuberkelbacillus sind in grossser Reichhaltigkeit und Variirung und von zahlreichen Forschern angestellt worden. Als Infectionsmethode wurde theils die zuerst von Cohnheim und Salomonsen geübte Uebertragung kleinster bacillenhaltiger Gewebsstückchen in die vordere Augenkammer albinotischer Kaninchen, theils die subcutane oder intraperitoneale Uebertragung solcher Gewebsstückchen, theils die subcutane, intraperitoneale, intraoculare, intravasculäre, intratracheale Injection von Bacillensuspen-

zu erstatten „Ueber die Folgeerscheinungen, welche der Tuberkel-Bacillus innerhalb der von ihm heimgesuchten Gewebe hervorruft", hatten es die Herren v. Baumgarten u. Orth freundlichst übernommen, die Ergebnisse ihrer diesbezüglichen Forschungen der Versammlung vorzutragen.

Obwohl das nicht sogleich in der ersten Sitzung zur Ausführung gelangte, entspricht es, meines Erachtens, dennoch ebensosehr der Tragweite des behandelten Gegenstandes, wie der Bedeutung der genannten Redner, wenn in unseren diesjährigen „Verhandlungen" zuerst sie zu Worte kommen.

Ponfick.

sionen, sowie schliesslich die künstliche Inhalation und Verfütterung von Reinculturen der Tuberkelbacillen angewendet. Die übersichtlichsten und klarsten Bilder erhält man bei Anwendung der erstgenannten Methode. Ueberträgt man gleichgrosse Partikel frischer Impftuberkel vom Kaninchen, die mittels eines tuberkulösen Impfstoffes von bestimmter Virulenz erzeugt sind, so darf man bei den verschiedenen zu gleicher Zeit geimpften Versuchsthieren auf ganz übereinstimmende Infectionsresultate rechnen. Die kleinen Impfstückchen implantiren sich gewissermaassen der Iris und bilden so den festen, der Beobachtung und Untersuchung leicht zugänglichen Punkt, von welchem aus sich die Tuberkulose zunächst auf die benachbarten Theile des Augapfels und sodann auf bestimmten Wegen auf die meisten anderen Organe des Körpers verbreitet. Tödtet man nun die Thiere derselben Versuchsserie in kurz auf einanderfolgenden Zeitabschnitten, und bringt man die zu untersuchenden Theile noch lebenswarm in geeignete Fixirungsflüssigkeiten, so gewinnt man durch das vergleichende histologische Studium der in fortschreitender Zeitfolge sich aneinander reihenden Präparate, namentlich in der Iris, aber kaum minder auch in den meisten übrigen betheiligten Organen einen nahezu lückenlosen Einblick in die histologische Entwicklung und den histologischen Ablauf des tuberkulösen Processes.

Die Resultate, die auf diesem Wege festgestellt worden sind, lassen sich kurz folgendermaassen zusammenfassen: Die Bacillen dringen von dem Infectionscentrum aus grösstentheils frei, d. h. nicht in Wanderzellen eingeschlossen, wie man früher annahm, in die Gewebe ein, zunächst in Iris und Cornea, sodann in die zugehörigen Lymphdrüsen und diese passirend in die übrigen Organe des Körpers. Der Transport erfolgt, wie auch bei unbelebten kleinsten Körperchen, hauptsächlich durch den Saftstrom bezw. den Lymph- und Blutstrom. Ausserdem kommt bei den Tuberkelbacillen, als zwar unbeweglichen aber belebten Fremdkörpern noch die Ortsveränderung durch das Wachsthum, die sogen. Wachsthumsbewegung hinzu.

Anfangs liegen die Bacillen regellos verstreut im invadirten Gewebe, theils in den Gewebstücken, theils in den fixen Gewebszellen, theils in der Intercellularsubstanz gelagert, einzeln oder zu zweien und mehreren, oft Kreuzchen oder kleine Sternchen bildend. In dieser Zeit der ersten Einwanderung in die Gewebe ist in diesen, abgesehen davon, dass vielleicht da und dort eine Wanderzelle mehr als gewöhnlich darin zu bemerken ist, keine Spur einer geweblichen Veränderung zu sehen. Die Kerne der Gewebszellen sind selbst in denjenigen Zellen, welche von einem oder mehreren Bacillen befallen sind, in ihrer normalen Form und Structur erhalten und tadellos tingirt, auch die Zellprotoplasmen erscheinen völlig unverändert und in den Intercellularsubstanzen ist ebenfalls nicht der Schatten einer Abweichung von der Norm wahrzunehmen. Die erste gewebliche Veränderung, die man nach dem Eindringen der Bacillen sieht, ist die Karyokinese der fixen Gewebszellen und zwar sowohl der Bindegewebszellen und Gefässendothelien, als auch der epithelialen Elemente, wo Zellen letzterer Gattung im Bereiche der bacillären Ansiedlungen vorhanden sind. Es ist bemerkenswerth, dass nicht nur die von Bacillen frei gebliebenen Zellen, sondern auch die von Bacillen invadirten Zellen die Karyokinese zeigen. Gleichzeitig mit der Karyokinese schwillt auch der vordem häutchenförmig dünne Leib der Bindegewebs- und Endothelzellen zu einem kugeligen oder rundlich-eckigen Protoplasmakörper an. Indem die Bacillen an ihren ersten Haft- und Ansiedlungsstellen sich weiter vermehren, schreitet die Karyokinese der fixen Zellkörper entsprechend fort und es treten nun neugebildete Zellen von epithelähnlichem Aussehen auf, die ersten Tuberkelzellen, die epithelioiden Tuberkelelemente der Autoren. Auch sie werden grösstentheils von Tuberkelbacillen befallen, auch sie karyokinesiren und so wächst der junge Tuberkelheerd heran, immer Schritt haltend mit der peripherwärts fortschreitenden Wucherung seiner parasitären Insassen. Mit der zunehmenden Zahl der Tuberkelzellen nimmt in bindegewebigen Organen oder Organtheilen, offenbar wesentlich durch den Druck der sich vergrössernden und vermehrenden Zellen, die fibrilläre Grundsubstanz mehr und mehr ab und wird allmählich auf jenes feine faserige Reticulum reducirt, welches in der Histologie des Tuberkels eine so verschiedene Beurtheilung erfahren hat. Sind Gefässe in den sich bildenden Tuberkelheerd eingeschlossen, so gehen sie ausnahmslos zu Grunde, theils ebenfalls durch Compression seitens der sie umgebenden wuchernden Zellen, theils und vornehmlich durch Betheiligung der Gefässwandzellen, speciell der Gefässendothelien, an der epithelioiden Zellwucherung.

Aber die eigentliche Wachsthumsperiode des Tuberkels ist von kurzer, in den dieser Schilderung zu Grunde liegenden Experimenten auf 8 bis höchstens 14 Tage zu bemessender Dauer. Zum Zeichen des beendigten Wachsthums grenzt sich der zellige Heerd als submiliares oder miliares Korn scharf von seiner Umgebung ab. Dieses charakteristische Verhalten ist in erster Linie und hauptsächlich auf die specifische Wachsthumsweise der Tuberkelbacillen zurückzuführen, die, wie auf den künstlichen Nährböden, so auch im Gewebe, aus vereinzelten Keimlingen heraus, gewöhnlich nicht über den Umfang von mohnsamenkorngrossen Colonien hinauswachsen. Vereinzelte Bacillen schwärmen allerdings immer aus dem bacillären Brutstock in die Nachbarschaft aus, um dort neue Colonien zu bilden. Da die Bildung der Tuberkelzellen durch das Wachsthum der Tuberkelbacillen hervorgerufen wird, so formt sich um die knötchenförmige Bacillencolonie auch ein knötchenförmiges Zellennest. Die knotige Form hängt also hier, wie das Virchow lange vor Entdeckung des Tuberkelbacillus gelehrt hat, mit dem Wesen der Erkrankung zusammen. Nicht immer wachsen jedoch die Tuberkelbacillen in dieser typischen Weise; bisweilen bilden sie, namentlich in sehr weichen lockeren Geweben, statt der rundlichen Colonien mehr unregelmässig begrenzte Züge und Schwärme, die sich in ihrer räumlichen Ausdehnung z. Th. auch den Terrainverhältnissen der Gewebe anpassen, härteren, unnachgiebigen Theilen, z. B. Sehnen-, Muskel-, Nervenfasern ausweichend, in derem zarten, nachgiebigen Zwischengewebe continuirlich sich ausbreitend. In solchen Fällen gruppiren sich auch die Tuberkelzellen zu mehr diffusen Zellwucherungen. Immerhin ist die Neigung der Tuberkel bacillen, rundliche Colonien zu bilden, so gross, dass oft auch noch in Fällen der letztgenannten Art der knötchenförmige Typus der Wucherung nachträglich hervortritt.

Die scharfe Abgrenzung der Tuberkelknötchen hängt aber nicht allein von der Colonienform der Tuberkelbacillen ab, sondern z. Th. auch von dem Widerstand des angrenzenden normalen Gewebes, welches einen gewissen Gegendruck gegen den Druck des wachsenden Knötchens ausübt, woraus eine Art von concentrischer Abplattung sowohl der peripheren Tuberkelzelllagen, als auch der nächst angrenzenden gesunden Gewebszone resultirt. In sehr weichen widerstandslosen Geweben, wie z. B. im Glaskörper, bleibt daher die scharfe Abgrenzung, die kugelförmige Abrundung der Knötchen aus.

Je mehr sich der wachsende Tuberkel dem Stadium der Abgrenzung nähert, um so mehr nimmt, trotz progressiver Wucherung der Bacillen, die Zahl der Kerntheilungsfiguren in ihm ab. Dagegen vergrössert sich jetzt der Leib der epithelioiden Tuberkelzellen erheblich und es treten, namentlich in den centralen Partien des Heerdes, zwei- und mehrkernige Epithelioidzellen bis zur Bildung typischer Langhans'scher Tuberkel-Riesenzellen mit rand- und radiärständigen Kernen in ihm auf. Bisweilen gelingt es jetzt, mehrfache Kerntheilungsfiguren in einer Zelle nachzuweisen.

Auch andere Modi der Kernvermehrung sind in den mehrkernigen und Riesenzellen der Impftuberkel beobachtet worden. Wahrscheinlich entstehen also diese pathologischen Riesenzellen, ebenso wie die physiologischen, durch Kernvermehrung einer einzigen Zelle unter Ausbleiben der Zelltheilung, wie dies Virchow und später auch Flemming angenommen. Die Riesenzellen wären hiernach als Bildungshemmungen der normalen Zelltheilung aufzufassen. Diese Auffassung stimmt sehr gut mit der Thatsache, dass die Riesenzellen erst dann in dem Tuberkel auftreten, wenn die Lebhaftigkeit der Zellproliferation im Abnehmen begriffen ist Sie sind somit die Zeichen sinkender Lebenskraft der tuberkulösen Zellwucherung, z. Th. sogar die Merkmale eines partiellen Zelltodes, wenn wir mit Weigert die kernlose Mitte der typischen Tuberkel-Riesenzellen als abgestorbenes Zellprotoplasma ansehen. Jedenfalls sind sie in den meisten Fällen die Vorläufer der unzweifelhaften Tuberkelnekrose, der Tuberkel-Verkäsung.

Ehe aber diese Todeserscheinung eintritt, zeigt sich ausnahmslos noch eine besondere Phase in der geweblichen Zusammensetzung des Tuberkels, welche ohne genauere Beobachtung wie eine Metamorphose der früheren Structur erscheinen könnte. Während nämlich bisher den, den fixen Gewebszellen entsprossten epithelioiden Tuberkelzellen nur da und dort vereinzelte lymphoide Elemente beigesellt waren, nimmt die Zahl der letzteren nach der Abgrenzung der Tuberkel in diesen rasch zu. Zunächst sind es die Randzonen der Tuberkel, welche sich mit lymphoiden Zellen füllen, in continuirlichem Fortschreiten werden sodann die mittleren und inneren Zonen von ihnen in Beschlag genommen und schliesslich können die Lymphocyten so dicht im Tuberkel liegen, dass es schwer fällt, die ursprüngliche Zusammensetzung aus epithelioiden Zellen in der Masse der lymphoiden Elemente herauszuerkennen. Eine so verschiedene Deutung diese lymphoiden Tuberkelelemente früher auch erfahren haben, nach den in Rede stehenden neueren Untersuchungen kann ihre Herkunft nicht mehr zweifelhaft sein: sie stammen aus den entzündlich alterirten, in der nächsten Umgebung der Tuberkel befindlichen Blutgefässen, aus welchen sie auswandern, um in die Tuberkel einzudringen. Diese aus den mikroskopischen Präparaten fast direct abzulesende Herkunft wird noch dadurch überzeugend beglaubigt, dass gleichzeitig mit dem Auftreten der lymphoiden Elemente in den Tuberkeln sich in diesen mittels der Weigert'schen Färbungsmethode Fibrin in typischer Netzform nachweisen lässt. Anfangs haben die leukocytären Einwanderer fast ausschliesslich die Form der kleinen mononucleären Leukocyten, der typischen „Lymphocyten“; später aber, wenn die Masse der wuchernden Bacillen immer grösser wird und die beginnende Verkäsung ihre ersten Schatten auf den Schauplatz wirft, wandern auch polynucleäre Leukocyten in den Tuberkelheerd ein.

Der Vorgang der Verkäsung ist mikroskopisch dadurch gekennzeichnet, dass das Tuberkelgewebe allmählig in einen dichten, feinkörnigen Detritus zerfällt, der grösstentheils aus Eiweisskörnchen, zum bei weitem kleineren Theile aus Fettkörnchen besteht. Die epithelioiden Tuberkelzellen wandeln sich zunächst in kernlose homogene Schollen um, die lymphoiden Elemente schrumpfen zu eckigen Körperchen zusammen, ihre Kerne zerbröckeln in einen, vorerst intensiv in Kernfärbemitteln tingirbaren Detritus, die spärliche netzförmige fibrilläre Grundsubstanz quillt fibrinoid auf, das vorhandene echte Fibrin reagirt nur noch schwach oder gar nicht mehr auf die Weigert'sche Färbung und schliesslich zerfällt Alles in den erwähnten gleichmässig dichten, feinen, die Kernfärbung absolut verweigernden Detritus, der sich an Pikrocarminsalzsäure-Präparaten durch seine intensiv gelbe Farbe von den noch erhaltenen, leuchtend roth gefärbten Theilen scharf abhebt. Der Process der Verkäsung beginnt stets im Centrum an der Stelle der üppigsten Bacillenwucherung und schreitet von da aus mehr oder oder minder rasch nach der Peripherie fort. Auf den Trümmern des abgestorbenen Tuberkelgewebes wachsen die Tuberkelbacillen mit unverminderter, ja anscheinend noch grösserer Lebhaftigkeit fort.

Indem nun in den noch freigebliebenen Organstrecken durch neue Bacillusansiedelungen immer neue Tuberkel entstehen, nimmt in der primär ergriffenen und daher am stärksten unter allen Organen von Tuberkeln durchsetzten Iris die exsudative Entzündung, die sich bisher auf die nächste Umgebung der Tuberkel beschränkte, einen diffusen Charakter an und es lagert sich nunmehr an der Vorderfläche der Iris eine fibrinöse Pseudomembran ab, welche gewöhnlich nur spärliche oder auch gar keine Tuberkelbacillen enthält und in den regelrecht verlaufenen Fällen auch völlig frei von anderweitigen Mikroorganismen ist. Weiterhin confluiren die Knötchen der Iris zu einer zusammenhängenden höckrigen, käsigen Masse, die allmählig zu einer schmierigen gelblichen Materie erweicht; die fast stets bei diesen Experimenten in den tuberculösen Process hineingezogene Hornhaut schmilzt nach vorausgegangener Verkäsung der in ihr gebildeten und confluirten Tuberkel ebenfalls ein und so geht das inficirte Auge schliesslich an einer richtigen tuberculösen „Phthisis bulbi" zu Grunde.

Auch in den nächstgelegenen Lymphdrüsen, sowie in den Lungen confluiren die anfangs discreten Knötchen zu diffusen, makroskopisch homogen aussehenden Käsemassen oder zu grösseren Conglomeratknoten, in welchen Producten gegen das Ende der Krankheit, welches gewöhnlich in diesen Versuchen drei Monate post infectionem erfolgt, beginnende Cavernenbildung angetroffen werden kann. In den übrigen Organen bleibt aber der tuberculöse Process bis an's Ende im Zustand der disseminirten Miliartuberculose.

So wirkt der Tuberkelbacillus pathologisch-anatomisch und pathologisch-histologisch, wenn er in der angegebenen Weise in den Körper der genannten Versuchsthiere eingeführt wird. Ganz analog verläuft der Process, wenn man die Impfstückchen nicht in die vordere Augenkammer, sondern in das Unterhautgewebe oder in die Bauchhöhle von Kaninchen bringt. Die directen Injectionen von künstlich cultivirten Bacillen in die Substanz der Organe, in seröse Höhlen oder in die Blutbahn oder in die Trachea bedingen allerdings einige selbstverständliche Abweichungen in dem makroskopisch-klinischen Verlauf der Krankheit, führen auch leicht zu gewissen Complicationen, welche zu Irrthümern über das histogenetische Princip der Tuberkelbildung Veranlassung geben können, ändern aber an sich nichts an der pathogenen Wirkung des inficirenden Bacillus. Dagegen ändert sich in der That die pathogene Wirkung mit der Menge und der Virulenz des zur Infection gelangenden Bacillus. Man hat früher die Virulenz für eine constante Grösse gehalten, doch weiss man jetzt, dass sie in weiten Grenzen schwanken kann und dass wir es in der Hand haben, sie bis auf 0 herabzusetzen, oder ihr die ursprüngliche Höhe wiederzugeben. Beim Tuberkelbacillus deckt sich die Virulenz mit der Proliferationsenergie, welche der Bacillus in den von ihm befallenen Geweben äussert. Von den beiden genannten Factoren ist jedenfalls die Virulenz der bei weitem wichtigere. Doch spielt auch die Menge der Bacillen eine nicht unerhebliche Rolle.

Die Menge kann, selbst bei maximaler Virulenz, zu gering sein, um überhaupt einen Infect zu veranlassen. Reicht die Menge aus, eine über das Infectionsatrium hinausgreifende tuberkulöse Infection in's Werk zu setzen, so wird letztere um so acuter verlaufen, je grösser die Virulenz. Bei mangelnder Virulenz bleiben selbst relativ sehr grosse Mengen von Bacillen völlig schadlos. Bei mässiger Virulenz kann die grosse Menge das geringe Maass der Virulenz einigermaassen compensiren. Bei hoher und höchster Virulenz kann die zur Infection nöthige Menge auf ein Minimum herabgesetzt werden; die grosse Virulenz compensirt dann reichlich die geringe Menge. Der rapideste Verlauf ist demgemäss dann zu erwarten, wenn Menge und Virulenz zusammentreffen. Fragen wir nun, in welcher Weise Menge und Virulenz der Bacillen die histologische Entwicklung des Tuberkels, seinen Verlauf und seine Ausgänge beeinflussen können, so lautet die Antwort hierauf im Allgemeinen dahin, dass an dem histogenetischen Princip durch die genannten Variablen nichts geändert werden kann, dass aber sehr erhebliche graduelle Differenzen in der Ausbildung der einzelnen Componenten des tuberkelbildenden Processes sowie beträchtliche Modificationen in den Ausgängen je nach der Menge und Virulenz der einwirkenden Bacillen zu beobachten sind. Was im Einzelnen hierüber festgestellt wurde, ist Folgendes:

Je geringer die Menge und Virulenz, desto mehr tritt das Wucherungsstadium gegenüber dem Infiltrationsstadium in den Vordergrund, dergestalt, dass die Knötchen bis zuletzt grösstentheils aus gewucherten Gewebszellen bestehen können und nur spärliche Leukocyten und wenig Fibrin enthalten. Je geringer die Menge und Virulenz, desto mehr treten die Riesenzellen an Zahl und Grösse hervor, was so weit gehen kann, dass die Knötchen grösstentheils aus Riesenzellen bestehen. Je geringer die Menge und Virulenz, desto mehr tritt die Verkäsung zurück, sodass sie auf das Centrum beschränkt bleiben oder sogar völlig ausbleiben kann; in solchen Fällen wandelt sich das Knötchen, nach dem Verschwinden der Bacillen, in den peripheren Theilen oder in toto in Narbengewebe um. Je geringer die Menge und Virulenz, desto geringer ist die Neigung des tuberkulösen Processes, über den Impfort hinaus in entferntere Organe überzugreifen; bei sehr geringer Menge und Virulenz kann der Process vollkommen local bleiben und definitiv abheilen. Umgekehrt: Je grösser die Menge und Virulenz, desto mehr tritt das Infiltrationsstadium gegenüber dem Wucherungsstadium in den Vordergrund, desto mehr nehmen die Riesenzellen an Zahl und Grösse ab, um so rascher und durchgreifender verkäsen die Knötchen, um so rascher und ausgedehnter folgt dem tuberkulösen Primärinfect die Allgemeintuberkulose nach. Das Uebergewicht der Infiltration gegenüber der Proliferation kann sich, wenn grosse Mengen hochvirulenter Bacillen zur Infection verwendet werden, dermaassen geltend machen, dass das Stadium der Proliferation gewissermaassen umgangen wird und zeitlich beide Vorgänge nahe an einander rücken; in derartigen extremen Fällen kann der miliare Tuberkel seiner zelligen Zusammensetzung nach einem miliaren Abscesse ähnlich werden. Nach intratrachealer Injection grosser Mengen starkvirulenter Bacillen sehen wir lobuläre und lobäre Processe auftreten, welche den acuten Formen der verkäsenden Lobulär- und Lobär-Pneumonien entsprechen. Stets kann man aber selbst in diesen extremsten Fällen bei frühzeitiger Untersuchung Kerntheilungsfiguren an den fixen Gewebszellen, besonders an den Alveolarepithelien im Bereiche der bacillär inficirten Theile nachweisen und in dem Alveolarinhalt der erkrankten Bezirke stets vor dem Eintritt der Verkäsung neben dem Fibrin und den emigrirten Leukocyten zahlreiche grosse, geschwellten Alveolarepithelien gleichende Zellen finden, die den, bei weniger gewaltsamer Infectionsweise so unverkennbar hervortretenden Wucherungsprocess der fixen Gewebszellen auch für diese Ausnahmefälle als integrirenden Factor des histologischen Geschehens legitimiren.

Eine Lungenerkrankung, „welche anatomisch nichts als eine fibrinöse Pneumonie mit secundärer Verkäsung darstellt“ (Orth), lässt sich experimentell in keiner Weise durch den specifischen Tuberkelbacillus erzeugen.

Noch eine Erscheinung im anatomischen Verlaufe des tuberkulösen Processes ist es, welche, ausser den bereits genannten, durch die Menge und namentlich durch die Virulenz der Bacillen in ihrem Auftreten in hohem Grade beeinflusst wird, nämlich die secundäre Erweichung der käsigen Massen, die bekanntlich den pathognomonischen Bildern der tuberkulösen Ulcerationen und Cavernenbildungen, der tuberkulösen Phthise zu Grunde liegt. Die Erweichung ist offenbar in erster Linie eine Function der Zeit, was schon daraus hervorgeht, dass wir bei der klassischen Impftuberkulose um so eher Erweichungszustände der käsigen Massen auch in den entfernteren Organen antreffen, je länger die Krankheit gedauert hat. Auch die Thatsache, dass durch Impfung mit in gewissem Grade künstlich abgeschwächten Bacillen generalisirte Impftuberkulosen mit ausgesprochener Erweichung, Ulceration und Höhlenbildung der tuberkulösen Producte erzeugt werden konnten, kann dem Umstand zugeschrieben werden, dass die betreffenden Impftuberkulosen einen sehr chronischen Verlauf hatten, sich über Jahr und Tag hinzogen. Dass aber nicht nur die Zeitdauer maassgebend für den Eintritt und die Ausdehnung der Verkäsung ist, sondern dass dabei auch Virulenz und Menge der Bacillen eine Rolle spielt, zeigt sich schon daraus, dass im tuberkulösen Primärheerd die Erweichung der verkästen Theile um so früher und ausgedehnter Platz greift, je grösser die Menge und besonders die Virulenz der verimpften Bacillen war. Neuere Experimente haben hierfür noch einen weiteren Beweis gegeben. Bei einem bestimmten Infectionsmodus (Injection von Bacillensuspension von der unverletzten Harnröhre aus in die Harnblase) kann man es bei Verwendung maximal virulenter Bacillen erreichen, schon nach verhältnissmässig kurzer Zeit (5—6 Monaten) ganz klassische Formen jener grossen tuberkulösen Cavernen der Lungenspitzen bei den Versuchsthieren entstehen zu sehen, welche man bisher für ein Reservat der spontanen, speciell der menschlichen Tuberkulose und als eine der wichtigsten anatomischen Stützen für die Inhalationstheorie der menschlichen Tuberkulose betrachtet hat. Hervorzuheben ist noch, dass sich die pathogene Wirkung des Tuberkelbacillus auch mit der Thierart ändert, die zu den Infectionsversuchen verwendet wird. Es würde hier viel zu weit führen, auf das interessante Detail, welches die Experimentaluntersuchungen in Bezug auf diesen Punkt kennen gelehrt haben, einzugehen. Für den Zweck unserer Darstellung genügt es, anzugeben, dass auch durch den Wechsel der Thierart das histogenetische Princip und der charakteristische histologische Ablauf des tuberkulösen Processes nicht beeinflusst wird, vielmehr auch hierdurch nur quantitative und graduelle Differenzen der specifisch-pathogenen Wirkung zum Vorschein gebracht werden können. Ein Bacillus von bestimmter Herkunft, der für eine Thierspecies im höchsten Maasse virulent ist, kann für eine andere Thierspecies gänzlich inoffensiv oder schwächer virulent oder ebenso virulent sein. Im ersteren Falle, also bei absoluter Unempfänglichkeit, resultirt gar keine pathologische Wirkung, im zweiten Falle, also bei geringerer Empfänglichkeit, verhält sich die histopathogene Wirkung genau so, wie nach Impfung mit dem entsprechend abgeschwächten Bacillus beim hochempfänglichen Thier, und im letzten Falle, also bei der gleichen Empfänglichkeit, ist die histopathogene Wirkung völlig identisch, die Verschiedenheit der Thierspecies bedingt dann keinerlei greifbaren histologischen Unterschied in den erzeugten Krankheitsproducten. Man ersieht hieraus, dass die Virulenz nicht nur keine constante, sondern auch keine absolute Grösse ist, dass sie vielmehr nur einen relativen Werth hat, der bedingt ist durch das specifische Anpassungsverhältniss zwischen dem Bacillus und der Species des Wirthskörpers.

Die hier kurz zusammengefassten Resultate der experimentellen Untersuchungen über die pathologisch-histologische Wirkung und Wirksamkeit des specifischen Tuberkelbacillus sind in den Hauptpunkten von zahlreichen Forschern übereinstimmend festgestellt oder bestätigt worden und haben darnach um so leichter die fast allgemeine Anerkennung der Pathologen gefunden, als dieselbe in dem principiell wichtigen Punkte der Entstehung des Tuberkels durch eine Gewebswucherung mit der Grundlehre Virchow's über die Histogenese und Histologie des specifischen Tuberkels sich deckten und in den zuerst von Jul. Arnold, später auch von anderen pathologischen Anatomen erhobenen Befunden von karyokinetischen Figuren an den fixen Gewebszellen von in Tuberkelbildung begriffenen menschlichen Geweben für die menschliche Tuberkulose eine directe Bestätigung fanden. Nur Metschnikoff und seine Schüler sind auf Grund der auch ihrerseits angestellten zahlreichen Experimentaluntersuchungen zu einem diametral entgegengesetzten Resultat hinsichtlich der Histogenese des specifischen Tuberkels gekommen. Sie fassen bekanntlich die histologischen Vorgänge bei der Tuberkulose, wie überhaupt bei jeder anderen Infectionskrankheit, als eine Kampferscheinung der Mikro- und Makrophagen gegen die eingedrungenen Parasiten auf. Ihre Mikrophagen sind nichts anderes, als unsere lymphoiden oder leukocytären Tuberkelelemente, ihre Makrophagen sind unsere epithelioiden Tuberkelzellen. Die letzteren sind auch für die Metschnikoff-sche Schule die wichtigeren histologischen Elemente; soweit herrscht Uebereinstimmung. Aber auch abgesehen von ihrer Ausdeutung Metschnikoff's als activer Streiter im Kampfe hat ihre Histogenese nichts weniger als die allgemeine Zustimmung finden können. Während nach der Auffassung der Majorität der Forscher die epithelioiden Tuberkelzellen ausschliesslich aus den fixen Gewebselementen hervorgehen, unter keinen Umständen aus den Leukocyten, gehen nach Metschnikoff und seinen Schülern die epithelioiden Tuberkelzellen stets aus den Leukocyten hervor und niemals aus fixen Gewebszellen.

„Die Tuberkelzelle ist stets eine lymphatische Zelle“ — so lautet das Schlussergebniss der Tuberkel-Untersuchungen der Metschnikoff'schen Schule. Trotz dieser Divergenz der Auffassung ist die Differenz in den thatsächlichen Beobachtungen keine so grosse; denn auch Metschnikoff und seine Schüler haben reichlich Karyokinesen in den von den Bacillen invadirten Gewebsbezirken gesehen, und wenn auch diese Karyokinesen von den Autoren als meist den Leukocyten angehörig betrachtet und nur zum kleinen Theile den fixen Gewebszellen zugeschrieben werden, so ist doch immerhin, selbst wenn wir die sehr zweifelhafte Annahme, dass die karyokinesirenden Zellen grösstentheils Leukocyten gewesen seien, gelten lassen wollten, auch von ihnen eine Karyokinese fixer Zellkörper bei der Tuberkelbildung wahrgenommen worden und sie sind daher auf Grund ihrer Untersuchungsbefunde nicht berechtigt, eine active Betheiligung der fixen Gewebszellen an dem tuberkelbildenden Process so ganz und gar in Abrede zu stellen, wie sie es gethan haben. Hierzu kommt aber noch, dass die Beweise, welche die Autoren für ihre Annahme, dass die epithelioiden Zellen ausschliesslich aus den Leukocyten hervorgegangen seien, durchaus nicht stichhaltig sind. Um hier nur ihren Hauptbeweis anzuführen, so besteht derselbe darin, dass in ihren Präparaten — sie bedienten sich vorzugsweise der intravasculären Injection von künstlich cultivirten Bacillen — die epithelioiden Zellen nur durch Eigenbewegung an die Stelle des Kampfes, d. h. also in die nächste Umgebung der in den Gefässen befindlichen Bacillenhäufchen gelangt sein konnten. Die Tuberkelzellen seien also in ihrer Entstehung an das Amöboidsein der Zelle gebunden und können deshalb nicht von fixen Gewebszellen abstammen, welche nicht amöboid sind. So schliessen die genannten französischen Forscher. Dieser Schluss ist aber nicht bindend. Denn, wäre er selbst im günstigsten Falle für die specielle Art der Versuchsanordnung gültig, so würde er nicht mit der Kraft der Nothwendigkeit und Allgemeinheit auch auf die anderen Methoden, die Infection zu erzeugen, übertragen werden dürfen. Aber auch angenommen, der Schluss sei zwar nicht richtig, aber die Thatsache sei zutreffend, so wissen wir namentlich durch die bekannten Untersuchungen Marchand's, Ribbert's und ihrer Schüler, dass auch die Abkömmlinge fixer Gewebszellen exquisit contractil und locomobil sein können. Einige Autoren (Dobroklonski, Pawlowsky, Pilliet, Welcker) suchen eine Vermittlung zwischen den beiden genannten, einander direct widersprechenden Anschauungen herbeizuführen, indem sie die epithelioiden Tuberkelzellen theils aus fixen Zellen, theils aus Leukocyten entstehen lassen. Die Beweise aber, welche die genannten Autoren für den letzteren Entstehungsmodus geltend machen, kommen in keiner Weise über die als unzureichend erkannten Beweismittel der Metschnikoff'schen Schule hinaus.

Unter denjenigen Autoren nun, welche darüber einig sind, dass die epithelioiden Tuberkelzellen aus den fixen Gewebszellen hervorgehen, besteht doch eine Differenz darüber, ob sowohl die Bindegewebszellen und Endothelien, als auch die Epithelien oder nur die erstgenannten Elemente an der Bildung der epithelioiden Zellen des Tuberkels sich betheiligen. Einige Autoren (Kockel, Welcker) glauben auf Grund ihrer Untersuchungen über die Histogenese des Lebertuberkels den epithelialen Elementen, also hier den Leberzellen, die in Rede stehende Betheiligung absprechen zu müssen, während die Mehrzahl der Untersucher (Baumgarten, Cornil, Dobroklonski, Straus, Pilliet, Brissaud und Toupet, Kostenitsch und Wolkow) nach ihren Untersuchungsbefunden mit Bestimmtheit dafür eintreten, dass die epithelialen Elemente (Lungenepithelien, Nierenepithelien, Leberzellen, Hodenepithelien) kaum weniger lebhaft zur Bildung der epithelioiden Tuberkelzellen beitragen, als die bindegewebigen und endothelialen Elemente. Die in Bezug auf Leberzellen negativen Resultate Kockel's und Welcker's beziehen sich weit weniger auf die thatsächliche Beobachtung als auf die Schlussfolgerung, denn beide Autoren haben nicht selten Mitosen an den Leberzellen und Gallengangsepithelien innerhalb oder in der Nähe der sich bildenden Lebertuberkel gesehen. Die Gründe, weshalb sie trotzdem die genannten Epithelien nicht an der Bildung der Tuberkelzellen Theil nehmen lassen wollen, sind nicht durchschlagend. So hat Hansemann es vom theoretischen Standpunkt aus für unwahrscheinlich erklärt, dass sich echte Epithelien in epithelioide Tuberkelzellen umwandeln könnten, weil eine derartige Umwandlung gegen das Gesetz der Specificität der Gewebszellen verstosse. Ein Widerspruch der thatsächlichen Beobachtungen gegen das erwähnte Gesetz würde aber erst dann vorliegen, wenn behauptet werden sollte, dass bei einer etwaigen fibrösen Metamorphose des Tuberkels sich nicht nur die aus Bindegewebszellen und Endothelien, sondern auch die aus Epithelien entstandenen Tuberkelzellen in Faserzellen umformen. Eine solche Behauptung ist aber, meines Wissens, noch nicht aufgestellt worden und dürfte sich auch kaum beweisen lassen. Sind doch in jedem Tuberkel immer genug epithelioide Zellen bindegewebigen und endothelialen Ursprungs vorhanden, um auch ohne Mithilfe etwaiger Tuberkelzellen epithelialer Abstammung die Vernarbung des Knötchens besorgen zu können. Uebrigens ist eine Bindegewebsbildnng aus den epithelioiden Tuberkelzellen überhaupt ein bestrittener und jedenfalls nicht häufiger Vorgang, worauf wir gleich noch mit einigen Worten zu sprechen kommen.

Gegenstand der Discussion sind ferner noch die Bildungsweise der Riesenzellen und des Reticulums, sowie das Wesen der Verkäsung.

Was zunächst die Riesenzellen betrifft, so steht der von der Mehrzahl der Autoren vertretenen und in meiner heutigen zusammenfassenden Darstellung zum Ausdruck gebrachten Proliferationstheorie derselben noch immer die „Confluenztheorie“ gegenüber, ohne dass sich indessen neue Argumente für dieselbe aus den neueren Beobachtungen ergeben hätten, wenn man davon absieht, dass Leray die Entstehung von Riesenzellen durch Zusammenfliessen benachbarter Epithelioidzellen direct beobachtet haben will, eine Beobachtung, die wohl mit Vorsicht aufzunehmen ist. Um die Annahme einer Kernvermehrung nach der Verschmelzung käme übrigens auch die Confluenztheorie nicht herum, da die nicht selten haufenweise Lagerung der Kerne der Riesenzelle gar nicht durch eine einfache Verschmelzung von benachbarten Zellen zu erklären ist.

In der That nehmen Kostenitsch und Wolkow ein anfängliches Confluiren von kreisförmig um ein Bacillenhäufchen gelagerten Epithelioidzellen mit nachträglicher, durch die eingeschlossenen Bacillen bewirkter Kernvermehrung als den typischen Vorgang bei der Bildung der Tuberkelriesenzellen an. Befremdend erscheint es, dass noch immer Verklebungen hyaliner Gefässthromben mit Gefässendothelien als ein histogenetisches Princip der Riesenzellenbildung angesprochen werden; derartige Dinge kommen gewiss vor, jeder pathologische Anatom kennt sie, aber von echten Riesenzellen sind sie doch toto genere verschieden. Mögen immerhin in vereinzelten Fällen in solchen Conglomeraten heterogener Substanzen, aus Gerinnseln und Zellen bestehend, Riesenzellen sich bilden. Aber wie Conglomerate nicht selbst Riesenzellen sind — die Riesenzelle ist eine einheitliche Zelle, mag sie durch Proliferation oder Confluenz entstanden gedacht sein — so bilden sie auch nicht die nothwendige Voraussetzung des Entstehens der Riesenzelle; fasst man sie als eine Umbildung eines Zellenindividuums auf, so bedarf ein solches nicht eines mit anderen sie verklebenden Kittes, lässt man sie durch Confluenz entstehen, so ist das sie einschliessende Gerinnsel etc. ein Hinderniss für die Confluenz, die die innigste Berührung verlangt. — Die Proliferationstheorie ist gestützt durch die Beobachtung zwei- und mehrfacher Karyokinesen in epithelioiden Tuberkelzellen und Tuberkelriesenzellen (Baumgarten, Stschastny, Schmaus und Albrecht), sowie in Fremdkörperriesenzellen (Goldmann, Manasse), ferner durch die Beobachtungen Jul. Arnold's über das Auftreten der von ihm sog. „indirecten Fragmentirung“ an den Kernen tuberculöser Riesenzellen, durch die Constatirung der von Metschnikoff sog. „mitotischen Knospung“, der directen und indirecten Fragmentirung an den Kernen der epithelioiden Tuberkelzellen durch Metschnikoff, Stschastny, Justi, Welcker u. A. Während Proliferations- und Confluenz-Theorie darin übereinkommen, die Riesenzellbildung im Tuberkel als eine Hemmungserscheinung der Zellproliferation anzusehen, fasst die Phagocytentheorie die Tuberkelriesenzelle als ein eminent actives Gebilde auf, als einen Makrophagen erster Klasse, der trotz seines ansehnlichen Leibesumfanges immer noch ausgesprochene Contractilität besitzt, die er benutzt, um die Tuberkelbacillen zu verschlucken und sie durch intracelluläre Verdauung unschädlich zu machen. Nachdem Weigert bereits vor längerer Zeit die von

Metschnikoff für diese Auffassung der Riesenzelle geltend gemachten Gründe als nicht stichhaltig widerlegt, hat sich neuerdings auch Welcker in einer sehr eingehenden experimentellen Arbeit gegen die Metschnikoff'sche Anschauung als eine der genügenden Begründung entbehrende Hypothese ausgesprochen. Zustimmung hat die Metschnikoff'sche Auffassung ausserhalb des Kreises seiner Schüler nur von Seiten weniger Forscher gefunden; das Vorhandensein von Fremdkörpern in der Riesenzelle (ausser Bacillen auch noch Pigment, Trümmer von elastischen Fasern etc.), die Einschlüsse von anderen Zellen, namentlich Leukocyten, können die phagocytäre Rolle der Riesenzellen nicht beweissn, da die Einschlüsse nicht durch die Voracität der Riesenzelle erfolgt zu sein brauchen, sondern auf verschiedene andere Weise (rein mechanisch, durch actives Eindringen der Fremdkörper etc.) zu Stande gekommen sein können. Die überwiegende Mehrzahl der Untersucher erblickt in den Tuberkelriesenzellen nicht Bacillenfänger, sondern von Bacillen occupirte, dem Untergang verfallene, oder doch wenigstens schwer geschädigte Zellgebilde, welche allerdings bisweilen ihre kurzlebigen Feinde, die ihnen die Schädigung beigebracht, überleben können. Ob solche bacillenfrei gewordene Riesenzellen unter Umständen noch einer weiteren Entwicklung fähig sein können, muss dahingestellt bleiben; möglich wäre immerhin, dass der kernhaltige Rand der Riesenzelle nach dem Absterben der Bacillen Anlauf zu bindegewebiger Metamorphose machte, worauf wir bei Besprechung der Reticulumfrage noch zurückkommen. Rindfleisch nimmt auf Grund von Beobachtungen an, dass die Riesenzelle sich bei der Heilung des Tuberkels in toto in Spindelzellen auftheilen könne; diese Beobachtung steht aber so vereinzelt da, dass sie trotz der Autorität des Beobachters bis auf Weiteres nicht als feststehende Thatsache angenommen werden kann.

Ueber das Reticulum des Tuberkels sind die Ansichten noch recht getheilt. Nachdem zuerst K. Friedländer, E. Wagner gegenüber, welcher das Tuberkelreticulum als neugebildetes Netzwerk anastomosirender Zellausläufer betrachtete, für ein reines Kunstprodukt erklärt, bedingt durch Gerinnung der Gewebsflüssigkeit der Tuberkel in den Härtungsflüssigkeiten, hat sich neuerdings auch namentlich Kockel für die Artefact-Natur des Reticulum ausgesprochen. Aber auch E. Wagner's Anschauung hat neue Vertreter gefunden, so in Schmaus und Uschinsky, in Justi, in Leray. Andere Autoren (Baumgarten, Kostenitsch und Wolkow, Schmaus und Albrecht) haben sich trotz besonderer Berücksichtigung der Frage beim Studium der Histogenese des Experimentaltuberkels nicht von einem durch protoplasmatische oder fibriläre Zellfortsätze hergestellten Tuberkelreticulum überzeugen können, halten dasselbe aber auch nicht für ein blosses Kunstprodukt, sondern in Uebereinstimmung mit Virchow's, Schüppel's u. A. Auffassung für den Rest der, durch die wuchernden Tuberkelzellen netzförmig rareficirten fibrillären Grundsubstanz des Standorts der Tuberkel. Neben diesem bindegewebigen Reticulum kommen nun aber noch andere präformirte netzförmige Bildungen im Tuberkel vor, nämlich ein echtes Fibrinreticulum, welches in den meisten Tuberkeln sowohl experimentellen als natürlich entstandenen mittels der Weigert'schen Fibrinmethode nachzuweisen ist. Berücksichtigen wir noch das dritte, das artefcielle, aus feinfädigen Gerinnungen, welche durch die Fixirungsmittel in den eiweissreichen intercellularen Flüssigkeiten des Tuberkels bewirkt werden, bestehende Reticulum, so ist es durchaus nicht leicht, diese drei Reticula an fixirten Präparaten auseinander zu halten und es kann durch dieselben, da sich die Fädchen dieser Reticula dicht an die Tuberkelzellen anschmiegen, leicht der Eindruck eines von anastomosirenden Zellausläufern gebildeten Netzwerkes entstehen. Bemerkenswerth ist jedenfalls, dass an sorgfältig hergestellten Isolationspräparaten nichts von verästelten Zellen oder Zellen mit faserartigen Ausläufern in den Impftuberkeln nachzuweisen ist, die epithelioiden und Riesenzellen dieser Tuberkel vielmehr an solchen Präparaten regelrecht rund oder oval, oder höchstens rundlich-eckig erscheinen. Trotzdem soll das Verkommen von Tuberkelzellen mit protoplasmatischen oder fibrillären Ausläufern keineswegs bestritten werden. Wissen wir doch seit Langhans' bekannten Untersuchungen, dass durch rein mechanische Isolation aus menschlichen Tuberkeln mit Fortsätzen versehene und sogar verästelte Riesenzellen und Epithelioidzellen zu gewinnen sind und die Möglichkeit, dass solche Zellen auch in Impftuberkeln auftreten, muss daher unbedingt zugegeben werden. Vielleicht erklärt sich die Discordanz der Beobachter bezüglich dieses Punktes aus dem Umstand, dass dieselben bald mit virulenteren, bald mit weniger virulenten Bacillen experimentirten. Erinnern wir uns des Einflusses, welchen der Virulenzgrad der verimpften Bacillen auf den histologischen Prozess der Tuberkelbildung ausübt, so werden wir eine im Sinne der Bindegewebsbildung fortschreitende Entwicklung der epithelioiden Tuberkelzellen bindegewebigen Ursprungs um so eher zu erwarten haben, je geringer die Virulenz der verimpften Bacillen ist. Hiermit stimmt überein, dass wir den vorhin erwähnten, zur Faserbildung sich anschickenden Tuberkelzellen in ausgesprochener Form wohl nur in den langsamer verlaufenden Formen menschlicher Tuberkulose (Lupus hypertrophicus, körniges tuberkulöses Lymphom, Gelenktuberkulose, chronische allgemeine Miliartuberkulose) antreffen, in welchen Fällen die Tuberkelbacillen bekanntlich immer spärlich und um so spärlicher sind, je deutlicher die erwähnten Zeichen eines Anlaufs zur bindegewebigen Metamorphose seitens der Tuberkelzellen wahrnehmbar sind. So lange die letzeren noch lebende Bacillen in ihrem Leibe tragen, ist eine Tendenz zur Bindegewebsbildung wohl als ausgeschlossen zu betrachten; nach dem Absterben der Bacillen steht einer Weiterentwicklung der Zellen nichts im Wege, falls die bacilläre Infection dieselben nicht zu stark geschädigt hat. Wie nachhaltig der deletäre Einfluss des spezifischen Tuberkelbacillus aber auf die von ihm invadirt gewesenen Zellen wirkt, geht aus der Geschichte der zuerst von Virchow, später von Langhans und von Schüppel näher studierten Form des sog. „fibrösen Tuberkels" hervor. In dieser beim Menschen ziemlich häufigen Tuberkelform machen die Tuberkelzellen nach Langhans' Auffassung im Centrum eine fibröse Metamorphose durch; aber dieses von den Tuberkelzellen gebildete Bindegewebe verfällt regelmässig nachträglich dem Prozess der Verkäsung; da der Grund für dieses Absterben der bereits gebildeten Bindegewebszellen nicht etwa in einem nachträglichen Wiederaufflackern der Bacillenwucherung gefunden werden kann, so müssen wir annehmen, dass die betreffenden Tuberkelzellen eine so tiefe Erschütterung ihrer Vitalität durch die deletäre Einwirkung der Bacillen erlitten haben, dass ihre Lebenskraft zwar gerade noch ausreichte, sich zu Bindegewebszellen umzuwandeln, doch nicht, um als solche zu persistiren und sie dann dem Verkäsungstode anheimfallen. Wollte man die von Langhans den in Rede stehenden fibrösen Tuberkeln gegebene Deutung nicht als erwiesen ansehen, sondern mit Schüppel annehmen, dass die Bindegewebsbildung, wesentlich von den Fibroblasten des gesunden Nachbargewebes ausgehend, der Verkäsung erst nachfolgte und die käsige Masse analog den Vorgängen bei der sog. Thrombenorganisation allmählich substituire, so hiesse das die fibroblastische Leistungsfähigkeit der Tuberkelzellen auf ein noch viel geringeres Niveau, ja eigentlich auf Null herabdrücken. Doch dürfte, trotz Schüppel's Zweifel, Langhans' Deutung für viele Fälle zu Recht bestehen und es kann sogar nach den vorhin erwähnten Beobachtungen am Versuchsthier und entsprechenden Beobachtungen beim Menschen nicht zweifelhaft sein, dass sogar, wenn auch nur selten, das Tuberkelknötchen dem Schicksal der Verkäsung entgeht und sich ganz in ein Narbenknötchen umwandelt. Auch in diesen Fällen aber dürfte es einigermassen fraglich sein, ob und inwieweit die Narbenbildung von den alten Tuberkelzellen oder von etwaigen neugebildeten Fibroblasten unter Atrophie der ersteren ausgeht.

Ueberblicken wir alles, was wir über eine von den Tuberkelzellen selbst ausgehende Bindegewebsneubildung im Tuberkel wissen, so müssen wir sagen, dass die epithelioiden Tuberkelzellen zwar häufig Anläufe zur faserigen Metamorphose machen, dass aber eine definitive Bindegewebsbildung aus ihnen im Ganzen nur selten erreicht wird und jedenfalls erst dann, wenn die Tuberkelbacillen vollständig oder doch grösstentheils aus den Tuberkeln verschwunden oder darin abgestorben sind. In gleichem Sinne haben sich sehr bestimmt auch Rindfleisch und Weigert ausgesprochen und der letztgenannte Forscher scheint eine Bindegewebebildung aus den Elementen der spezifisch-tuberkulösen Zellwucherung für ausgeschlossen zu erachten.

Damit ist der Frage nach der Häufigkeit der Tuberkuloseheilung in keiner Weise präjudicirt, denn die Tuberkulose kann natürlich auch „heilen“ trotz totaler Verkäsung ihrer Knötchen; dann werden, nach Untergang der Bacillen in ihnen, die käsigen Massen bindegewebig abgekapselt und gelangen entweder zu langsamer Resorption oder Verkreidung, oder werden auch, worauf Rindfleisch besonders hingewiesen, nach Art organisirter Thromben, von gefässhaltigem Bindegewebe durchwachsen und substituirt. Die entscheidende Bedingung und das entscheidende Kriterium für die Heilung ist in jedem Falle das Absterben der Bacillen; die Bindegewebsbildung setzt ein mit dem Nachlass der specifischen Wirkung derselben; so lange aber noch lebensfähige Bacillen im Krankheitsherde vorhanden sind, kann trotz aller Bindegewebsbildung der Prozess nicht als geheilt bezeichnet werden.

Was nun das Wesen der Verkäsung anlangt, so ist die alte Streitfrage, ob die eigenthümlich trockene und derbe Beschaffenheit der käsigen Massen auf Inspissation (Virchow) d. h. Schrumpfung der Zellen und sonstigen Gewebsbestandtheile unter Massenverlust oder auf Coagulationsnekrose (Weigert) beruht, noch immer nicht entschieden. Nach Schmaus und Albrecht, welche in neuerer Zeit an experimentell gewonnenen Tuberkelpräparaten den Prozess der tuberkulösen Verkäsung sehr eingehend mikroskopisch verfolgt haben, spielt bei der Verkäsung neben dem Absterben der Zellen und Grundsubstanzen auch die Transsudation einer aus dem Blut stammenden und in dem absterbenden Tuberkel fibrinoïd erstarrenden Flüssigkeit eine wichtige Rolle. Die Einlagerung dieser fibrinoiden Substanz in das absterbende Tuberkelgewebe ist nach Schmaus und Albrecht wahrscheinlich die Hauptursache der festen trockenen Beschaffenheit der käsigen Massen. Die Verkäsung ist also nach den genannten Forschern eine Nekrose mit Coagulation; aber es liess sich nicht entscheiden, ob neben der nachweisbaren Gerinnung einer Zwischensubstanz auch noch eine Gerinnung der abgestorbenen Zellkörper (Coagulationsnekrose im Sinne Weigert's) stattfindet; doch stimmten die übrigen Befunde gut mit letzterer Annahme überein, wie sich andererseits aber auch nicht ausschliessen liess, dass bei der, zur Detritusbildung führenden Zerklüftung der käsigen Massen, der Inspissation eine Rolle zukomme.

Wir können unsere Darstellung nicht schliessen, ohne nach der Frage: auf welche Weise, durch welche Mittel der specifische Tuberkelbacillus alle die genannten pathologisch-histologischen Wirkungen vollbringt, eine kurze Erörterung gewidmet zu haben. Indem er zunächst Veranlassung giebt zu einer Wucherung der fixen Gewebszellen, verhält er sich nicht anders, wie zahlreiche andere korpusculäre oder chemische Substanzen, deren Einwirkung auf das lebende Gewebe ebenfalls solche Zellwucherungen hervorruft. Wie diese Substanzen die Zellwucherung auslösen, ist strittig. Die Mehrzahl der Forscher schliessen sich, wenigstens in Bezug auf die Tuberkelbacillen, der Auffassung Virchow's an, dass diese Fremdkörper einen nutritiven und formativen Reiz auf das Zellprotoplasma ausüben, demzufolge die von dem Reiz getroffenen Zellen anschwellen und in Wucherung gerathen. Andere

Forscher (Weigert, Ziegler) bestreiten diese Auffassung. Nach ihnen können „Reize“ die Elemente des Organismus wohl zu einer bestimmten Funktion, nicht aber zu einer Wucherung anregen. Die Zellwucherung wird vielmehr nach Weigert's Annahme in allen den genannten Fällen dadurch hervorgerufen, dass die fremden Substanzen irgend eine primäre Gewebsschädigung bewirken, in Folge dessen die Zelle in biologischer Reaktion eine immanente Wucherungsfähigkeit frei entfaltet. Es würde uns natürlich viel zu weit führen, hier auf diese fundamentale Streitfrage allgemein näher einzugehen. Wir wollen uns nur an den Tuberkelbacillus halten. Auch dieser soll nach Weigert und Ziegler erst auf dem Umwege einer primären Zerstörung von Zellen und Intercellularsubstanzen die seinem Eindringen in die Gewebe folgende Zellwucherung zu Stande bringen. Dies widerspricht jedoch vollständig den Beobachtungen sämmtlicher Autoren, welche sich, seit Entdeckung des Tuberkelbacillus, bis zum Jahre 1900 mit dem Thema der Tuberkelhistogenese näher befasst haben. Weigert hat nun aber doch den Verdacht nicht unterdrücken können, dass wir bei unseren Untersuchungen irgend etwas von primären Gewebsschädigungen übersehen haben könnten und hat demzufolge seinen Schüler Wechsberg zu einer Controle der bisherigen Beobachtungen auf Grund neuer eigener Untersuchungen veranlasst. Wechsberg legt besonderes Gewicht darauf, dass er bei seinen Untersuchungen u. a. auch eine Combination der Bacillen- und Gewebskernfärbung mit Weigert's Färbung der elastischen Fasern angewendet habe, welche Methode die Erkennung von Gewebsdefekten wesentlich erleichtern müsse. An derartig hergestellten Präparaten sah er nun bereits 6 Stunden nach der intravenösen Injection der Bacillen ausgiebige Zerstörungen der elastischen Fasern an den Gefässchen, in welchen die injicirten Bacillen haften g - blieben waren. Präparate mit anderer, vorwiegend auf das Verhalten der Bacillen zu den Gewebszellen und zu den bindegewebigen Grundsubstanzen gerichteter Färbung, ergaben ihm ebenfalls schon in sehr früher Zeit, ehe noch eine Neubildung von epithelioiden Zellen eingetreten war, Zerstörung und Degeneration der verschiedenen Gewebszellen und der fibrillären Zwischensubstanz an den Stellen, wo die injicirten Bacillen hingerathen waren. Die Beobachtungen sind an und für sich ganz richtig, wie von vornherein nicht bezweifelt werden konnte und wie ich mich durch

Nachuntersuchung mittels des Wechsberg'schen Infections- und Untersuchungsverfahrens überzeugt habe, und doch beweisen sie keineswegs das, was sie beweisen sollen. Wechsberg hat nämlich, wie aus seinen Präparatabbildungen hervorgeht, mit nicht genügend feinen Bacillensuspensionen gearbeitet. Seine Injektionsflüssigkeiten enthielten, was ja allerdings nur bei Anwendung besonderer Cautelen zu vermeiden ist, reichliche gröbere Bacillenklümpchen, die als kleinste Emboli in den Gefässen der Lunge stecken blieben. So erhielt er mechanische und chemische Insulte der Gefässwände und des Gewebes, die der Massenwirkung der injicirten Bacillenklümpchen, nicht aber der Proliferation der in die Gewebe eindringenden und sich daselbst vermehrenden Bacillen zuzuschreiben sind. Das geht ja schon daraus hervor, dass er die erwähnten Gewebszerstörungen bereits 6 Stunden nach der Injection, wo doch, nach allgemeiner Erfahrung, von einer Vermehrung der eingeführten Bacillen noch keine Rede sein kann, beobachtete. Nur diejenigen Gewebsveränderungen werden wir aber als specifisch-tuberkulöse ansprechen dürfen, die unter dem Einfluss der in den Geweben zur Wucherung gelangenden Bacillen eintreten. Die Wechsberg'schen Gewebsschädigungen haben also mit den wesentlichen, die Bildung des specifischen Tuberkels einleitenden und seinen Aufbau bestimmenden Vorgängen nichts zu thun. Dass diese Deutung der Wechsberg'schen Befunde berechtigt ist, lässt sich direkt beweisen. Stellt man sich unter Anwendung bestimmter Cautelen eine ganz feine Suspension von TB. her, welche bei mikroskopischer Untersuchung nur vereinzelte Bacillen oder höchstens Gruppen von einigen wenigen enthält und injicirt man diese Suspensionen in die Blutbahn, so bleiben die Wechsberg'schen primären Gewebsschädigungen vollständig aus; als erstes Symptom geweblicher Veränderung erscheint dann auch in diesen Versuchen die Karyokinese der fixen Zellkörper, theils der Capillarendothelien, theils der Alveolarepithelien, in den von den proliferirenden Bacillen invadirten Gewebsstrecken.

Sehen wir es als erwiesen an, dass die tuberkulöse Zellwucherung einer direkten formativen Reizung der Zellen durch den Tuberkelbacillus ihre Entstehung verdankt, so würde sich nunmehr fragen, ob dieser Reiz als ein mehr mechanischer oder chemischer zu denken sei? Die meisten Autoren nehmen eine wesentlich chemische Reizung an und zwar in dem Sinne, dass der spezifische Bacillus einen reizenden Stoff absondert oder in seinem Leibe enthält und sich ihn durch die lebenden Gewebe entziehen lässt. Man hat sich für letztere Annahme besonders auf die Experimente mit abgetödteten Tuberkelbacillen gestützt, durch deren Injection in die Blutbahn in der That sehr ähnliche Zellwucherungen, wie wir sie bei der Bildung des Tuberkels auftreten sehen, an den Haftstellen der todten Bacillenleiber hervorgerufen werden. Wenn nun auch nicht bezweifelt werden soll, dass die genannte Reizwirkung der todten Bacillen zum Theil wenigstens auf chemischen Einflüssen beruht, da chemisch indifferente todte Körperchen von ungefähr gleicher Grösse wie die Tuberkelbacillen, z. B. Kohlepartikelchen, entweder gar keine oder doch nur eine bei weitem geringfügigere zellige Wucherung auslösen, so erscheint es doch zu weit gegangen, in den erwähnten Resultaten der Einwirkung todter Tuberkelbacillen den Beweis erbracht zu sehen, dass die lebenden Tuberkelbacillen wesentlich ebenso wie die todten auf die Gewebe wirken, mittels einer in ihren Leibern enthaltenen chemischen Substanz, und zwar mittels derselben chemischen Substanz, wie der, die seitens der todten Bacillen zur Wirkung gelangt. Aus der Aehnlichkeit oder Identität der cellulären Reaction folgt noch nicht die Aehnlichkeit oder Indentität des die Reaction hervorrufenden Reizes: Ausser durch todte Tuberkelbacillen lassen sich auch noch durch sehr verschiedene andere leblose organische Fremdkörper, z. B. durch Schnitzel von Kaninchenhäärchen, durch carbolisirte Seidenfäden, Thier- und Pflanzenhäärchen etc., tuberkelähnliche Zellwucherungen (knötchenförmige Ansammlungen von Epithelioid- und Riesenzellen um die Fremdkörper) hervoraringen und doch wird Niemand annehmen wollen, dass in allen diesen Fällen dieselben chemischen Substanzenzen wie diejenigen in den Leibern der todten Tuberkelbacillen die Zellproliferation veranlasst haben. Mithin könnten auch trotz des ähnlichen histogenen Resultats der Wirkung die chemisch wirksamen Stoffe bei den lebenden Bacillen andere sein als bei den todten. Dies wird sogar wahrscheinlich, wenn man berücksichtigt, durch welche Prozeduren die Bacillen aus dem lebenden in den todten Zustand übergeführt werden müssen. Wir können aber weiterhin aus jenen Experimenten mit todten Tuberkelbacillen nicht einmal mit Bestimmtheit schliessen, dass überhaupt chemische Stoffe das hauptsächlichste Wirkungsprinzip der inficirenden lebenden Tuberkelbacillen sind.

Denn wenn auch der todte Bacillus die in ihm enthaltenen Stoffe willig an die lebenden Gewebe abgeben mag, so erscheint es doch aus allgemein biologischen Gründen sehr fraglich, ob auch der lebende, in den Geweben wachsthumsfähige Bacillus zu einer derartigen Auslaugung seines Leibes sich hergeben würde. Allerdings könnte der lebende Bacillus, wie ja auch vielfach angenommen wird, die chemisch wirksamen Substanzen absondern. Wenn auch in den Kultursubstraten künstlicher Kulturen von Tuberkelbacillen nur wenig chemisch wirksame Substanzen vorhanden sind, nicht mehr, als man den zerfallenen Leibern der spontan abgestorbenen Bacillengenerationen zuschreiben kann, so könnte das doch beim Wachsthum des Bacillus in den Geweben anders sein, der Bacillus könnte daselbst in ihm gebildete chemisch wirksame Substanzen während seines Vegetirens sofort ausscheiden, durch deren Einwirkung auf die invadirten Gewebe die Tuberkelbildung wesentlich zu Stande käme. Der Untergang der Tuberkel, die Tuberkelnekrose, könnte dann entweder durch eine mit der Bacillenproliferation steigende Konzentration der, in geringerer Dosis reizend, in stärkerer Dosis nekrotisirend wirkenden Stoffe, oder durch eine bei intensiverer Proliferation eintretende Produktion besonderer nekrotisirender Stoffe bewirkt werden. Durch diese Annahme, die wohl auch, ausgesprochen oder unausgesprochen, von der Mehrzahl der Tuberkelforscher gehegt werden dürfte, liesse sich die Entwicklung, der Verlauf und Ablauf des spezifischen Tuberkels erklären. Doch darf man sich nicht verhehlen, dass wir es hier nur mit einer ansprechenden Hypothese zu thun haben, indem der Nachweis der in der gedachten Weise wirksamen chemischen Substanz oder Substanzen erst noch zu erbringen ist. Wir wissen zwar, dass wir aus den Leibern der Tuberkelbacillen chemische Substanzen extrahiren können, welche gewisse Phasen des tuberkulösen Prozesses reproduziren können; so hat das von Koch aus den Tuberkelbacillenleibern extrahirte Tuberkulin zweifellos chemotaktische Wirkung und die auf dem Höhepunkt der Tuberkelentwicklung eintretende Einwanderung leukocytärer Elemente in das Tuberkelgehäuse macht ganz den Eindruck einer chemotaktischen Erscheinung. Aber man kann mit dem Tuberkulin weder Gewebszellenwucherung noch Gewebsnekrose erzeugen, welche Prozesse für den Tuberkel doch noch viel wichtiger sind, als die Einwanderung von Leukocyten. Dagegen ist es allerdings schon früher Weyl und neuerdings Auclair gelungen, nekrotisirende Substanzen aus Tuberkelbacillenkulturen herzustellen, aber mit so eingreifenden chemischen Proceduren, dass es sehr zweifelhaft erscheinen muss, ob die gewonnenen chemischen Substanzen in den Tuberkelbacillen präformirt waren. So ungenügend aber auch die bisherigen Versuche ausgefallen sind, die präsumirten tuberkulogenen chemischen Substanzen in den Tuberkelbacillen nachzuweisen, so werden wir uns dadurch, die Schwierigkeiten der Aufgabe berücksichtigend, nicht zu einer Ablehnung der chemischen Auffassung der bacillären Wirksamkeit veranlasst sehen. Dürfte es doch auch ganz unmöglich sein, jemals eine aus den Bacillen künstlich extrahirte Substanz genau in der Weise auf die Gewebe zur Einwirkung zu bringen, wie der natürliche Infectionsprozess die von den Bacillen etwa produzirten chemischen Substanzen auf die Gewebszellen zur Einwirkung gelangen lässt.

Neben der chemischen dürfte aber auch die mechanische Wirkung der inficirenden Tuberkelbacillen nicht zu unterschätzen sein. Wenn wir um Kaninchenhäärchen zellige Knötchen mit der zelligen Ausstattung der Riesenzelltuberkel auftreten sehen, um Fremdkörper also, die doch kaum eine vorwiegend chemische, sondern mehr nur eine mechanische Wirkung auf die Gewebszellen ausüben können, so muss uns dies darauf hinweisen, auch die mechanischen Wirkungen der Tuberkelbacillen bei der Beurtheilung ihrer histopathogenen Wirkungen entsprechend zu würdigen. Nun ist es aber doch ein Unterschied, ob leblose Kohlenpartikelchen und Kaninchenhaärchen oder proliferirende Bacillen mechanisch auf die Gewebszellen einwirken. Die „tactilen" Reize müssen im letzteren Falle naturgemäss viel stärker und nachhaltiger sein, als in ersterem.

Aber noch ein anderes Moment der Wirksamkeit des spezifischen Tuberkelbacillus verdient in Anschlag gebracht zu werden, welches aus den neueren Betrachtungen über histopathogene Bacterienwirkung fast ganz verschwunden ist, nämlich das Moment der biologischen Wirkung des Bacillus. Der spezifische Bacillus schädigt die Gewebe, in denen er wächst, gewiss nicht bloss durch die mechanischen Insulte, welche er hervorruft, und durch die chemischen Stoffe, welche er erzeugt, sondern auch noch dadurch, dass er erstens den Geweben Nährstoffe entzieht, was für sie wohl ohne besonderen Nachtheil zu ertragen wäre, da der Parasit ja sehr klein ist, also quantitativ nur wenig absorbirt und der geringe Verlust an Nährmaterial leicht zu ersetzen wäre; zweitens aber dadurch, dass er, wie alle Bacterien ohne Ausnahme es thun, Zersetzungen des organischen Substrates, von dem er sich ernährt, also hier des lebenden Gewebes, einleitet und unterhält. Dass ein derartiger Eingriff in den Haushalt der Zelle für diese nicht gleichgültig sein kann, vielmehr zu schweren Störungen des Zelllebens und schliesslich zum Ruin der Zelle führen muss, ist selbstverständlich. Denkbar erscheint nun, dass die Zelle, die wie jedes lebende Wesen bestrebt ist, sich in ihrer Integrität zu erhalten, zunächst den ihr Leben bedrohenden Eingriff des Bacillus in ihren Chemismus mit einer Abwehr, einer Reaction beantwortet, die sich in erhöhter Anspannung ihrer Lebenskräfte, in einer maximalen Aufbietung ihrer nutritiven und formativen Leistungsfähigkeit äussert. Die Hypertrophie und Proliferation der fixen Gewebszellen, welche wir im ersten Stadium der Tuberkelbildung auftreten sehen, beruht vielleicht mehr auf dieser Reaction gegen den stoffzersetzenden Eingriff des Bacillus, als auf der Reaction gegen den mechanischen und chemischen Reiz desselben. Jedenfalls aber darf die stoffzersetzende Thätigkeit des Bacillus nicht ausser Acht gelassen werden für die Erklärung des nekrobiotischen Zerfalls der Tuberkelsubstanz. Wie der Zucker durch den Lebensprozess des specifischen Hefepilzes in Alkohol und Kohlensäure zerfällt und damit in seiner ursprünglichen Beschaffenheit zu existiren aufhört, so wird höchstwahrscheinlich auch das lebendige Protoplasma durch den Lebensprozess des spezifischen Tuberkelbacillus gespalten und in einfachere Verbindungen übergeführt. Die histologischen Folgen dieses chemischen Zerfalls würden mikroskopisch in den Bildern der käsigen Nekrobiose zum Ausdruck kommen können und man brauchte also, um diese zu erklären, keine von dem Bacillus produzirte nekrotisirende chemische Stoffe anzunehmen.

Es erübrigt noch die Frage nach der Ursache der secundären Erweichung der käsigen Massen. Die Ursache dieser Erscheinung in Beziehung zu der Wirkung des spezifischen Tuberkelbacillus zu bringen, ist bisher wohl kaum versucht worden. Virchow erblickt in ihr ebenso wie in den analogen Vorgängen der Thrombenerweichung und sonstiger im Körper liegender abgestorbener organischer Massen eine Art Aufschwemmung des aus dem nekrobiotischen Gewebszerfalle hervorgegangenen molecularen Detritus in der Gewebsflüssigkeit (gewissermassen dem Krystallwasser) der abgestorbenen Theile. Es ist sehr wohl möglich, dass es sich hier thatsächlich um nichts anderes als um einen solchen einfachen Macerationsprozess handelt. Die vorhin mitgetheilten Thatsachen, welche zeigen, dass die secundären Erweichungsprozesse in verkästen Tuberkelmassen um so frühzeitiger und ausgedehnter Platz greifen, je üppiger der Bacillus in den Theilen proliferirte, lassen sich sehr wohl mit der genannten Auffassung vereinigen, da der Gewebszerfall, die Disgregation der Gewebsbestandtheile um so rascher und vollständiger eintreten muss, je intensiver und massenhafter die Bacillenwucherung sich entfaltete. Neuerdings neigt man nun aber sehr dahin, alle im lebenden Organismus stattfindenden Erweichungs- und Auflösungsvorgänge, namentlich wenn es sich um die Auflösung zuvor geronnener Massen, als welche doch auch die tuberkulösen Käsemassen, wenigstens bis zu einem gewissen Grade betrachtet werden müssen, handelt, als Peptonisationsvorgänge aufzufassen, bewirkt durch proteolytische Formente, die entweder von Mikroorganismen oder von Körperzellen, namentlich untergehenden Leukocyten, geliefert werden könnten. So hat Friedrich Müller neuestens diesen Standpunkt an dem Beispiel der Auflösung der geronnenen Exsudatmassen bei der typischen croupösen Pneumonie in exacter Weise durchzuführen versucht und die Lieferung des verdauenden Fermentes den zerfallenden Leukocyten der Exsudate, nicht den Pneumokokken oder anderen Bacterien, zugeschrieben. Es wäre eine Aufgabe für spätere Untersuchungen, die Erweichungsvorgänge in tuberkulösen Käsemassen von den genannten Gesichtspunkten aus zu prüfen. Bei etwaigen Untersuchungen in dieser Richtung wäre aber vor allem die Voraussetzung, dass gerade zerfallende Leukocyten es sind, welche das peptonisirende Ferment der sog. Autodigestionen liefern, sicherer zu begründen, als es bisher geschehen ist. Dass Mikroorganismen peptonisirende Fermente bilden können, ist dagegen über jeden Zweifel festgestellt und man würde daher gemäss den mitgetheilten Thatsachen über den Zusammenhang zwischen Bacillenwucherung und Erweichung in erster Linie daran zu denken haben, dass die Tuberkelbacillen, sei es noch während ihres Lebensprozesses oder nach ihrem Absterben, ein Verdauungsferment abgeben und dadurch die secundäre Erweichung der anfangs festen käsigen Masse herbeiführen. Das Verhalten der Tuberkelbacillen in künstlichen Culturen spricht allerdings nicht für ein Peptonisirungsvermögen derselben; doch wäre immerhin denkbar, dass ein solches bei ihrem Wachsthum innerhalb des thierischen Körpers zur Ausbildung gelangte.

So harren noch manche Fragen auf dem besprochenen Gebiete der definitiven Entscheidung und manche Meinungsverschiedenheiten auf demselben sind noch zu überbrücken. Im Ganzen dürfen wir aber doch wohl von dem Einblick befriedigt sein, den wir durch die neueren Arbeiten in die Histologie der Tuberkulose gewonnen haben, einen Einblick, der nicht nur der Lehre von der Tuberkulose zu Gute gekommen ist, sondern auch für die pathologische Histologie überhaupt, namentlich für die Histologie der entzündlichen Prozesse, Früchte getragen hat.

IV.

Herr Orth-Göttingen:

Welche morphologischen Veränderungen können durch Tuberkelbacillen erzeugt werden?

(Mit 2 Tafeln.)

Da die beiden Referenten über das Thema „Morphologische Wirksamkeit der Tuberkelbacillen (TB.) völlig unabhängig von einander und ohne besondere Vertheilung des Stoffes ihre Ausarbeitung gemacht haben, so bin ich als 2. Referent in der unangenehmen Lage, vielfach das, was mein Herr Vorredner bereits erörtert hat, wiederholen zu müssen. Indessen hoffe ich doch, da wir von verschiedenen Standpunkten aus die Frage in Angriff genommen haben und da unsere Beurtheilungen der Thatsachen und unsere aus den Beobachtungen gewonnenen Anschauungen bei vielen Uebereinstimmungen doch auch mehrfach auseinander gehen, auch für meine Ausführungen Ihr Interesse gewinnen und wacherhalten zu können[1]).

Ich habe für meine Darlegungen eine sehr allgemeine Fragestellung gewählt, weil ich gern die morphologische Wirksamkeit der TB. in breitester Ausdehnung behandeln, also alle morphologischen Veränderungen jeglicher Art, mögen sie nun unmittelbar

[1]) Wegen der beschränkten Zeit musste beim Vortrage sehr gekürzt werden.

oder mittelbar mit TB. in Zusammenhang stehen, zur Erörterung bringen wollte.

Meine Betrachtungen sollen in erster Linie und hauptsächlich an die Beobachtungen beim Menschen anknüpfen, denn so wenig ich die Untersuchungen an Thieren, insbesondere die experimentellen, in ihrer Bedeutung für die allgemeine Auffassung der Wirksamkeit auch der TB. unterschätze, so bereitwillig ich die Nothwendigkeit anerkenne, die Beobachtungen beim Menschen durch Thierversuche zu ergänzen, so sehr muss ich doch betonen, dass hier wie immer die morphologischen Veränderungen nicht nur von dem einwirkenden Mikrobion, sondern auch von dem Gewebe abhängig sind, auf welches die Einwirkung erfolgt, dass aber, wie die Gewebe und Organe derselben Lebewesen in dieser Beziehung sich verschieden verhalten, so eine noch grössere Verschiedenheit zwischen den Leibern und einzelnen Organen verschiedener Thierarten und des Menschen besteht. Wollen wir also die menschliche Pathologie fördern, so haben wir uns aus dem Studium menschlicher Objecte die Antworten auf unsere Fragen zu holen; die experimentelle Forschung kommt erst in zweiter Reihe zur Geltung, sie kann die am Menschen gewonnenen Ergebnisse stützen, ergänzen, sie kann aber niemals das Studium menchlicher Objecte ersetzen und ihre Resultate dürfen nur mit grösster Vorsicht und unter stetem Vergleich mit den an menschlichen Organen gewonnenen Befunden für die menschliche Pathologie verwerthet werden. Freilich sind die Aufschlüsse, welche wir aus Beobachtungen an Menschen gewinnen können, grade für ätiologische Fragen nur unvollständige, denn Fälle von der Bedeutung eines einfachen Experimentes sind selten, insbesondere bei einer so chronischen Erkranknng, wie sie durch den TB. erzeugt wird, bei der die Länge der Incubationsdauer die Erkennung und Verknüpfung von Ursache und Wirkung an sich schon sehr erschwert.

Immerhin sind wir bei von Tuberkelbacillen-Krankheit dank der Bakteriologie in der glücklichen Lage durch den mikroskopischen Nachweis der TB., welcher ja sogar auch noch an den abgestorbenen Organismen gelingt, eine vorzügliche Grundlage für die Erkennung der Ursachen gewisser morphologischer Veränderungen beschaffen zu können. Sicherlich darf man nicht jede Veränderung, sobald in dem veränderten Theil einmal ein Bacillus gefunden wird, deshalb als eine von diesem Bacillus erzeugte ansehen, kommen ja doch nach neueren Untersuchungen in ganz unverdächtigen Fällen einzelne TB. nicht nur an inneren Oberflächen, sondern sogar in Lymphdrüsen[1]) an Stellen vor, wo von irgend einer pathogenen Wirkung derselben durchaus nichts wahrzunehmen ist. Sobald sich aber bei gleichen Veränderungen immer wieder nicht nur TB. nachweisen, sondern auch regelmässige räumliche Beziehungen zu den veränderten Stellen oder gar zu einzelnen morphologischen Elementen z. B. Riesenzellen feststellen lassen, so wird man ursächliche Beziehungen zwischen den Veränderungen und den Mikrobien annehmen dürfen, besonders wenn auch noch das Experiment, welches grade für diese allgemeine Frage besonders werthvoll ist, für diese Auffassung eine Stütze gewährt.

Also in erster Reihe werden wir solche Veränderungen im menschlichen Körper als durch den TB. erzeugte ansehen dürfen, bei welchen wir Bacillen regelmässig und in kennzeichnender Anordnung nachweisen können, und unsere Annahme wird um so berechtigter und zweifelloser erscheinen, je grösser die Zahl der vorgefundenen TB. ist.

Aber ganz sind damit doch nicht alle Zweifel darüber beseitigt, was alles als TBwirkung anzusehen ist; denn es könnte 1. zwar eine TBwirkung vorliegen, aber an einem schon vorher verändert gewesenen Theile, oder es könnten 2. gleichzeitig oder nachher noch andere Krankheitsursachen an derselben Stelle eingewirkt und bei der Entstehung der vorgefundenen Veränderungen — theils die TBwirkung fördernd, vielleicht aber auch ihr entgegenarbeitend — mitgewirkt haben. Die erste Möglichkeit führt zur Betrachtung der Frage, ob die TB. Nosoparasiten sind, die zweite zu der neuerdings so viel besprochenen Frage von der Bedeutung der Mischinfektionen, doch will ich an dieser Stelle nicht näher auf die beiden Fragen eingehen, sondern mir das für andere Abschnitte meiner Ausführungen versparen. Hier muss ich zunächst noch eine andere allgemeine Feststellung machen.

Wie schon bei denjenigen Veränderungen, bei welchen überhaupt TB. gefunden werden, es keineswegs eine unerlässliche Forderung ist, dass die Bacillen überall im ganzen Bereiche der veränderten Stelle vorhanden sind, wir vielmehr uns für berechtigt halten, auch jene, einen integrirenden Bestandtheil der Gesammt-

---

[1]) Kölble, Münch. med. Wochenschr. 1899, S. 622.

veränderungen ausmachenden Theilveränderungen, in deren Bereich keine Bacillen sich finden, doch als Wirkung der an anderer Stelle des Erkrankungsherdes nachweisbaren Organismen zu betrachten, so kann es auch locale Veränderungen geben, in deren Bereich es überhaupt keine TB. giebt und zu keiner Zeit ihres Bestehens gegeben hat, die aber doch wegen der sonstigen Befunde mit mehr oder weniger grosser Sicherheit oder auch nur Wahrscheinlichkeit in den Bereich der Wirksamkeit der TB. einbezogen werden dürfen. Hier handelt es sich dann um eine Fernwirkung der Bacillen ebenso wie in dem ersten Falle, nur dass dort, wenn nicht etwa anzunehmen ist, dass früher vorhanden gewesene Bacillen wieder verschwunden sind (alte Käseherde), die Fernwirkung der Bacillen so zu sagen eine Nahewirkung ist, d. h. nur auf eine verhältnissmässig kleine Entfernung hin sich erstreckt, während hier sie sich an weit entfernten Stellen des Körpers zu äussern vermag. Auch im ersten Falle kann man kaum mit Hüter sagen, dass die Parasiten als Individuen die Noxe sind, auch hier müssen chemische Substanzen, toxische Stoffe wirksam sein[1]), aber solche, welche sich nicht unverändert in den Körpersäften weiterverbreiten, sondern immer nur in kurzem Umkreis um die Bacillenleiber selbst zur Einwirkung gelangen können, während im zweiten Falle der toxische Stoff resorbirbar ist, darum im ganzen Körper sich verbreitet und somit an weit entfernten Stellen, wo er gerade günstige Angriffspunkte findet, Veränderungen zu erzeugen vermag. Die örtlichen Wirkungen am Sitz der Bacillen können natürlich durch die Einwirkung auch dieser diffusiblen Gifte complicirt werden, so dass Zweifel entstehen können, in wie weit die localen Veränderungen von solchen diffusiblen, in wie weit sie von den an die Nähe der Bacillen gebundenen Toxinen bewirkt worden sind. Es ist ferner mit grosser Wahrscheinlichkeit anzunehmen, dass die beiden erwähnten Arten von Toxinen Gruppen von solchen darstellen, aus denen in Zukunft die einzelnen Körper noch isolirt dargestellt und in ihrer Wirkung verfolgt werden müssen, wozu bis jetzt erst die Anfänge gemacht sind[2]). Was die Entstehung der Toxine betrifft,

[1]) Ueber die Wirkungen bakterieller Toxine im allgemeinen und tuberkulöser im Besonderen vgl. Mallory, Journ. of exp. med. V, 1900; die später citirten Arbeiten von Auclair u. A.

[2]) Vergl. besonders Auclair, Thèse de Paris 1897; Rev. de la tub. 1898 p. 97; Arch. de méd. exp. 1899 p. 363; 1900 p. 189.

so wird man zwar in erster Linie an direkte Leistungen der Bacillen zu denken, aber auch die Möglichkeit zu berücksichtigen haben, dass aus den durch die Lebensthätigkeit der Organismen geschädigten Körpergeweben differente chemische Stoffe hervorgehen.

Wende ich mich nun nach diesen allgemeinen Feststellungen zu einer Betrachtung der besonderen auf die Einwirkung von TB. zu beziehenden morphologischen Veränderungen, so ist jenes Gebilde in erster Linie in Betracht zu ziehen, von welchem die Bezeichnung für die ganze Krankheit und schliesslich auch für den Koch'schen Bacillus hergeleitet ist, von dem Tuberkel[1]).

Bei der Begriffsbestimmung des Tuberkels darf ich wohl unserem Altmeister Virchow das Wort geben, der erst kürzlich[2]) wieder erklärt hat, man müsse jeden Tuberkel als ein organisches Gebilde betrachten, welches hervorgewachsen ist aus Bestandtheilen des Körpers; in dem Tuberkel liegt ein Organismus vor, ein Gewachsenes, ein aus dem Körper selbst Hervorgewachsenes... Das constituirende Element müssen Zellen sein, welche aus dem lebenden Körper selbst hervorgegangen sind. Schon in der Betonung des Hervorwachsens ist die Vorstellung ausgedrückt, dass nicht herzugewanderte Zellen, besonders nicht etwa farblose Blutkörperchen die zelligen Elemente dieses organischen Gebildes liefern, sondern die Zellen des Gewebes, aus welchem der Tuberkel hervorgewachsen ist. Einen genaueren Nachweis dieser Thatsache für die experimentelle Tuberkulose verdanken wir bekannntlich in erster Linie Baumgarten, dessen auf dem vorjährigen internationalen Congress in Paris gethanen Aeusserung ich auch für den Menschen, soweit es das Thatsächliche betrifft, voll zustimme: „Der Tuberkelbacillus entfacht in der Regel primäre progressive Metamorphosen an den Gewebszellen, so dass die durch ihn hervorgerufenen entzündlichen Tumoren, die Tuberkel, anfangs fast nur aus gewucherten Gewebszellen zu bestehen pflegen.“

---

[1]) Eine ausführliche Besprechung der Litteratur über die Histologie der Tuberkel hat Kockel, Virch. Arch. 143, S. 574, 1896, gegeben. Justi, Virch. Arch. 150 S. 197; Wechsberg, Ziegl. Beitr. 29, S. 203, 1901. Vergl. im übrigen die Referate von Dürck in den „Ergebnissen von Lubarsch und Ostertag“, Jahrg. V u. VI.

[2]) Berl. klin. Wochenschr. 1891, No. 31.

Ich muss mich also gegen die Anschauung Metschnikoff's und seiner Anhänger, dass die Tuberkel ausschliesslich aus lympho- und leukocytären Wanderzellen gebildet würden, aussprechen, wenngleich zweierlei festzustellen ist, nämlich erstens, dass es wirklich Tuberkel giebt, welche nur aus Wanderzellen hervorgegangen sind, und zweitens, dass auch bei den gewöhnlichen, direkt aus dem Gewebe hervorgewachsenen Tuberkeln Wanderzellen eine gewisse Rolle spielen.

Was den ersten Punkt betrifft, so handelt es sich dabei im wesentlichen um das Auftreten von Tuberkeln in Fibrin, welches der Oberfläche von serösen Häuten oder von Gelenken, Sehnenscheiden etc. aufgelagert ist. Für die letzten Organe ist besonders von König[1]) auf die Bedeutung des Fibrins für die tuberkulösen Granulationswucherungen hingewiesen worden, der von der bekannten tuberkulösen Pyogenmembran der Gelenke sagt, dass man an ihr treffliche Studien über die Entstehung junger Tuberkel im Faserstoff machen könne. Selbstverständlich ist damit nicht gemeint, dass sich das Fibrin selber in tuberkulöses Gewebe umwandle, sondern das soll heissen, dass es die Grundlage bildet, für eine Organisation, die nur nicht eine gewöhnliche bindegewebige ist, sondern eben eine tuberkulöse. Dabei ist es keineswegs nothwendig, dass das tuberkulöse Granulationsgewebe continuirlich in das Fibrin hineinwächst, sondern es können freie Wanderzellen ohne Zusammenhang mit dem Randgewebe mitten in dem Fibrin zu Tuberkeln, die auch Riesenzellen enthalten können, zusammentreten. Die gleiche Art discontinuirlich entstandener Tuberkel habe ich auch in der dicken Fibrinauflagerung seröser Häute gesehen, wo ebenso wie bei den Gelenken kein Zweifel darüber bestehen konnte, dass das Fibrin nichts anderes als geronnenes Exsudat war. In diesen Befunden ist selbstverständlich keineswegs eine Bestätigung der Metschnikoff'schen Ansicht zu erblicken, da diese Wanderzellen nicht gleichbedeutend mit lympho- oder leukocytären Elementen sind, sondern auch histiogene Gebilde sein können, genau so wie es bei der gewöhnlichen Organisation fibrinöser Verklebungen seröser Häute oder bei der Organisation eines Thrombus der Fall ist.

Dabei können lympho- und leukocytäre Wanderzellen ebenso-

---

[1]) Centralbl. f. Chirurgie, 1886, No. 25.

wohl eine Rolle spielen, wie sie es bei den im Gewebe selbst sich entwickelnden Tuberkeln thun. Es geschieht mir Unrecht, wenn in der Literatur angegeben wird, ich habe den Tuberkel als ein ausschliesslich durch Gewebswucherung entstandenes Gebilde hingestellt. Das ist niemals der Fall gewesen, sondern ich habe stets betont, die Gewebswucherung sei das Wesentliche, das den allgemeinen Charakter des Gebildes Bedingende, aber die Anwesenheit von leukocytären Zellen, besonders von einkernigen Leuko- bezw. Lymphocyten habe ich, wie jeder aufmerksame Leser aus meinen Schriften ersehen kann, stets anerkannt.

Das geht übrigens schon daraus hervor, dass ich den Tuberkel ebenso wie die Mehrzahl der Pathologen den Granulationsgeschwülsten oder Granulomen zurechne. Wie das einfache bei der Wundheilung sich bildende Granulationsgewebe ausser den Wucherungsprodukten der Gewebszellen auch noch allerhand Leuko- und Lymphocyten enthält, so auch die infectiösen Granulationswucherungen, und wie dadurch der Charakter des einfachen Granulationsgewebes als einer Gewebswucherung nicht im mindesten beeinträchtigt wird, so auch nicht der gleiche der infektiösen Granulome. Ja, an diesem Charakter wird auch dadurch nichts geändert, dass in den einfachen Granulationen auch eine gewisse Menge von Fibrin, besonders in den obersten Schichten sich am gehärteten Präparate nachweisen lässt, und darum kann es auch für die Auffassung des Tuberkels als einer Gewebswucherung nichts verschlagen, wenn ausser Exsudatzellen auch dann und wann etwas Fibrin gefunden werden kann. Das ist thatsächlich, wie ich mich jetzt überzeugt habe, der Fall, aber ich muss auf Grund meiner eigenen Erfahrung wie unter Berufung auf andere Untersucher, besonders Falk, doch hervorheben, dass Fibrin in alten Tuberkeln der Regel nach überhaupt nicht zu finden ist, dass es aber auch in jungen Tuberkeln durchaus kein regelmässiger, also auch kein nothwendiger Bestandtheil ist, sondern sehr häufig fehlt, nicht nur in einzelnen Tuberkeln eines mikroskopischen Präparates, sondern in sämmtlichen. Ueber diese wie über andere die Lungenschwindsucht betreffenden Streitfragen habe ich mich in einer Abhandlung, welche kürzlich in den Nachrichten von der Gesellschaft der Wissenschaften in Göttingen erschienen ist, etwas ausführlicher geäussert, ich verweise deshalb darauf.

Das Fibrin kann in Tuberkeln der Lunge sogar auch dann

fehlen, wenn es in den anstossenden Alveolen in reichlicher Menge enthalten ist, wofür ich zum Beweise ausser auf die Fig. 5 meiner Abhandlung über käsige Pneumonie in der Festschrift der Assistenten zu Virchow's 70. Geburtstagsfeier auch auf die Taf. VI, Bd. II[1]) der von v. Baumgarten herausgegebenen Arbeiten aus dem pathologischen Institut in Tübingen hinweise. Da sieht man einen ganz jungen, eine Riesenzelle enthaltenden Tuberkel, welcher völlig frei von Fibrin ist, während sämmtliche Alveolen ringsum dasselbe in reicher Menge enthalten. Also das Fibrin ist ein inconstanter und darum nebensächlicher Bestandtheil der Tuberkel, aber auch die lymphoiden Zellen stellen nicht den wesentlichen und charakteristischen Bestandtheil dar, sondern das thun einzig und allein die aus dem Gewebe hervorgegangenen Zellen. Es giebt Tuberkel, welche zu einer gewissen Zeit ihres Lebens ausschliesslich aus solchen Zellen bestehen, wie das jüngst Schieck für seine jungen Impftuberkel der Hornhaut gezeigt hat, aber kein Gebilde kann als Tuberkel anerkannt werden, dem die gewucherten Gewebszellen fehlen, wenn es auch vorkommen mag, dass eine Ansammlung von leuko- oder lymphocytären Wanderzellen der Wucherung der Gewebszellen voraufgeht. Ehe ich auf die Frage, welche Gewebszellen denn die Grundlage der Tuberkel bilden, näher eingehe, möchte ich zunächst noch die andere erörtern, ob denn der Tuberkel, das umschriebene, meist rundliche, in seiner vollen Ausbildung aus central gelegenen grösseren Zellen (sog. epithelioiden und oft auch Riezenzellen) und die Peripherie einnehmenden kleineren (sog. lymphoïden) Zellen zusammengesetzte Knötchen die einzige Form ist, in der die gewebsbildende Wirkung der TB. sich äussert?

Das ist nicht der Fall, denn sehr häufig treffen wir die Tuberkel eingelagert in ein gefässhaltiges Granulationsgewebe neuer Bildung, welches ebenfalls zerstreut, ohne knötchenförmige Anordnung epithelioide und Riesenzellen enthalten, aber auch ihrer entbehren kann. Meines Erachtens muss dieses diffuse Granulationsgewebe, ebenso wie die hyperplastischen Wucherungen in tuberkulösen Lymphdrüsen sowie an tuberkulösen Schleimhäuten, besonders dem weiblichen Genitalschlauch, in gleicher Weise als eine Aeusserung der TB wirkung angesehen werden, wie die Tuberkel selbst, denn die Wucherung ist nicht erst durch die Tuberkel

[1]) Zu der Arbeit des Herrn Werneck de Aquilar gehörig.

hervorgerufen, sondern begleitet sie oder geht ihnen sogar vorauf, und vor allem, sie kann auch ohne Tuberkel, ja ohne Riesen- und Epithelioïdzellen vorkommen und das so entstandene Granulationsgewebe beweist durch seinen oft reichlichen Bacillengehalt wie durch sein weiteres Schicksal (Verkäsung und Zerfall), dass es als tuberkulöses angesehen werden muss. Solches Gewebe kann in grosser Menge sich entwickeln und in grosser Ausdehnung verkäsen, wie es Rindfleisch schon vor langen Jahrzehnten von sog. Solitärtuberkeln des Gehirns beschrieben und abgebildet hat, wie man es an Lymphdrüsen, Nieren, Schleimhäuten etc. finden kann, besonders häufig nach meinen Erfahrungen bei der chronischen Tuberkulose der Ureteren, wie sie die Phthisis renalis tuberculosa zu begleiten pflegt. Aber diese diffuse Granulationswucherung kann auch eine ganz geringe sein und von Verkäsung kaum etwas zeigen, so dass man nur aus dem reichlichen Bacillenbefund und der Hinfälligkeit des Gewebes seine besondere Natur erschliessen kann. So findet es sich besonders im Bereich der Athmungswege an den kleinen flachen Geschwürchen der Luftröhre und des Kehlkopfes, so findet es sich in sehr charakteristischer Weise an den Schleimhäuten der Mundhöhle, insbesondere auch an den Rändern und der oberen Fläche der Zunge. Dass man es dabei nicht mit Geschwürs- und Granulationsbildung aus anderer Ursache und nur secundärer Anlagerung der TB. zu thun hat, schliesse ich daraus, dass andere Organismen völlig fehlen können, während ich die TB. nicht nur an der Oberfläche, sondern auch in der Tiefe und zwar auch unter der das Geschwür umgrenzenden Epitheldecke aufgefunden habe. Ich muss also auch diese Veränderung ebenso wie die diffuse verkäsende Granulationswucherung und die typischen Tuberkel als reine Erzeugnisse der TB. ansehen.

Da das diffuse Granulationsgewebe, wie aus der Zahl, Grösse und Anordnung derselben zu erschliessen ist, neugebildete Gefässe enthalten kann, so folgt daraus, dass Gefässlosigkeit an sich kein Charakteristikum des tuberkulösen Granulationsgewebes sein kann. Für die Tuberkel im engeren Sinne gilt allerdings bekanntlich die Gefässlosigkeit d. h. die Freiheit von ernährenden Capillaren als Regel, doch ist neuerdings von Schmaus und von Justi[1]) gezeigt worden, dass es auch hier Ausnahmen gibt. Diese ändern freilich

---

[1]) Virch. Arch. 150, S. 197.

nichts an der Thatsache, dass verkäsendes Granulationsgewebe durchgängige Capillaren nicht mehr besitzt.

Schon aus dem bisher Angeführten geht hervor, dass das tuberkulöse Granulationsgewebe allerwärts entstehen kann, dass es durchaus nicht an einen einzigen Gewebsbestandtheil gebunden ist, auch nicht, wie Aufrecht[1]) neuerdings erklärt hat, an die Wandungen der kleinen Blutgefässe. Es ist lange bekannt, wie gern die Tuberkel in der Wand kleiner Gefässe sitzen (Pia mater), schon vor langen Jahren habe ich darauf hingewiesen, wie durch Gefässtuberkel in der Milz und den Nieren gewöhnliche anämisch-necrotische Infarcte erzeugt werden können, nicht minder ist für die akute und chronische Lungentuberkulose, Nierentuberkulose etc. auf die Betheiligung von kleineren und grösseren Blutgefässen an den tuberkulösen Granulationswucherungen hingewiesen worden. Aber ein allgemeines Gesetz ist die primäre Ansiedlung der TB. an und in den Wandungen kleiner Gefässe durchaus nicht, auch ist es durchaus nicht nöthig, dass diese Gefässe durch die tuberkulösen Granulome verschlossen werden, auch nicht in der Lunge, wo man besonders bei der disseminirten Miliartuberkulose sehr häufig die tuberkulösen Knoten nur einen Theil des Gefässumfanges und der Gefässlichtung einnehmen sieht. Es erhellt ohne weiteres, wie leicht dadurch zu neuen tuberkulösen Metastasen Gelegenheit gegeben ist. Den Befund einer im Verzweigungsgebiet einer Nierenarterie aufgetretenen umschriebenen Dissemination von Tuberkeln bei seitlicher Wandtuberkulose des Gefässes habe ich s. Z. durch meinen Assistenten Nasse beschreiben lassen. Auf die Bedeutung der Wandtuberkulosen grösserer Gefässe, besonders der Venen (und Lymphgefässe) für die Verbreitung der TB. im Körper kann hier nicht weiter eingegangen werden. Dass nicht die kleineren Gefässe bei allen durch die TB. erzeugten Veränderungen primär betheiligt sind, dafür kann man in den Lungen die schönsten Beweise finden, wo theils innerhalb ganz verkäster Gewebsabschnitte die Lungenarterienäste noch Kernfärbung darbieten und häufig auch noch durchgängig sind, trotz verdickter Intima, oder wo die neben einem ganz käsigen und von verkästem Gewebe umgebenen Bronchus liegende Arterie nur an der nach dem Bronchus zu

[1]) Die Ursache und der örtl. Beginn der Lungenschwindsucht, 1900, und Verhandl. d. intern. med. Congr. in Paris. Berl. klin. Woch. 1900, Nr. 27.

gerichteten Seite eine zellige Verdickung der Intima darbietet (Fig. 1, Taf. 1), wohl ein ganz sicheres Zeichen secundären Ergriffenseins.

Der TB. kann also an der Gefässwand, er kann aber auch allerwärts sonst seine gewebserzeugende Wirksamkeit entfalten und es fragt sich nun, welche zelligen Elemente der Gewebe es sind, aus welchen die Tuberkel hervorwachsen, welche das Material besonders für die epithelioiden und die Riesenzellen liefern. Es liegen, wie schon früher angedeutet wurde, nicht genügende Anhaltspunkte für die Annahme vor, dass lymphoide Wanderzellen, auch nicht nachdem sie etwa eine Umwandlung in Unna'sche Plasmazellen erfahren haben, sich in die Tuberkelgewebszellen umwandeln könnten, vielmehr müssen die stabilen Gewebszellen dafür in Anspruch genommen werden. Die Mehrzahl besonders der deutschen Forscher stimmt darin überein, dass den Bindegewebszellen dabei die erste Rolle zufällt, aber auch die Endothelien der Gefässe sind nicht zu vernachlässigen, insbesondere muss wohl angenommen werden, dass sie bei der Bildung mancher Riesenzellen, die dann nichts weiter als Gefässdurchschnitte sind, eine massgebende Rolle spielen[1]). Auf die Entstehung der übrigen Riesenzellen und der epithelioiden Zellen einzugehen verzichte ich, da mein Herr Vorredner grade diese Fragen ausführlich behandelt hat und ich mich mit ihm im wesentlichen in Uebereinstimmung weiss.

Das ist nicht ganz der Fall in Bezug auf die Betheiligung epithelialer Zellen an der tuberkulösen Wucherung, denn ich habe die Anschauung gewonnen, dass diese Betheiligung vielfach erheblich überschätzt wird. Es liegt mir fern, Wucherungsvorgänge an den Epithelien der tuberkulös erkrankten Theile zu leugnen, aber dieselben spielen m. E. gegenüber den Bindegewebszellen nur eine untergordnete Rolle, nicht nur an den Schleimhäuten, sondern auch an den drüsigen Organen.

Was die ersten betrifft, so kennen wir alle die dicken tuberkulösen Infiltrationen z. B. der Plicae aryepiglotticae oder der Epiglottis, wobei der Epithelbelag völlig intact sein kann, obgleich die Tuberkel bis unmittelbar an denselben heranreichen. Hier mag es sich um eine nicht von der Oberfläche stammende Infection

---

[1]) Droba, Bull. internat. de l'acad. des sciences de Cracovie Octbr. 1900.

handeln, obgleich ich das noch keineswegs für ausgemacht halte, besonders für die Mandeln, wo Aehnliches vorkommt, aber selbst an solchen Schleimhäuten bezw. Drüsenausführungsgängen, wo man ganz besonders an eine Fortleitung der TB. im Lumen denkt, wie bei den männlichen Geschlechtswegen, kann das Epithel über den Tuberkeln sehr wohl erhalten sein. Für die Niere hat schon Virchow in seinem Geschwulstwerk ganz besonders betont, dass der Tuberkel intertubulär wächst, für die experimentelle Tuberkulose der Leber hat erst vor kurzem Kockel[1]) die Betheiligung der Leberzellen verneint. Aber selbst in denjenigen beiden Organen, bei welchen von vielen Untersuchern den Epithelwucherungen eine sehr grosse Bedeutung beigelegt wird, giebt es Bilder, welche eine Betheiligung des Epithels mindestens als nicht notwendig erscheinen lassen, das sind Hode und Lunge.

Bei der gewöhnlichen Hodentuberkulose geht die Neubildung von der Wand der Kanälchen aus, deren Höhlung mit Zellen völlig gefüllt wird, deren Wandung ausgedehnt ist; nichts erscheint einleuchtender als dass hier die Kanalepithelien primär und in hervorragender Weise an der Wucherung betheiligt sind[2]) und doch habe ich durch meinen Schüler Federmann im letzten Heft von Virchow's Archiv[3]) eine Abbildung eines Hodentuberkels geben lassen können und lege ich Ihnen hier eine weitere vor, (Fig. 8, Taf. 2) deren ich leicht noch mehr hätte anfertigen lassen können, welche alle das gewöhnliche Bild der intratubulären Hodentuberkel zeigen, nur mit dem Unterschied, dass überall die Epithelschicht der Hodenkanälchen im Bereiche der Tuberkel erhalten und nur durch tuberkulöses Granulationsgewebe, das danach unabhängig von ihnen entstanden sein muss, von der Wand abgedrängt erscheinen. Ich gebe zu, dass das ein ungewöhnlicher Befund ist, aber ich meine doch, dass er genügt zu dem Beweise, dass selbst bei der Hodentuberkulose die Epithelzellen an der Bildung des Granuloms unbetheiligt sein können.

Nicht anders steht die Sache mit der Lunge. Schon früher (in der Festschrift) habe ich eine Abbildung gegeben von Tuberkeln der Lungen, deren interstitielles Wachsthum ohne Antheilnahme

---

[1]) Virch. Arch. 143, S. 574, 1896.

[2]) v. Baumgarten, Verhandl. der Deutschen Patholog. Gesellsch. Band III., S. 93.

[3]) Bd. 165, Taf. 9.

der Alveolarepithelien aus den in der Randzone der Tuberkel sowie zwischen ihnen liegenden, mit vordicktem Epithel ausgekleideten Alveolen zu erschliessen war. Es handelte sich da um eine chronische Miliartuberkulose, bei welcher man solche Bilder ganz besonders häufig und schön sieht, aber ein ähnliches Bild findet sich auch bei akuter Miliartuberkulose, bei der ich besonders die kleinen Tuberkel der Unterlappen für diese Untersuchungen empfehle. Da finden sich gleichfalls, wie übrigens schon Cornil und Ranvier angegeben und abgebildet haben, interstitielle Tuberkelwucherungen, welche, soweit sie an die Alveolarhöhlen heranreichen, von dem Alveolarepithel überzogen sind, welches sie vor sich hergedrängt und, ähnlich wie es an jenem Hoden der Fall war, von der elastischen Wand abgedrängt haben. Dadurch erfahren die Alveolarlumina eine Gestaltveränderung und Verkleinerung (Fig. 2, Taf. 1), sie werden halbmondförmig, sichelförmig, bis schliesslich nur noch ein der Tuberkeloberfläche entsprechend gekrümmter Spalt vorhanden ist, der mit seinem verdickten Epithelbelag ganz einem schmalen Drüsenschlauch ähnlich sehen kann (Fig. 3, Taf. 1). An der peripherischen Seite der Schläuche sind die elastischen Gerüstfasern noch vorhanden, während sie an der Tuberkelseite fehlen oder höchstens seitlich noch ein wenig nach dieser sich herumkrümmen (Fig. 3). Auch an der schon erwähnten Tübinger Abbildung lässt sich die Verkleinerung der den jungen Tuberkel umgebenden, noch mit voller Epithelauskleidung versehenen Alveolen sehr wohl erkennen, besonders wenn man die unterhalb des Tuberkels liegende Alveole mit den am Rande der Zeichnung vorhandenen in Bezug auf ihren Umfang vergleicht. Sonach liegt auch für die Lungentuberkel die Sache so, dass bei ihrer Bildung das Epithel der Lungenalveolen unbetheiligt sein kann.

Aehnliches Verhalten wie in den aufgeführten Fällen zeigen die Deckzellen auch noch an anderen Oberflächen; so betheiligt sich bei der Tuberkulose des Ependyms der Gehirnhöhlen das Epithel der Oberfläche nicht an der Wucherung, so finde ich immer wieder bei der Untersuchung von experimenteller Netztuberkulose mit Silbersalpeter auf beiden Seiten der Knötchen eine ununterbrochene Kittlinienzeichnung.

Ich komme demnach darauf zurück, dass es wesentlich bindegewebige Elemente sind, welche die Grundlage der Zellen des tuberkulösen Granulationsgewebes abgeben, und es stimmt mit dieser Annahme die Thatsache sehr wohl überein, dass auch diese Zellen wie die ihnen entsprechenden Fibroblasten des Wundgranulationsgewebes sich als richtige Bindegewebsbildner erweisen können, indem sie collagene Bindegewebsfasern erzeugen, die sonach, wenn auch nur indirekt, als Erzeugniss der TB anzusehen sind. Ich denke hierbei nicht etwa an das feine Netzwerk, welches man zwischen den Zellen in den Tuberkeln nachweisen kann und das zum Theil wohl Kunstprodukt ist, zum Theil aber aus Bindegewebe (Reste des autochthonen?) und aus Zellenausläufern besteht, sondern an eine bindegewebige Umwandlung des ganzen Gewebes mit Abnahme der Zahl der Zellen. Solche fibröse Umwandlung kommt sowohl an den Tuberkeln[1]) in engerem Sinne (fibröse Tuberkel) und an Tuberkelconglomeraten (tuberkulöse Fibrome der Chirurgen) wie an dem diffusen Granulationsgewebe vor und stellt eine Art natürlicher Heilung dar, die zur Vorbedingung ein Nachlassen der TB. Einwirkung hat. Nicht jedes Bindegewebe aber, welches in tuberkulös erkrankten Theilen verkommt, ist in solcher Weise unmittelbar aus tuberkulösem Granulationsgewebe hervorgegangen, sondern vieles ist rein reparatorischer und regeneratorischer Natur, theils in der Umgebung der durch TB veränderten Gewebe entstanden, theils auch an die Stelle veränderten, verkästen Gewebes getreten, indem dieses als Fremdkörper von jungem Keimgewebe aus der Nachbarschaft her durchwachsen und mehr oder weniger vollständig organisirt wurde. Auch dies ist ein Heilungsvorgang, der nur eintreten kann, wenn die abgestorbene käsige Masse keine Tuberkelbacillen mehr enthält.

Es bleibt mir nun noch übrig, den morphologischen und biologischen Beziehungen der TB. zu der tuberkulösen Granulationswucherung eine kurze Betrachtung zu widmen.

Die Zahl der Bacillen in den Tuberkeln ist bekanntlich sehr wechselnd; je schneller das Wachsthum, um so zahlreicher darf man sie im allgemeinen erwarten. Sie liegen zum Theil frei zwischen den Elementen des tuberkulösen Gewebes, zum grossen Theil aber auch in Zellen eingeschlossen, vor allem in den Riesenzellen, von denen ich immer den Eindruck gewonnen habe, dass ihre Menge umgekehrt proportional sowohl der Virulenz der Bacillen, wie der örtlichen Disposition sich verhält. Je reichlicher Bacillen

---

[1]) v. Rindfleisch, Würzb. Sitzungsbericht 7. Juli 1898.

in dem Gewebe vorhanden sind, um so zahlreichere derselben kann man auch in anderen Zellen, epithelioiden wie lymphoiden, eingelagert finden. Es liegt also hier ein phagocytärer Vorgang vor, aber ist das ein Abwehrmittel des Organismus? Sind die Bacillen in den Zellen todt oder sterben sie ab? Auffällig ist jedenfalls, wie wohl sich die Kerne selbst in solchen Zellen, welche mit TB. vollgepfropft sind, oft noch färben lassen, was mit der Annahme einer Abtötung der Bacillen wohl im Einklang stehen würde, aber auch durch Langsamkeit der TBwirkung erklärt werden kann. Für die schon von Koch vertretene Annahme, dass die TB. in den Zellen nicht nur lebendig sind, sondern auch sich vermehren und durch die Zellen an andere Orte im Körper verschleppt werden können, ist v. Leyden erst neuerdings wieder eingetreten und Friedmann[1]) behauptet sogar, experimentell bei Kaninchen die Verschleppung durch lebende und befruchtungsfähige Spermatozoen in das Ei und von ihm in den sich entwickelnden Embryo erreicht zu haben. Eine sichere Entscheidung aller dieser Fragen wird kaum eher möglich sein, bis es gelingt, histologisch lebende und tote Bacillen sicher von einander zu unterscheiden.

Wodurch kommt die Wucherung der Gewebselemente zu stande, wie wirken die Bacillen? Es ist hier nicht der Ort, die grosse Frage, ob es directe formative Gewebsreize gibt, zu erörtern. Deshalb weise ich nur darauf hin, dass Weigert kürzlich durch seinen Schüler Wechsberg[2]) auch für die tuberkulöse Neubildung seine bekannte Anschauung hat vertreten lassen, dass die Wucherungen, die bioblastischen Vorgänge erst secundär eintreten, nachdem Schädigungen von Zellen sowohl wie von Intercellularsubstanz als primäre Wirkungen der TB. vorausgegangen sind.

Die Art, wie die Wirkung der TB. zu stande kommt, dürfte eine complicirte sein; es lässt sich wohl kaum etwas dagegen einwenden, dass sie zum Theil eine nicht spezifische sei, dass die TB.,

---

[1]) Zeitschr. für klin. Med. Band 43, S. 11, 1901. Friedmann drückt sich allerdings über den Weg, auf welchem die Bacillen in den Embryo kamen, sehr vorsichtig aus; aber erklärt doch den Transport durch Spermatozoen als den wahrscheinlichsten. Der Nachweis, dass die im Embryo gefundenen Bacillen auch noch virulent waren, ist noch zu liefern.

[2]) Ziegler's Beitr. Band 29, S. 203, 1901.

besonders auch die abgestorbenen, schon als blosse Fremdkörper[1]) wirken (Fremdkörper-Riesenzellen, Fremdkörper-Tuberkel), indessen scheint mir doch schon allein das häufig vorhandene Missverhältniss zwischen der Menge dieser Fremdkörper und der Ausdehnung und Stärke der vorhandenen Veränderungen mit Nothwendigkeit zu der Annahme zu führen, dass eigenartige, von besonderen chemischen Stoffen ausgeübte Einwirkungen eine grössere Rolle spielen, selbst in denjenigen Fällen, wo im Experiment nur abgetödtete Bacillen zur Einwirkung gelangt sind. Gerade diese Experimente aber beweisen auch, dass diese chemischen Stoffe nicht durch das Gewebe, aus welchem die Bacillen ihre Nahrung entnehmen, gebildet sein können, sondern im Leibe der Bacillen vorhanden sein müssen, also zu den sog. Bakterienproteïnen gehören. Eine gewisse, wenn auch nur geringe Fernwirkung muss indessen auch ihnen zukommen. Interessant ist die Angabe von Babes[2]), dass abgestorbene Bacillen selbst nach Extraktion des Tuberculin noch ähnliche Veränderungen wie die lebenden zu erzeugen vermöchten.

Inwieweit auch durch diffusible Toxine, durch Toxalbumine für sich allein Neubildungsvorgänge erzeugt werden können, das ist eine Frage, mit der wir ganz in ungeklärtes, hypothetisches Gebiet gelangen. Da hat man Hyperplasie der Mandeln ohne Tuberkel auf Tuberkeltoxine bezogen; desgleichen eine Vermehrung des bindegewebigen Gerüstes der Schilddrüsen Tuberkulöser[3]), da hat besonders Darier[4]) und nach ihm vor allen Hallopeau allerhand bacillenfreie Papeln, Knötchen, dann Pusteln und vernarbende Geschwüre der Haut bei Tuberkulösen als Tuberculide von den eigentlichen tuberkulösen Veränderungen abgetrennt und als tuberkulöse Toxicosen hingestellt. Die Dermatologen sind noch in lebhaftem Streit über diese Frage, von Pathologen hat kürzlich Klebs[5]), der den Namen paratuberkulöse Hautaffektionen vorschlägt, sich für die Darier'sche Auffassung, ja sogar dahin ausgesprochen, dass er auch den Lupus zu den toxischen Granulomen rechnen möchte,

---

[1]) s. Benda, Ergebnisse von Lubarsch und Ostertag, 1898, S. 470; Kelber, Arbeiten aus dem Tübinger path. Institut II, 378.

[2]) Babes und Proca, Zeitschrift f. Hyg. u. Infect.-Krkh. Band 23, S. 338.

[3]) Roger et Garnier, Arch. gén. de méd. 1900, p. 385.

[4]) Darier, 1896, s. Verh. d. Pariser internat. med. Congr. (Münch. med. Woch. 1900, S. 1861) Sem. méd. 1900 I, p. 1.

[5]) Münch. med. Woch. 1901, S. 679.

obwohl es dabei häufiger zur Entwicklung tuberkulösen Gewebes komme, das bei den Tuberkuliden gewöhnlicher Art fehle.

Bei diesen spielen auch exsudative Vorgänge eine Rolle, deren Betheiligung bei den tuberkulösen Veränderungen überhaupt ich nun zu besprechen habe.

Ausser den schon gewürdigten Erzeugnissen exsudativer Vorgänge, welche in dem tuberkulösen Granulationsgewebe selbst gefunden werden können, gibt es auch oft Exsudate neben den Granulomen. Wie bei allen exsudativ entzündlichen Vorgängen spielt auch bei den tuberkulösen die Oertlichkeit eine massgebende Rolle. Das Centralnervensystem mit seinen Häuten und Höhlen, die serösen Häute, die Gelenke und Lungen, das sind die Stellen, wo hauptsächlich durch TB. Exsudate — und bekanntlich oft recht massenhafte Exsudate — erzeugt werden. Die Zusammensetzung der Exsudate kann sehr verschieden sein, von rein serösen gibt es alle Uebergänge zu serös-fibrinösen, fibrinösen, fibrinös-eitrigen und rein eitrigen Formen. Wenn auch diese tuberkulösen Exsudate, besonders die zellenreicheren in Bezug auf die Art der Exsudatzellen (weniger und oft zeitlich an Zahl wechselnde gelapptkernige Leukocyten, mehr einkernige Leuko- bezw. Lymphocyten[1]), von den gewöhnlichen entzündlichen Exsudaten vielfach abweichen, so muss doch gerade bei den letzten Formen mit der Möglichkeit gerechnet werden, dass man es nicht mit reiner TBwirkung zu thun hat, sondern mit den Folgen einer Mischinfection. Zur Entscheidung der Frage sind in erster Linie diejenigen Körperstellen zu berücksichtigen, welche gegen die Aussenwelt möglichst abgeschlossen sind, also zunächst die Gelenke und die Gehirn- und Rückenmarkshäute.

In Bezug auf die Gelenke stimmen die einzelnen Untersucher nicht überein, aber das scheint doch als ganz feststehend betrachtet werden zu dürfen, dass es Eitergelenke gibt, in welchen nur TB. gefunden werden[2]). Es kann dabei nicht als richtig anerkannt werden, dass in diesen Fällen kein wirklicher Eiter vorhanden sei, wenn auch zugegeben werden mag, dass der rein tuberkulöse Eiter etwas andere Beschaffenheit hat als der durch Eitercoccen allein

---

[1]) Widal et Ravaut, Soc. de biol. 1900 (mehrere Mittheilungen). Achard et Losper, ebenda, 8. Dec. 1900. Wolff, Deutsche Zeitschrift für klin. Med., Band 42, S. 400, 1901. Berl. klin. Wochenschr. 1901, S. 884.

[2]) S. Tavel, Festschr. f. Kocher S. 137, 1891 mit Litt.; Lannelongue et Achard, Rev. de la tub. IX, 1896.

oder durch eine Mischinfection von TB. und Eitercoccen erzeugte. Noch viel klarere Aufschlüsse als die Gelenke geben die Gehirn- und Rückenmarkshäute für unsere Frage, besonders auch deswegen, weil in Folge der neuerlichen Anwendung von Lumbalpunktion die Untersuchung bereits in sehr frühem Stadium möglich geworden ist, wodurch der Einwand, es möchten früher vorhanden gewesene Eitercoccen bereits wieder verschwunden sein, hinfällig wird. Auch hier hat sich gezeigt, dass bei typischer eiteriger bezw. fibrinös-eiteriger Meningitis ausschliesslich TB. nachweisbar sein können[1]).

Für die Lungen ist die Entscheidung der Frage, inwieweit die auftretenden Exsudate nur durch TB. erzeugt sind, schwieriger zu beantworten, weil in derselben überhaupt sehr häufig allerhand Mikroorganismen angetroffen werden können. Indem ich auch für diese Frage auf meine erwähnte Abhandlung in den Göttinger Nachrichten verweise, beschränke ich mich hier auf eine nur kurze Ausführung.

Es gibt einen wesentlich oberflächlichen exsudativen Vorgang in der tuberkulösen Lunge, durch welchen Hepatisationen erzeugt werden, die bald geringere, bald grössere Ausdehnung besitzen, gelegentlich ganz nach Art einer gewöhnlichen fibrinös-entzündlichen Hepatisation auftreten. Wenn auch in vielen Fällen neben TB. noch andere Organismen, Pneumococcen, Eitercoccen sich nachweisen lassen, so kann doch die Angabe von Ortner, Marfan u. A., dass diese entzündlichen Hepatisationen immer durch Mischinfection bedingt seien, gegenüber den Untersuchungsresultaten an Lebenden und Todten von Fraenckel und Troje, Borchhardt, Falk, Sata u. a., denen ich eigene und solche meines Schülers Ophüls anfügen kann, nicht aufrecht erhalten werden[2]): auch in der Lunge

---

[1]) Fleischman, D. Ztsch. f. Nervenheilk. X, 337, 1897. Bernheimer und Moser, Wien. Klin. Woch. 1897, S. 468; Schwarz, D. arch. f. klin. Med. 60, 256, 1898; Martin, Soc. de biol. 1898 p. 273 u. 1068; Sicard, ibid. 29. Oct. 1898; Péron, Arch. gén. de méd. 1898 II, 412; Slawyk und Manicatide, Berl. klin. Woch. 1898, S. 392 mit Litt.; Langer, Prag. Zeitschrift für Heilkunde, 1899, S. 327.

[2]) Vgl. ausser den in meiner Abhandlung citirten von neueren Arbeiten A. Fraenckel, Berl. klin. Woch. 1898, Nr. 16; Straaten, Ueber die pneumonische und pseudolobäre Form der acuten Lungentub. Diss. Erlangen 1897; Schabad, Zeitschr. f. klin. Med. 33, S. 476, 1897; Auclair, Arch. de méd. exp. 1899, S. 363.

vermag der TB. für sich allein exsudative Vorgänge, die zu Hepatisationen führen, hervorzurufen. Nicht nur die bacteriologischen, sondern auch die histologischen Befunde sprechen gegen eine regelmässige Betheiligung von Eiter- oder Pneumococcen, da es Exsudate gibt, welchen gelapptkernige Leukocyten ganz oder fast ganz fehlen, während diese doch zweifellos die Hauptmasse der Exsudatzellen sowohl bei den Eiterungen wie bei der Pneumococcen-Hepatisation ausmachen. Der Umstand allein, dass Fibrin in dem Exsudat dieser am besten als käsige Pneumonie zu bezeichnenden Erkrankung einen regelmässigen und oft genug vorwiegenden Bestandtheil bildet, genügt noch nicht, eine Pneumococcen-Mitwirkung zu beweisen.

Ob es auch primäre eiterige Vorgänge mit Anhäufung gelapptkerniger Leukocyten in der Lunge giebt — die secundären Anhäufungen solcher in verkästen Abschnitten lasse ich also hier ausser Acht — bleibe dahingestellt, doch scheint es mir sicher zu sein, dass in der Mehrzahl solcher Fälle eine Mischinfection vorliegt.

Das Resultat dieser Betrachtungen ist also das, dass der TB. nicht nur Granulationswucherungen, sondern auch exsudative Vorgänge verschiedener Art hervorzurufen vermag. Soweit sind wohl alle Pathologen einig, auch darin, dass in der Regel Granulationswucherung und Exsudatbildung räumlich mit einander verbunden sind, allein darin gehen die Meinungen auseinander, ob diese Verbindung eine nothwendige ist, ob Exsudation sich immer nur an Granulationswucherung anschliesst, oder ob den exsudativen Vorgängen eine Selbständigkeit zukommt, ob also Exsudatbildung ohne Granulationsbildung gefunden wird[1]).

Die Frage muss bejaht werden. Wie es einerseits Tuberkel ohne Exsudat gibt, so gibt es andererseits Exsudat ohne Tuberkel. Dies ist besonders von A. Fraenckel[2]) für die Meningitis festgestellt worden, gilt aber auch für andere Theile, insbesondere für die Lunge. Hier gibt es, ich verweise nochmals auf meine Abhandlung in den Göttinger Nachrichten, ganz reine käsige Hepatisationen, d. h. Anhäufungen von Exsudatmassen in den Alveolen, ohne dass Tuberkelknötchen oder diffuse Verdickungen der Alveolarsepta vorhanden sind. Das erkennen auch Fraenckel und Troje[3]) an, die

---

[1]) Vergl. Lubarsch, Zur Lehre von den Geschwülsten und Infections-Krankh. 1899, S. 202.

[2]) Deutsche med. Woch. 1887.

[3]) Zeitschr. für klin. Med. 24, 1894.

im Uebrigen sich mir gegenübergestellt haben, ja sie behaupten sogar, dass die frische käsige Pneumonie oder, wie sie sagen, die gelatinöse Infiltration heilen könne, dass es also in der Lunge einen exsudativ-entzündlichen, durch TB. hervorgerufenen Prozess gibt, der von Anfang bis zu Ende als ein rein oberflächlicher, nicht mit Granulationswucherung verbundener verläuft. Für die in Verkäsung ausgehenden Hepatisationen sind die genannten Untersucher zwar anderer Meinung, aber, wie ich in der erwähnten Abhandlung gezeigt habe, mit Unrecht; es gibt auch verkäsende Hepatisationen der Lungen, bei welchen jede Betheiligung tuberkulöser Granulationswucherungen an den Vorgängen fehlt, wie auch in neuerer Zeit wieder von Ortner, Ophüls, Borst u. a. bestätigt worden ist. Es sind das die Fälle, bei denen man selbst noch in verkästen Abschnitten deutlich die dünnen Gerüstbalken des Lungengewebes sieht (Fig. 4 Taf. 1) oder mindestens in grosser Ausdehnung das elastische Faserwerk des Lungengerüstes in den käsigen Massen noch nachweisen kann (Fig. 7 Taf. 2), das, wie schon früher erwähnt wurde, durch tuberkulöses Granulationsgewebe in kürzester Zeit zerstört zu werden pflegt.

Dass hierbei neben den, zum guten Theil aus Fibrin bestehenden Exsudatmassen auch gewucherte und desquamirte Epithelzellen vorhanden sind, kann an der Auffassung des Prozesses nichts ändern, denn solche finden sich in allen alveolären Exsudaten und können für sich allein niemals eine tuberkulöse Granulationswucherung darstellen, selbst nicht, wenn sie gelegentlich einmal, wie Fraenckel[1]) sich ausdrückt, „so fest zusammengepresst bei einander liegen, dass das Ganze den Eindruck einer gewissen Organisation, eines Epitheloidzellengewebes macht“. Ich bin übrigens auch noch heute der Meinung, dass die Betheiligung der Alveolarepithelien an der Zusammensetzung der Exsudatpfröpfe beim Menschen vielfach erheblich überschätzt wird, dass Zellen anderer Herkunft, wahrscheinlich Lymphocyten, eine nicht kleine Rolle spielen. Jedenfalls ist es durchaus unberechtigt, die grossen, deutlich aufgequollenen rundlichen Zellen, welche die typischen Bestandtheile des Exsudates ausmachen, ohne Weiteres als Epithelabkömmlinge anzusehen. Aus der Beschaffenheit der Kerne kann meines Erachtens eine sichere Differenzialdiagnose nicht gestellt werden; hoffentlich gelingt es

[1]) Berl. klin. Woch. 1898, Nr. 16.

noch, durch besondere Färbemethoden die Epithelabkömmlinge von anderen Zellen sicher zu unterscheiden. Ich gehe darauf nicht weiter ein, sondern hebe nur noch die eine Thatsache hervor, dass man nicht selten, besonders an den Rändern hepatisirter Stellen, noch grössere Abschnitte der Alveolarepithelhäutchen, wenn auch oft mit vergrösserten Zellen, erhalten findet, obwohl im Lumen bereits ein Exsudatpfropf mit seinen grossen Zellen vorhanden ist (Fig. 5 Taf. 1). Ich bin getadelt worden, weil ich in diesem Befunde einen Gegengrund gegen die Ableitung der Exsudatzellen von den Epithelzellen gesehen habe, allein trotz alles Nachdenkens komme ich auch heute noch zu keinem anderen Resultat als zu dem, dass ein solcher Befund eher gegen, jedenfalls aber unmöglich zu Gunsten der Annahme spricht, dass die in diesen Alveolen vorhandenen Exsudatzellen von diesen, noch in regelmässigem Zusammenhang mit einander stehenden Zellen, wie sie z. B. auch in der Tübinger Zeichnung in nahezu allen Alveolen sichtbar sind, abzuleiten seien.

Doch sei dem, wie ihm wolle, für die principielle Auffassung der Vorgänge hat, wie schon gesagt, diese Frage eine nur untergeordnete Bedeutung. Das Wesentliche ist, das, worauf es allein ankommt, dass es sich um Vorgänge handelt, welche nicht im Gewebe der Lunge, im geweblichen Zusammenhang mit dem Lungengerüst, sondern lediglich an dessen innerer Oberfläche sich abspielen, und welche nicht anders angesehen werden dürfen, als andere exsudativ pneumonische Vorgänge oder die gewöhnlichen exsudativen, gleichfalls mit Wucherung und Abstossung der Deckzellen verbundenen Processe an serösen Häuten.

Auch diese selbständigen entzündlichen Vorgänge sind wie anderwärts so in der Lunge durch TB. erzeugt, denn solche können für sich allein gefunden werden und sind oft in grossen Mengen in den Exsudaten vorhanden, wo sie sehr regelmässig in Zellen, zum Theil auch sicher in epithelialen eingeschlossen gefunden werden. Das gilt besonders auch für die Lunge, wo man die TB. keineswegs etwa nur da findet, wo Verkäsung eingetreten ist, wenn sie hier auch besonders zahlreich zu sein pflegen, sondern auch an frisch erkrankten Stellen, wie Fig. 5 Taf. I zeigt. Freilich findet man keineswegs in allen mit Exsudat erfüllten Alveolen Bacillen, ebenso wenig wie in allen mit Käsemassen erfüllten, ich stimme also Fraenckel und Troje durchaus darin bei, dass man hier an eine Fernwirkung, d. h. an eine durch lösliche chemische Stoffe bedingte Wirkung der TB. zu denken habe, aber die Häufigkeit des Vorkommens von TB. in nicht verkästen Alveolarpfröpfen hindert mich, der Erklärung von Fraenckel und Troje, dass die entzündlichen Vorgänge wesentlich durch Toxine ohne Anwesenheit von TB. hervorgerufen würden, resp. Toxicosen seien, zuzustimmen.

An sich wäre das nicht unmöglich, denn wie es bei den Darier'schen Tuberculiden der Haut Exsudate ohne Bacillen gibt, so gibt es vor allem auch in serösen Höhlen Ergüsse wesentlich seröser Art (seröse Pleuritis), welche gänzlich frei von irgend welchen Mikroorganismen, also auch von TB. sein können und welche doch, obwohl auch die Pleura sehr häufig frei von Tuberkeln gefunden wird, nach Lage der Verhältnisse nur als Exsudationen auf tuberculöser Basis, d. h. hervorgerufen durch Tuberkeltoxine, betrachtet werden können.[1]) Diese serösen Exsudate sind nach A. Wolff[2]) dadurch ausgezeichnet, dass polynucleäre Leukocyten fehlen, während Erythrocyten und kleine Lymphocyten vorhanden sind; ihnen deswegen die Bezeichnung Exsudat vorzuenthalten und sie Transsudat zu nennen, kann ich nicht für begründet erachten.

Dass bei anderen tuberculösen Entzündungen auch gelapptkernige Leukocyten, richtige Eiterkörperchen, nicht fehlen, dafür gibt vor allem die tuberculöse Meningitis den besten Beweis, obgleich man auch hier neben diesen Zellen viele rund- und einkernige, zum Theil sehr grosse Elemente finden kann. Das wird auch von jenen tuberculösen Eiterungen äusserer Lymphdrüsen angegeben, welche besonders in Frankreich in jüngster Zeit eifrig studirt wurden.[3]) Für die Fähigkeit der TB., Eiter zu produciren, sprechen auch experimentelle Untersuchungen mit sterilen Bacillen-Culturen, mittels deren Maffucci[4]), Koch[5]) u. A. bei Meerschweinchen locale Eiterungen nach subcutaner Einspritzung erzielt haben, sowie die Untersuchungen von Auclair[6]) mit seinen Aether-

[1]) A. Aschoff, Zeitschrift für klin. Med. 29, S. 440.

[2]) Deutsche Zeitschrift für klin. Med. Band 42, S. 400, 1901; Berl. klin. Woch. 1901, S. 884.

[3]) Petit, De la tuberc. des ganglions du cou, thèse de Paris 1897; Marion et Gaudy, Arch. gén. de méd. 1901, I, 129. Nélaton, Sem. méd. 1890.

[4]) Pathol. Ctbl. 1890, S. 825.

[5]) Deutsche med. Woch. 1881 Nr. 3. (Ctbl. f. Bakt. Band IX, S. 64, 1891).

[6]) Étude exp. sur les poisons du bac. tub. hum. Thèse de Paris 1897.

und Chloroform-Extracten, durch welche er gleichfalls nach subcutaner Anwendung bei Meerschweinchen Abscesse erhielt.

Aus all dem Angeführten muss der Schluss gezogen werden, dass die TB. selbständige, rein oberflächliche, nicht mit Granulations-Wucherung verbundene, also exsudativ-entzündliche Veränderungen sowohl an anderen Organen, wie in den Lungen hervorzurufen vermögen, während sie andererseits besonders gern Gewebswucherungen, diffuse und umschriebene Granulome erzeugen, woraus weiter folgt, dass die Wirkung der TB. keine einheitliche ist, sondern dass man sowohl bei anderen Organen, wie insbesondere in Bezug auf die Lungen von einer Dualität der Wirkung, oberflächliche Exsudatbildung auf der einen, Gewebswucherung auf der anderen Seite, sprechen darf. Wann das eine, wann das andere, in welcher Mischung beide zusammen auftreten, darüber lässt sich noch nichts Sicheres sagen; ausser den typischen Verschiedenheiten der Gewebe und besonderen örtlichen Anlagen spielen die Menge, die Virulenz der Bacillen eine Rolle, aber auch die Localisation derselben; in der Lunge z. B. treten die Hepatisationen hauptsächlich da auf, wo die Bacillen in die Höhlen der Alveolen gelangten.

Nun kommt aber zu der Gewebswucherung und Exsudatbildung noch eine dritte Gruppe von Veränderungen hinzu, die sich zum Theil als Folgezustände an die beiden anderen anschliessen, zum Theil ebenfalls mehr selbständig auftreten, die rückgängigen Veränderungen, in erster Linie die Verkäsung.

Die Verkäsung ist ein Absterbe-Vorgang, wie er in ähnlicher Weise auch bei anderen infectiösen Granulationsgeschwülsten, aber auch sonst an pathologischen wie nicht pathologischen Geweben vorkommt. Es wird Virchow immer als hohes Verdienst angerechnet werden müssen, dass er die Verkäsung der ihr zugeschriebenen specifisch-diagnostischen Bedeutung entkleidet hat, indem er zeigte, dass es sich dabei um eine secundäre, nicht das Wesen der Tuberculose ausmachende Erscheinung handelt. Die Verkäsung ist ein nekrotischer Vorgang, aber kein einfacher. Es spielt dabei eine feinkörnige Verfettung eine Rolle. Mir ist aufgefallen, dass nicht nur in Conglomerat-Tuberkeln des Gehirns und Rückenmarks, die ja oft schon makroskopisch eine Art concentrischer Schichtung zeigen, sondern auch an anderen Käsemassen, z. B. in Lymphdrüsen, das Fett nicht gleichmässig vertheilt, sondern in concentrischen Schichten angeordnet war, so dass man den Eindruck gewann, die

Verkäsung sei nicht zeitlich gleichmässig, sondern schubweise in der Peripherie weiter geschritten. Im Uebrigen ist der Käse eine tote Masse, in der die Kerne geschwunden sind, nachdem sie wenigstens stellenweise einen ausgiebigen Zerfall in Chromatinbröckchen erfahren hatten. Der frische Käse ist arm an freiem Wasser, trocken, es liegt also in gewissem Sinne eine Inspissation vor, man darf sich aber nicht vorstellen, dass die verkäsenden Massen eintrocknen wie ein in die Sonne gehängter Fisch, denn dann müsste mit der Verkäsung eine Umfangsverminderung verbunden sein, was durchaus nicht der Fall ist. Im Gegentheil, der Umfang der verkäsenden Massen vergrössert sich, was man besonders schön bei der reinen käsigen Pneumonie sehen kann, wo die zunächst noch ganz lose in den Alveolen liegenden Exsudatpfröpfe alsbald die ganze Höhle erfüllen, wenn sie in Verkäsung übergehen (Fig. 9 Taf. 2). Es muss also noch etwas hinzukommen und dabei die freie Flüssigkeit gebunden werden, was am besten durch die Annahme einer Coagulationsnekrose erklärt werden kann. Die käsige Substanz bildet bekanntlich keine homogene Masse, sondern zeigt noch allerhand morphologische, aber zugleich auch chemische Besonderheiten, über die besonders Schmaus und Albrecht[1]) berichtet haben, doch würde es zu weit führen, wenn ich darauf hier noch weiter eingehen wollte, es sei deshalb nur noch hervorgehoben, dass durch die Verkäsung niemals nach Weigert färbbares feinfädiges Fibrin entsteht, dass aber da, wo solches vorher schon vorhanden war, dasselbe sich zuweilen sehr lange erhält, wenn auch wahrscheinlich nicht unverändert.

Die Verkäsung hat nichts mit der vorher erwähnten Weigertschen Primärwirkung zu thun, denn sie tritt an dem Granulationsgewebe erst ein, wenn dieses eine gewisse Mächtigkeit erlangt hat, ist also eine ausgesprochen secundäre Erscheinung. Sie stellt sich als Regel nicht nur an den Tuberkeln im engeren Sinne, sondern auch in diffusem tuberculösem Granulationsgewebe und immer an den ältesten Stellen ein, doch muss auch hier noch einmal darauf hingewiesen werden, dass besonders an Schleimhäuten in dem Granulationsgewebe so schnell Zerfall und Geschwürsbildung eintreten kann, dass eine merkbare Ansammlung von Käsemasse gar nicht vorhanden ist.

---

[1]) Virch.-Arch. 144, Suppl.; vergl. auch Weigert, Path. Ctbl. II, 1891.

Ausser dem Granulationsgewebe kann auch entzündliches Exsudat verkäsen, vor Allem in der Lunge, wo dann auch das Gerüst, mag es wesentlich verändert sein oder nicht, dem gleichen Schicksal verfällt, aber nicht nothwendig pari passu, sondern gelegentlich deutlich nach dem Exsudat. Die Behauptung von Fraenckel und Troje, dass, wo bei käsiger Pneumonie Verkäsung gefunden werde, immer vorher eine epitheloidzellige Gewebswucherung in die Alveolen hinein vorausgegangen sei, ist, wie ich anderwärts gezeigt habe, völlig irrthümlich und mit den eigenen Befunden der genannten Untersucher durchaus nicht im Einklang. Das pneumonische Exsudat kann auch da, wo jede Granulationswucherung fehlt, der Verkäsung anheimfallen (Fig. 9 Taf. 2), wobei dann gerade das Fibrin des Exsudates sich oft lange erhält, wenn es auch eine Art Verhärtung, Erstarrung erfährt und schliesslich sowohl für die Weigertfärbung, wie auch — was später einzutreten pflegt — für das Auge (optisch) verschwindet.

Was die Ursache der Verkäsung anlangt, so dürfen sicherlich die Gefässveränderungen, besonders die Undurchgängigkeit der Capillaren, welche man sowohl an den meisten Tuberkeln wie bei der käsigen Pneumonie durch Injection leicht nachweisen kann, nicht gering angeschlagen werden, aber die Hauptsache sind dabei doch die Tuberkelbacillen[1]). Es ist leicht zu sehen, dass die Zahl der TB. an der Verkäsungsgrenze besonders gross zu sein pflegt, so dass daraus auf eine gewissermassen persönliche Beziehung der Bacillen zu dem Absterbevorgang geschlossen werden könnte, allein es gibt doch auch viele Stellen, wo trotz vorhandener Zeichen fortschreitender Nekrose Bacillen fehlen. Da kann es sich also nur um eine Toxinwirkung handeln, die auch in einiger Entfernung von der Bacillenansiedelung hervortreten kann. Für solche Auffassung sprechen auch die Beobachtungen von tuberkulösen Tumoren mit geringer oder fast fehlender Verkäsung[2]) trotz Anwesenheit genügend zahlreicher Bacillen, die dann als wenig virulente, wenig Toxin producirende anzusehen nicht unberechtigt sein dürfte, dafür auch die Resultate gewisser Experimente mit geschädigten oder abgetödteten Bacillen: es wurden tuberkulöse Granulationswucherungen erzeugt,

---

[1]) Count, Journ. of exper. Med., Band II, 657, 1897; Auclair l. l. c. c.

[2]) Askanazy, Zeitschrift für klin. Med., Band 32, S. 360, 1895.

aber ohne Verkäsung[1]). Die toten Bacillen erzeugten eben keine diffusiblen Toxine mehr, während die Proteïne ihrer Leiber genügten, Granulationswucherungen hervorzurufen.

Haben tuberkulöse toxische Stoffe auch an der Erweichung alter Käsemassen Antheil? Dass es sich dabei um chemische Vorgänge, fermentartige, verdauungsartige Wirkungen handelt, erscheint mir nicht zweifelhaft, doch möchte ich glauben, dass eingewanderte Leukocyten und von ihnen herrührende histolytische Enzyme (Leber) dabei das Massgebende sind.

Für die Annahme, dass bei Verkäsung abgesonderte Toxine wirksam sind, scheint mir ausser experimentellen Beobachtungen besonders auch zu sprechen, dass bei der Tuberkulose nicht nur eine Nekrose lokaler Krankheitsprodukte auftritt, sondern auch eine diffuse Nekrose an Epithelzellen der Nieren, wie solche von mir und Anderen sowohl bei der acuten Miliartuberkulose wie nach Tuberkulin-Einspritzungen beobachtet worden ist. In beiden Fällen ist als Ursache eine Toxinämie anzunehmen, welche ausserdem auch noch für die Lungenhyperämie und Milzschwellung verantwortlich gemacht werden muss.

Es ist nicht ausgeschlossen, dass auch noch an anderen Organen als den Nieren nekrotische und degenerative Veränderungen unter der Einwirkung von tuberkulösen Toxinen entstehen, sei es in der Nähe tuberkulöser Granulationswucherungen, wie vielleicht bei der Gehirnerweichung in der Umgebung von Conglomerattuberkeln, sei es ganz unabhängig von tuberkulösen Veränderungen im engeren Sinne. Es ist ja wohl möglich, dass die von Burghart[2]) bei einer 15jährigen, an Landry'scher Paralyse leidenden Phthisika gefundenen Veränderungen der Vorderhornzellen in Hals- und Lendenanschwellung (Schwund der Nissl-Körper) durch tuberkulöse Toxine hervorgerufen worden sind, allein es wird angebracht sein, sich in diesem Gebiete mit äusserster Vorsicht und Skepsis zu bewegen und sich des Hypothetischen aller derartiger Annahmen stets voll bewusst zu bleiben.

Eine weitere mit der Tuberkulose in Zusammenhang stehende

---

[1]) Prudden, Mitchell, Hodenpyl, New York med. Journ. 1891, Vissmann, Virch. Arch. Band 129, S. 163, 1892; Masur, Ziegler's Beitr. Band XVI, S. 256, 1894; Kelber, Arbeiten aus dem path. Inst. zu Tübingen Band II, S. 378 u. a.

[2]) Charité-Annalen Band XXII, S. 129, 1897.

rückgängige Veränderung ist die hyaline oder hyalin-fibrinoide Degeneration, wie sie gelegentlich im Innern von Tuberkeln. hauptsächlich aber an serösen Häuten, besonders an der Pleura tuberkulöser Lungen, sowie an Gelenken, Sehnenscheiden und Schleimbeuteln sich zeigt, wo die Reiskörper nach Ansicht einiger Untersucher aus ihr hervorgehen sollten. Bei den zuletzt genannten Organen ist in der Regel eine deutliche tuberkulöse Granulationswucherung vorhanden, an der Pleura kann jede spezifische tuberkulöse Veränderung fehlen. Ich habe selbst früher für die serösen Häute der Ansicht zugeneigt, dass es sich bei den sog. hyalinen Bändern um eine Gewebsdegeneration handele[1]), je mehr ich aber untersuche, um so mehr überzeuge ich mich, dass die Bänder niemals in der alten Serosa, sondern immer oberhalb der elastischen Grenzschicht in dem neugebildeten Gewebe vorkommen und hier nach oben hin, d. h. nach der jüngsten Zone, nach der Wucherungsschicht hin zunehmen. Ich neige demgemäss immer mehr zu der Annahme, dass die Bänder nur Reste von noch nicht organisirtem Exsudatfibrin sind, nicht degenerirtes Gewebe. Dieselbe Anschauung habe ich für die Gelenke etc. gewonnen. Ich habe mich nicht überzeugen können, dass da eine hyalin-fibrinoide Gewebsdegeneration vorkommt, sondern halte alle hyalin-fibrinoiden Massen mit Einschluss der Corpora oryzoidea für Produkte bezw. Reste einer fibrinösen Exsudation[2]).

Dasselbe gilt von den diphtherieartigen, hyalin-fibrinoiden Balken- und Netzmassen, welche man zuweilen an der Oberfläche von Cavernen oder Schleimhautgeschwüren, besonders der Athmungswege findet[3]), obgleich ich hier die Möglichkeit einer gleichzeitigen fibrinoiden Degeneration von Gewebe nicht ableugnen will. Eine andere Frage ist es, ob es sich dabei um eine TBwirkung handelt; ich glaube es nicht, vermag aber keine genaueren Angaben zu machen.

Endlich sei noch auf die, offenbar unter dem Einfluss der TB. entstehenden degenerativen Veränderungen von Exsudatzellen, sowohl bei der käsigen Pneumonie wie bei der Meningitis hingewiesen.

---

[1]) Vergl. Verhdl. d. Naturf.-Vers. in Frankfurt a./M. 1896.

[2]) Schuchardt, Virch. Arch. Band 114, S. 186, 1888; Goldmann, Ziegler's Beitr. Band VII, S. 299, 1890; Landow, Arch. für klin. Chir. Band 47, S. 376, 1894; Wolkowitsch, Russ. Arch. für Path. Band I, 1896; (Referirt in den „Ergebnissen u. s. w." Band V, S. 759).

[3]) E. Neumann, Virch. Arch. Band 144, S. 220, 1896.

Man findet da nicht nur viele — auch bacillenfreie — Zellen aufgequollen, mattgekörnt, vacuolös, sondern es kommen auch — ich habe besonders von meningitischem Exsudat derartige Erfahrungen — allerhand kugelige, hyaline oder colloide Einlagerungen vor, welche besondere Farbenreactionen geben.

Eine degenerative Veränderung wahrscheinlich zugleich der Zellen und der Intercellularsubstanz tritt unter der Einwirkung toxischer Stoffe auch an den an tuberkulöse Herde anstossenden Knorpeln, besonders den Gelenk- und Epiphysenknorpeln auf. Wenigstens glaube ich, dass die Einwanderung von Zellen in die Knorpel, worüber ich auf der letzten Versammlung in Aachen berichtet habe, nur durch eine solche Annahme erklärt werden kann.

Diese Zelleinwanderung in den Knorpel spielt eine wesentliche Rolle bei dem Schwund desselben, der wenigstens den mittelbaren Wirkungen der TB. zugerechnet werden muss. Solcher Schwund unter dem Andrängen tuberkulöser Granulationszellen kommt bekanntlich auch am Knochen vor, neben umschriebenen Nekrosen, die ich mutatis mutandis mit dem Absterben des Lungengerüstes bei einer käsigen Pneumonie vergleichen möchte, da ich in der Regel die Markräume mit verkästen tuberkulösen Produkten ausgefüllt finde, was mir mit der Annahme einer embolischen Nekrose unvereinbar erscheint.

In gewissem Sinne kann man auch von einem Schwund von Drüsengewebe im Bereich tuberkulöser Neubildungen in Nieren, Leber etc. sprechen, doch möchte ich auf diese indirekten Folgezustände nicht weiter eingehen, sondern hier nur noch einmal auf das gelegentlich schon erwähnte eigenthümliche Verhalten der elastischen Fasern bei den tuberkulösen Veränderungen hinweisen. Ueberall, wo tuberkulöses Granulationsgewebe sich entwickelt, gehen die elastischen Fasern, soweit sie im Bereich der Wucherungen sich befinden, zu Grunde, während sie bei der Verkäsung sich als sehr widerstandsfähig erweisen, so dass sie selbst mitten in grossen, gänzlich nekrotischen Käseherden in reichlicher Menge noch nachweisbar sein können. Das gilt besonders für die Lungen, wo man in reinen Miliartuberkeln jede Spur von elastischen Fasern vermissen kann (Fig. 6 Taf. 2), während man an Stellen einer käsigen Pneumonie, die vielleicht dicht daneben liegen, trotz völliger Nekrose die ganze Anordnung des Lungengerüstes an den erhaltenen elastischen Fasern noch erkennen kann (Fig. 7 Taf. 2).

Ich sehe gerade darin eine weitere Stütze für meine Annahme, dass es sich bei diesen beiden Vorgängen nicht nur um quantitativ, sondern um qualitativ verschiedene Dinge handelt.

Hiermit bin ich am Ende meiner Darstellung der morphologischen Veränderungen, welche durch TB. erzeugt werden, angelangt, denn auf jene sekundären Vorgänge, welche durch die Lokalisation der tuberkulösen Veränderungen allein bedingt werden, die Perforationen seröser Häute etc., die Secretstauungen bei Verengerung von Kanälen, collaterales Oedem, Emphysem und Collaps von Lungenabschnitten, Verwachsungen von Organen, Thrombenbildung bei Gefässtuberkulose, Infarctbildung bei primärem oder sekundärem tuberkulösem Gefässverschluss und Aehnliches kann ich nicht mehr weiter eingehen.

Es würde nun gewiss in den Rahmen meines Themas hineingehören, wenn ich den sog. Nosoparasitismus der TB. zu eingehender Erörterung brächte, allein ich habe Ihre Zeit und Geduld bereits schon zu lange in Anspruch genommen und will mich daher nur mit einigen wenigen Bemerkungen begnügen.

Es besteht wohl heute bei der grossen Mehrheit der Mediziner kein Zweifel mehr darüber, dass nicht jeder beliebige TB. bei jedem beliebigen Menschen an jeder beliebigen Körperstelle krankhafte Veränderungen hervorzurufen vermag, dass vielmehr die Empfänglichkeit, die angeborene oder erworbene Disposition, sowohl eine generelle wie eine lokale, eine gleichberechtigte Rolle spielt. Eine örtliche Disposition ist allerdings allein auch nicht massgebend für die Lokalisation tuberkulöser Veränderungen, denn die Zahl der am Orte vorhandenen Bacillen ist neben der Virulenz derselben sicherlich von der grössten Bedeutung und die meines Erachtens nicht zu bezweifelnde Thatsache, dass TB., ohne an der Eintrittstelle Veränderungen zu hinterlassen, in den menschlichen Körper hineingelangen und hier, vor allem in Lymphdrüsen, die ersten dauernden Veränderungen erzeugen können [1]), hängt nicht nur davon ab, dass sie hier etwa längeren Aufenthalt oder sonst günstige Bedingungen finden, sondern auch davon, dass sie sich entweder hier versammeln oder sich vermehren und somit in grösserer Zahl ihren Angriff auf den Körper machen können. Aber freilich, je günstiger die örtlichen Verhältnisse sind, um so sicherer werden die TB. Ver-

---

[1]) Baer, Prim. Local. d. Inhal. Tub. Diss. Erlangen 1896.

änderungen erzeugen können, und es ist wohl nicht zu bezweifeln, dass durch allerhand vorausgegangene krankhafte Veränderungen diese Gunst des Ortes bewirkt und erhöht werden kann, sei es, dass die Veränderungen gänzlich unabhängig von den TB. sind, sei es, dass auch sie mittelbar von ihnen abhängen: die bei akuter Miliartuberkulose vorhandene Toxinämie könnte wohl der ubiquitären Ansiedelung der TB. im Körper die Wege bereiten. Aber gerade auch die Befunde bei der metastatischen Tuberkulose scheinen mir doch laut dafür zu sprechen, dass für die Ansiedelung der TB. auch beim Menschen eine im engeren Sinne krankhafte Veränderung, eine νόσος nicht vorausgegangen zu sein braucht. Für Thiere kann erst recht kein Zweifel in dieser Beziehung bestehen, da wir ja ganz gesunde Meerschweinchen und Kaninchen mit reingezüchteten TB. ohne Weiteres tuberkulös machen können. Ich kann also weder einen Vortheil davon erwarten, noch einen zwingenden Grund dafür sehen, den TB. einen Nosoparasiten zu nennen, wenn nur festgehalten wird, dass zur Entstehung krankhafter Veränderungen ausser den TB. auch noch ein geeigneter Gewebsboden nothwendig ist[1]).

Es ist in jüngster Zeit durch Riffel[2]) der Versuch gemacht worden, auf dem Wege genealogischer Forschungen die ausschlaggebende Bedeutung der Anlage und die nebensächliche oder ganz fehlende Bedeutung der TB. nachzuweisen, und seine Arbeiten haben bereits enthusiastische Lobredner[3]) gefunden. Ich bestreite dieser Forschungsmethode die Berechtigung nicht und erkenne bereitwillig an, dass von ihr manche interessante Aufschlüsse zu gewärtigen sind, aber es haftet ihr vorläufig noch ein grosser, ein Grundfehler an, nämlich der Mangel der anatomischen Controle. Wer da aus eigener Anschauung weiss, wie unendlich oft bei der Autopsie tuberkulöse Veränderungen hier oder da gefunden werden, die dem behandelnden Arzte verborgen geblieben sind, der wird allen statistischen Angaben über Zustandekommen oder Nichtzustandekommen einer tuberkulösen Infection, welche nur auf

[1]) Hier möchte ich auf Wunsch des Herrn v. Hansemann feststellen, dass meine Nennung desselben in der cit. Abhandlung in den Göttinger Nachrichten als Vertreter uneingeschränkter nosoparasitischer Anschauungen auf einem Missverständniss beruht; er theilt im wesentlichen meine Anschauungen.

[2]) Weitere pathogenet. Studien etc. 1901 und frühere Arbeiten.

[3]) Nauss, Aerztl. Rundschau 1901, No. 25 u. 27.

ärztlichen Beobachtungen, nicht auf Leichenuntersuchungen gegründet sind, mit dem äussersten Misstrauen entgegentreten müssen.

Ueberblicken wir die geschilderten vom TB. abhängigen Veränderungen, die Tuberkel, die diffusen Granulationswucherungen, die exsudativen Veränderungen, die Verkäsung und sonstigen Nekrosen und Degenerationen, die Zerstörungen von Gewebe, und berücksichtigen wir, dass alle diese Veränderungen nebst den weiteren von ihnen abhängigen Folgezuständen in der verschiedensten Weise kombinirt sein können, dass je nach der Menge und Virulenz der Bacillen, je nach der wechselnden Disposition der Gewebe Modificationen, Besonderheiten im Verlauf und in der Art der Veränderungen auftreten, so steigen, selbst wenn wir von den Mischinfectionen ganz absehen, Bilder von schier verwirrender Mannigfaltigkeit vor uns auf — und doch können sie alle durch den einen parasitären Mikroorganismus, den TB., hervorgerufen werden. Das ist gewiss nicht Alles Tuberkulose in dem morphologischen Sinne des Wortes, aber es ist Alles Erzeugniss einer und derselben äusseren Krankheitsursache, d. h. also Theilerscheinung einer und derselben Krankheit, denn die Ursache ist es, welche das Einheitliche und das Wesentliche einer eigenartigen Krankheit, insbesondere einer specifischen Infectionskrankheit ausmacht. Diese Krankheit hat man in neuerer Zeit Tuberkulose genannt und sie wird diesen Namen behalten, soviel man auch dagegen einzuwenden haben mag. Wir müssen also von der Vorstellung absehen, dass es eine Krankheit Tuberkulose gäbe, welche durch die Tuberkel, die miliaren und submiliaren Knötchen morphologisch gekennzeichnet sei, und das wird nicht schwer fallen, wenn man, wie ich es thue, der Ansicht Virchows zustimmt, dass es bacilläre und nichtbacilläre Tuberkel giebt. Der Tuberkel ist eben kein ätiologisch einheitliches Gebilde, er ist zwar bei weitem am häufigsten bei der Tuberkelbacillen-Krankheit zu finden, kommt aber auch in syphilitischen[1]), in leprösen[2]) Neubildungen und noch anderwärts vor, ist also gar nicht geeignet, ein morphologisches Kennzeichen einer Krankheit eigener Art abzugeben. Nicht der Tuberkel ist das Massgebende für die Tuberkulose der Jetztzeit, sondern einzig und allein die eigenartige äussere Ursache der Krankheit, der Koch'sche Tuberkel-

---

1) Herxheimer, Arch. f. Derm. u. Syph. Band 77, S. 341.

2) s. Verhandl. der Lepra-Conferenz, Berlin.

bacillus. Alles was von krankhaften Veränderungen unter Mitwirkung der TB. entsteht, gehört zur Krankheit Tuberkulose hinzu, kann also auch als tuberkulös bezeichnet werden, wenn es sich auch wohl empfiehlt, für die Veränderungen im Ansiedelungsgebiet der Bacillen gegenüber den rein toxischen eine unterscheidende Bezeichnung zu gebrauchen.

Das ist eine Anschauung — dies scheint in Vergessenheit gerathen zu wollen, sei deshalb nachdrücklich betont —, an deren Entstehung und Begründung die Bakteriologie und der Entdecker der TB. völlig unbetheiligt sind; sie bestand schon vor der Entdeckung des TB. als Ausfluss der Errungenschaften der pathologischen Histologie und der experimentellen Pathologie. Kein Geringerer als Cohnheim[1]) war es, der die Tuberkulose als Infectionskrankheit mit spezifischer Ursache in dem jetzt geltenden Sinne hinstellte und scharf hervorhob, dass Alles das zur Tuberkulose gehört, was durch das Virus tuberkulosum erzeugt wird. Als Prüfstein für das Virus galt ihm aber das Experiment: zur Tuberkulose, so lauten seine eigenen Worte, gehört Alles, durch dessen Uebertragung auf geeignete Versuchsthiere Tuberkulose hervorgerufen wird. An der Grundlage der Cohnheim'schen Anschauungen über die Infectionskrankheit Tuberkulose hat die Bakteriologie nichts geändert, sie hat nur eine sichere Erwartung Cohnheims erfüllt, der schrieb: „wer aber von der parasitären Natur der infectiösen Virusarten überzeugt ist, der wird an der corpusculären Beschaffenheit auch des tuberkulösen Giftes nicht zweifeln und deshalb mit Sicherheit erwarten, dass in einer hoffentlich nicht fernen Zukunft im Innern der Tuberkelknötchen und der scrophulösen Produkte der Nachweis jener corpusculären Elemente gelingen wird.“ Dieser Nachweis ist Koch gelungen und so hat die Bakteriologie nur — freilich war es eine Grossthat! — an die Stelle des Virus tuberculosum den TB. gesetzt.

Den Tuberkelbacillus? Seien wir vorsichtig! Wenn es sich als richtig herausstellen sollte, was von verschiedenen Seiten (erst jüngst in eindrucksvoller Weise durch R. Koch) behauptet worden ist, dass die Bacillen der Rindstuberkulose, der Perlsucht, trotz grosser morphologischer und biologischer Uebereinstimmung, trotzdem bei Kaninchen und Meerschweinchen durch sie anscheinend

---

[1]) Die Tuberkulose vom Standpunkt der Infectionslehre, 1877.

die gleichen Veränderungen hervorgerufen werden wie durch menschliche TB., wenn es sich, sage ich, als richtig herausstellen sollte, dass sie verschieden sind von den gewöhnlichen menschlichen TB., so wäre es nicht unmöglich, dass auch beim Menschen verschiedene Species von TB. gefunden würden, dass vielleicht Vieles, was man seither durch die Annahme abgeschwächter Bacillen zu erklären versucht hat, auf die Verschiedenheit der zur Einwirkung gelangten Bacillenspecies zurückgeführt werden müsste. Denn ebenso wie durch menschliche TB. grössere Hausthiere, auch Kälber, schwer tuberkulös gemacht werden können — ich habe dafür Beweise —, ebenso kann eine Uebertragung der Rindertuberkulose auf den Menschen statthaben. Es müsste dann also auch die Krankheit Tuberkulose in Unterarten zerlegt werden und Aufgabe der Zukunft würde es sein, für jede Bacillenspecies festzustellen, welcherlei morphologische Veränderungen durch jede einzelne hervorgerufen werden könnten.

Erklärung der Abbildungen.

Fig. 1. Käsige Bronchopneumonie, secundäre Betheiligung der Arterie; Färbung der elastischen Fasern

A. Arterie mit Intimaverdickung an der Bronchusseite,

B. Bronchus mit käsiger Masse gefüllt und von Alveolen mit verkästem Inhalt umgeben; elastisches Gewebe zum grossen Theil erhalten.

Fig. 2. Acute Miliartuberkulose der Lunge, Rand eines Tuberkels.

T Tuberkel; links über ihm eine weniger, rechts eine stärker verschmälerte (spaltförmige) Alveolarhöhle von vergrössertem Epithel regelmässig ausgekleidet.

Fig. 3. Acute Miliartuberkulose der Lunge, Rand eines Tuberkels; elastische Fasern gefärbt.

T Tuberkel mit Riesenzellen, darüber drüsenartig gestaltete und angeordnete Epithelien einer Alveole; nach dem Tuberkel zu fehlen die elastischen Fasern.

Fig. 4. Lobäre (confluirende) käsige Pneumonie. Totale Verkäsung; das nicht wesentlich verdickte, ebenfalls völlig kernlose Lungengerüst ist deutlich sichtbar, da die verkästen Exsudatpfröpfe vielfach durch Spalten (wohl beim Härten entstanden) davon getrennt sind.

Fig. 5. Käsige Pneumonie; Alveolen vom Rande eines Herdes, Bacillenfärbung, Oelimmersion.

Man sieht eine ganze Alveole, deren Epithel zum grössten Theil in zusammenhängender Schicht noch vorhanden ist, die einzelnen Epithelzellen vergrössert. Lose im Lumen liegender Exsudatpfropf (das Fibrin nicht eingezeichnet) mit verschiedenartigen Zellen und zahlreichen Bacillen; noch keine Verkäsung. Auch in den anstossenden Alveolarabschnitten sieht man noch eine Anzahl Epithelzellen, davon eine mit Bacillen.

Fig. 6. Chronische Miliartuberkulose der Lunge, elastische Fasern gefärbt. Tuberkel frei von elastischen Fasern. Vergl. Fig. 7.

Fig. 7. Käsige Pneumonie, totale Verkäsung bei Erhaltung zahlreicher elastischer Fasern. Die Stelle lag unmittelbar neben der in Fig. 6 abgebildeten in demselben Schnitt.

Fig. 8. Junger intratubulärer Hodentuberkel. Das Kanalepithel im Zusammenhang von der Wand durch tuberkulöses Granulationsgewebe abgehoben. Die Schädigung des elastischen Gewebes noch verhältnissmässig gering. Links ein freier Kanaldurchschnitt.

Fig. 9. Käsige Pneumonie, elastische Fasern gefärbt. Unmittelbare Verkäsung des fibrinreichen Exsudates. Oben und links lose Exsudatpfröpfe, in der Mitte beginnende Verkäsung, unten fast vollendete.

Diskussion über die Vorträge der Herren v. Baumgarten und Orth.

Herr Liebreich: Es war nicht meine Absicht, in die Diskussion des anatomischen Vortrages des Herrn Orth einzugreifen, aber die Erwähnung des Nosoparasitismus hat es mir räthlich erscheinen lassen, auf diesen zurückzukommen, da augenscheinlich bei Herrn Orth eine Auffassung herrscht, welche nicht die meinige ist.

Es handelt sich bei dem Nosoparasitismus nicht um eine sichtbare anatomische Veränderung, sondern um eine Veränderung der Zellkraft, welche es dem Tuberkelbacillus erst möglich macht, bekannte pathologische Veränderungen hervorzurufen.

Man hat dieses, wie ich darüber ausführlich berichtet habe, als eine Disposition bezeichnet, aber von dem pharmakodynamischen Gesichtspunkte aus, kann man mit der Disposition wenig anfangen, da es ganz verschiedene Dispositionen giebt. Es ist ja jetzt zur Genüge bekannt geworden, dass bei Meerschweinchen die minimsten Quantitäten von Tuberkelbacillenkultur unfehlbar zu einer anatomischen Erkrankung führt. Beim Menschen ist dieses nicht der Fall und sie tritt erst dann ein, wenn die Kraft der Zelle gesunken ist.

Es liegt hier ein Zustand vor, welcher wie viele andere Vorgänge in der Zelle mikroskopisch nicht zum Ausdruck kommen kann, aber man muss den Begriff der Krankheit auch dahin ausdehnen, dass sie eintritt, wenn die Kraft der gesunkenen Zellaktion nicht mehr dem normalen Zustande entspricht. Diese scharfe Trennung ist für die pharmakodynamische Untersuchung nothwendig.

Wir können durch das Thierexperiment nur erfahren, wie weit Mittel auf die Vermehrung des Tuberkelbacillus Einfluss haben, aber auf die Erhöhung der gesunkenen Zellkraft werden wir für die Therapie Zelltonica bedürfen, die nur an Menschen zu prüfen sind und für meine, nach beiden Richtungen hin sich bewegende Untersuchungen, habe ich zur Trennung den Begrifi Nosoparasitismus aufgestellt.

Auch bei der Gummigutti-Erkrankung bei Thieren habe ich den Nosoparasitismus experimentell erwiesen. Wenn auch der pathologische Anatom diese scharfe Trennung nicht braucht, so ist für die therapeutischen Forschungen der Begriff des Nosoparasitismus erforderlich und nützlich.

Herr Baumgarten: Ich halte es für ein sehr wichtiges Ergebniss, dass Herr Orth und ich über ein so verwickeltes und vielumstrittenes Gebiet, wie es die Histologie und die Histogenese der Tuberkulose ist, zu im Wesentlichen so übereinstimmenden Resultaten gelangt sind. Demgegenüber treten die noch vorhandenen relativ unbedeutenden Differenzen ganz zurück. Wenn auch Herr Orth in Bezug auf das Verhältniss von käsiger Pneumonie und Tuberkel zu dem Resultat gelangt ist, dass morphologisch durchgreifende Differenzen zwischen beiden Producten vorhanden sind, während ich nur mehr quantitative und graduelle Differenzen zwischen denselben annehme, so will er doch nicht die alte Dualität der Phthise, die Trennung von „entzündlicher“ und „tuberkulöser“ Phthise, aufrechterhalten, sondern steht auch seinerseits vollinhaltlich auf dem Standpunkt der Unitätslehre, indem er nur eine Phthise, die tuberkulöse Phthise, die durch den spezifischen Tuberkelbacillus hervorgerufene Phthise anerkennt.

Herr Orth: Nach den Worten des Herrn Liebreich ist anzunehmen, dass er für den alten Begriff Disposition nur eine neue Nomenclatur einführen will. Das halte ich erstens für überflüssig; zweitens ist die gewählte Bezeichnung ungeeignet, weil man doch unter νόσος eine besondere, im engeren Sinne krankhafte Veränderung seither immer verstanden hat.

Herrn v. Baumgarten stimme ich zu, dass es hier nicht möglich ist, die Frage der käsigen Pneumonie in fünf Minuten zu erledigen; auch ich will nur bestätigen, dass wir in vielen Beziehungen übereinstimmen, insbesondere in der Auffassung der Lungenschwindsucht als einer möglichen ätiologischen Einheit. In morphologischer Beziehung herrscht wesentlich eine Verschiedenheit hinsichtlich der Auffassung der Befunde, worüber sich ja streiten lässt.

V.

Herr Aufrecht-Magdeburg:

Die Genese der Lungentuberkulose.

Meine Herren! Ich war im Jahre 1881 auf Grund meiner experimentellen Untersuchungen über Perlsucht und Miliartuberculose zu der Ansicht gelangt, dass die Uebertragung der Tuberculose durch bacilläre Gebilde vermittelt wird, aber ich konnte nach der endgiltigen Entdeckung des Tuberkelbacillus durch Koch der Annahme nicht beistimmen, dass die Lungentuberculose durch Inhalation des Tuberkelbacillus entsteht. Die klinische Beobachtung zwang mich, die Entstehung der Lungentuberculose durch Inhalation des Tuberkelbacillus zu negiren und die Möglichkeit auszuschliessen, dass diese Krankheit eine Folge der Einwirkung des Bacillus auf gesundes Lungengewebe ist[1]). Consequenterweise musste ich auf Grund der bisherigen, allgemein giltigen Annahme, dass die Lungentuberculose mit einer Erkrankung der Endausbreitung der Luftwege beginnt, zu dem Schlusse kommen, dass eine Erkrankung der Lungen der Ansiedelung des Tuberkelbacillus voraufgeht.

Nun aber hat mir die weitere histologische Erforschung der initialen Veränderungen in den Lungenspitzen bei der Tuberculose ergeben, dass die Anschauung, nach welcher die erste anatomische Veränderung in der Endausbreitung der Luftwege vor sich geht, eine irrthümliche ist. Ich habe auf Grund meiner mikroskopischen Untersuchungen den mit Hülfe meiner Untersuchungs-Methode

---

[1]) Vergl. Pathologische Mittheilungen, Heft 4, Magdeburg 1887 und: Zur Verhütung und Heilung der chronischen Lungentuberculose. Wien, Hölder 1898.

leicht controllirbaren Beweis erbracht[1]), dass die Veränderungen des Lungengewebes, welche den Anfang der Lungenschwindsucht darstellen, von kleinen Gefässen ausgehen, deren Wand durch Zellvermehrung eine ausserordentliche Verdickung erfährt und deren Lumen meist durch Thrombose verlegt wird, so dass der von diesen Arterien versorgte Abschnitt nach Art eines Infarctes seiner Ernährung beraubt ist. Auf diese Weise kommen ausserordentlich charakteristische Heerde von acinöser Form zu Stande, welche bei mikroskopischer Untersuchung sich aus einzelnen, gleichgrossen Beeren zusammengesetzt erweisen. Das zwischen den acinösen Heerden liegende Lungenparenchym ist anfangs vollkommen intact. — (Die feineren histologischen Veränderungen des ganzen Processes sind an der zuletzt angegebenen Stelle eingehend beschrieben worden.)

Mir erwuchs demnächst die Aufgabe, zu erforschen, von welcher Art die Beziehungen des absolut und in allen Fällen zugehörigen Tuberkelbacillus zur Entstehung der nunmehr als exquisite Gefässkrankheit aufzufassenden Lungentuberculose sind.

Zu diesem Zweck begab ich mich erst an die Untersuchung des auf experimentellem Wege bei Kaninchen gewonnenen Materials. Ausser den kleinen acinösen Heerden, welche in Form und Structur mit den menschlichen genau übereinstimmen, fand ich hier unerwarteter Weise die gleiche histologische Veränderung der kleineren Lungengefässe wie bei der menschlichen Lungentuberculose. In der Umgebung der einzelnen käsigen Heerde waren die Gefässwände beträchtlich verdickt, ja geradezu in ein mächtiges Lager von Granulationszellen umgewandelt.

Nun war auch die Folgerichtigkeit meines aus der Untersuchung der menschlichen Lugentuberculose gezogenen Schlusses, dass die Gefässwand-Erkrankung der Bildung der tuberculösen, in acinöser Form auftretenden Heerde voraufgeht, sichergestellt. Beim Kaninchen, welchem z. B. durch eine Ohrvene Tuberkelbacillen in den Lungenkreislauf eingeführt werden, muss zweifellos zuerst die Gefässwand betroffen sein.

Wenn aber die in den Kreislauf eingeführten Tuberkel-

[1]) Aufrecht, Die Ursache und der örtliche Beginn der Lungenschwindsucht. Wien, bei Hölder 1900.

bacillen eine Erkrankung der Gefässwand herbeiführten, so, dass dieselbe in ein mächtiges Lager von Granulationszellen umgewandelt war, dann mussten die Bacterien auch an ihrem ersten Angriffspunkte, d. h. in der Gefässwand, nachweisbar sein; ihre Wirksamkeit konnte sich nicht auf die Production käsigen Materials beschränken. Dies war auch in der That der Fall. In derartig veränderten Gefässen waren bei Anwendung der bekannten Doppelfärbungs-Methode reichliche Bacillen, sowohl bei der experimentellen, als auch bei der menschlichen Lungentuberculose, nachweisbar. Bei letzterer gelang der Nachweis am besten in Fällen, die bei ausschliesslicher Beschränkung auf die Lungen subacut verlaufen waren.

Wie aber kommen bei der menschlichen, ausschliesslich auf die Lungen beschränkten Tuberculose, die Tuberkelbacillen zur Gefässwand der Lungen? Eine Inhalation derselben durfte ich nach meinen anatomischen Feststellungen nunmehr noch sicherer ausschliessen als früher, wo ich mich nur auf meine klinischen Erfahrungen berufen konnte. Dass die Bacillen gesundes Lungengewebe bis zu den Gefässen durchwandern, ohne eine anatomische Veränderung in ersterem zu hinterlassen, wird wohl Niemand annehmen, zumal da bis heut fast alle Autoren dem Tuberkelbacillus die Fähigkeit vindiciren, die ersten örtlichen Veränderungen im Lungengewebe zu veranlassen.

Mein Leitstern zur Erhellung des Weges, auf welchem der Bacillus von Aussen bis zu den Lungengefässen vordringen kann, war die Thatsache, dass überaus häufig nur verkäste tuberkelbacillenhaltige Lymphdrüsen im menschlichen Körper vorkommen. Jahre, selbst Jahrzehnte lang können sie im Körper ruhen, ohne eine Tuberculose herbeizuführen; sie können sogar eine Tuberculose herbeigeführt haben, welche zur Heilung gekommen ist und nachher weiter als Gefahr für den Körper fortbestehen. Den eclatantesten Fall dieser Art habe ich jüngst zu beobachten Gelegenheit gehabt. Ein 19 jähriges Mädchen starb an einem Volvulus, als dessen Ursache zahlreiche circumscripte Verwachsungen der Därme untereinander und strangulirende Fadenbildungen sich ergaben. Im Mesenterium fand ich eine taubeneigrosse, vollkommen verkäste, bacillenhaltige Drüse; sonst im ganzen Körper keine tuberculöse Veränderung. Die Anamnese dieses Falles aber ergab, dass die Verstorbene im 4. Lebensjahre eine Unterleibsentzündung überstanden hatte, welche erst nach dem Ausfluss grosser Eitermengen durch den Nabel hindurch zur Heilung gekommen war. Allem Anschein nach hat es sich um eine tuberculöse Peritonitis gehandelt, und aus jener Zeit datirt ohne Zweifel die grosse verkäste Drüse.

Meine Beobachtungen über das häufige, auch von anderen Autoren festgestellte Vorkommen isolirter Drüsentuberculose, führte mich unter Zugrundelegung der zweifellosen Thatsache, dass die Lungentuberculose eine Gefässkrankheit ist, welche auf dem Eindringen von Bacillen in die Gefässe beruht, zu dem Schlusse; dass ein solches Eindringen von Bacillen, nur von den Bronchialdrüsen aus stattfinden kann. Warum sollte nicht von hier aus ein Transport von Bacillen in die Lungenarterien, oder einen ihrer Zweige vor sich gehen können?

Besonders bestrickend war für mich eine solche Annahme durch den Befund von localer, frischer Miliartuberkulose der Lunge bei Kindern, wo im Hilus gleichzeitig eine verkäste Drüse gerade mit dem von Tuberkeln durchsetzten Lungengewebs-Abschnitte eng zusammenhing.

Aber es handelt sich für mich jetzt nicht mehr um eine blosse Vermuthung; auf Grund meiner Deductionen veranlasste ich den Assistenz-Arzt Herrn Dr. Goerdeler, hierauf bezügliche Untersuchungen vorzunehmen. Schon die ersten waren von überraschendem Erfolge begleitet. Bisher sind von ihm mehrere Fälle von allgemeiner acuter Miliartuberkulose in der Weise untersucht worden, dass er nach Herausnahme der Lungen und des Herzens in toto, von den Herzhöhlen aus Lungenarterie und Lungenvene sowie deren Aeste aufschnitt, diejenigen Stellen, wo Drüsen an der Gefässwand fest adhärent waren, herausnahm und aus denselben, nach entsprechender Härtung und Einbettung in Paraffin, Mikrotom-Querschnitte durch Drüse und Gefässwand hindurch anlegte. Auf diese Weise ist es geglückt, zunächst den Nachweis zu führen, dass von den einzelnen käsige Heerde enthaltenden Drüsen aus Tuberkelbacillen die in ihrer histologischen Structur vollkommen unversehrte Wand des Gefässes bis zur Innenfläche hinein durchsetzten. In einem Präparat liegt sogar ein Bacillus in einer Gefässepithelzelle. (Ich werde dieses Präparat, sowie andere zugehörige, heut Nachmittag demonstriren.)

Es liegt auf der Hand, dass in demjenigen Falle, wo bei einer ausschliesslich die Lunge einnehmenden Tuberculose der Nachweis geführt werden kann, dass eine im Hilus liegende Drüse Tuberkelbacillen durch die intacte Wand eines arteriellen Gefässes hindurch bis in sein Lumen entsendet, eine lückenlose Erklärung für die durch Tuberkelbacillen herbeigeführte Erkrankung feinerer Gefässe im Lungengewebe mit nachfolgender Ausbildung acinöser Heerde gegeben ist, dagegen beim Eindringen der Bacillen in eine Lungenvene, von wo aus sie in das linke Herz geführt werden, eine allgemeine Miliartuberkulose entstehen muss. Einen eingehenden Bericht über seine Untersuchungen wird Herr Dr. Goerdeler nach der Sammlung weiterer Beobachtungen geben.

Also schon auf Grund der bisherigen positiven Befunde, darf ich mit Sicherheit den Drüsen in erster Reihe den mediastinalen, in zweiter Reihe den mesenterialen, die Vermittlerrolle für die Propagation des Tuberkelbacillus auf die verschiedenen Organe des menschlichen Körpers zuschreiben. Den Weg in das Parenchym der Organe finden sie ausschliesslich durch die Blutbahn; zu den serösen Häuten wahrscheinlich — denn hierfür kann ich noch keinen thatsächlichen Beweis erbringen — dadurch, dass sie von den Drüsen aus direkt in die serösen Höhlen hineingerathen.

Fast von selbst aber ergiebt sich, dass die Tuberkelbacillen, welche nach der Geburt doch nur von aussen in das Innere des Menschen hineingelangen, lediglich durch Aufnahme von den Schleimhäuten aus zu den Drüsen, in erster Reihe zu den mediastinalen befördert werden können. Hierfür spricht schon jetzt eine beträchtliche Zahl von Befunden.

Namhafte Autoren haben den Nachweis geführt, dass Tuberkel und Tuberkelbacillen in den Tonsillen vorkommen, namentlich in Fällen, wo die zuerst ausgesprochene Vermuthung, dass Kranke mit ihren eigenen expektorirten Sputis die Infektion ihrer Tonsillen herbeigeführt haben, keineswegs begründet war und zwar darum, weil die Lungen überhaupt nicht erkrankt waren. Ich selbst habe bei einem halbjährigen Kinde in den Tonsillen makroskopisch sichtbare Käseherde gefunden und mich überzeugt, dass längs der Kette der Halsdrüsen, bis zu den Lungenhilusdrüsen,

Verkäsungen bestanden. Eine allgemeine acute Miliartuberculose hatte den Tod herbeigeführt. Die Tuberculose der Tonsillen kann also nicht als eine secundäre von den Lungen aus angeregte, sondern nur als primärer Heerd des Tuberkelbacillus betrachtet werden.

Wahrscheinlich erfolgt die Aufnahme des Erregers der Tuberculose in die Tonsillen und sein Transport in die Drüsen schon in früher Kindheit, wo er lange Zeit zurückgehalten werden kann (Weigert), bis unter dem Einfluss einer Infektionskrankheit, oder in der Pubertätszeit eine Lockerung in den Drüsen und ein Transport durch Gefässe, an welche die Drüsen infolge entzündlicher Schwellung adhärent geworden sind, in die Blutbahn hinein stattfindet. Ohne die Adhärenz von tuberkelbacillenhaltigen Drüsen an der Gefässwand, ist das Eindringen von Bacillen in das Gefässlumen unmöglich.

Somit darf ich, Schritt für Schritt auf thatsächliche Beobachtungen mich stützend sagen, dass der einzige bisher sicher erwiesene Weg des Tuberkelbacillus von der Aussenwelt bis in die Lungen hinein, folgendermassen beschrieben werden kann.

1. Als eine zweifellose Eingangspforte für den Tuberkelbacillus müssen die Tonsillen angesehen werden.

2. Der Tuberkelbacillus wird von den Tonsillen durch die Halslymphdrüsen bis zu den Mediastinaldrüsen befördert.

3. Wenn bacillenhaltige Mediastinaldrüsen der Arteria pulmonalis oder einem ihrer grösseren Zweige adhäriren, gelangen die Bacillen durch die unversehrte Gefässwand in den Lungenkreislauf und finden in den Lungenspitzen die günstigsten Bedingungen für die Läsion der Wand feinerer Gefässe mit nachfolgender Heerdbildung.

Dass aber gerade die Lungen, infolge des Eindringens des Tuberkelbacillus in ihre Blutgefüsse, einen so grossen Prozentsatz schwerer und tödtlicher Erkrankungen aufzuweisen haben, beruht nicht allein auf dem Vorhandensein der tuberculösen Gefässheerde. Der verhältnissmässig häufige Befund von ausgeheilten Spitzen-Infiltrationen beweist zur Genüge, dass der Organismus sehr mächtige Hilfsquellen zur Unschädlichmachung des Tuberkelbacillus besitzt, selbst nachdem derselbe in die Lunge eingedrungen ist. Erwägen wir, dass häufig Peritonal-Tuberculosen ohne Spuren zu hinterlassen heilen, dann dürfen wir es sogar als möglich ansehen, dass auch in die Lungen Bacillen eindringen und Heerde erzeugen können, welche spurlos ausheilen.

Zu den selteneren Vorkommnissen gehört es, dass die Lungen von so zahlreichen Bacillen überschwemmt werden, dass sie von bacillären Gefässheerden in toto durchsetzt gefunden werden und diese an für sich den Tod herbeigeführt haben.

Dagegen liegt die grösste Gefahr für den Träger der kleinen, durch die bacilläre Gefässerkrankung entstandenen Lungenheerde in der zwischen diesen und rings um diese Heerde auftretenden Entzündung des Lungenparenchyms. Wahrscheinlich gilt das, was wir unter Disposition zur Lungenphthise verstehen, hauptsächlich von dieser Anlage zur entzündlichen Veränderung des Lungengewebes in der Umgebung der Heerde. Diese pneumonische Veränderung ist es, von welcher der Zerfall des Lungengewebes hauptsächlich abhängt, auf sie bezieht sich zweifellos alles, war wir unter Gelegenheits-Ursachen der Phthise verstehen. Wenigstens wäre es sonst unerklärlich, warum in dem einen Falle eine solche Gewebseinschmelzung stattfindet, in dem anderen eine chronisch-pneumonische fibröse Verdichtung sich herausbildet, welche einen ganzen Oberlappen einnimmt, im dritten trotz des Vorhandenseins kleiner tuberculöser Gefässheerde in der Lungenspitze während des ganzen Lebens kein Zeichen eines Lungenleidens besteht und diese inactiven Heerde erst bei der Section gefunden werden, während der Tod durch irgend eine andere Krankheit herbeigeführt ist.

Vor allem ist durch diese Unterscheidung der anfänglichen bacillären Gefässheerde von der consecutiven pneumonischen Erkrankung in ihrer Umgebung, ein korrektes Verständniss des Krankheitsverlaufes möglich.

Welcher Arzt sollte nicht schon in der Lage gewesen sein, ausgedehnte Verdichtungen trotz des Nachweises von Bacillen, schwinden gesehen zu haben? Diese Verdichtungen waren eben durch das pneumonische Exsudat bedingt, welches zur Resorption gekommen ist. —

Welcher Anatom sollte nicht schon ausgedehnte, chronische, fibröse Pneumonien um einen kleinen verkästen Heerd auf dem Sectionstische gefunden haben? Es war die pneumonische Verdichtung, welche zur chronischen Pneumonie geführt hat. Leider geht in vielen Fällen das pneumonische Infiltrat — welches sich zum kleineren Theil als eine Haemorrhagie, zum grösseren als eine Exsudation aus den Gefässen nach voraufgegangener Schwellung des Alveolenepithels darstellt — mitsammt dem Stützengewebe der Lunge zu Grunde, indem es infolge massenhafter Entwicklung von Bacillen verkäst und dann zur Erweichung kommt. Es ist ein Leichtes, sich bei der Untersuchung solcher pneumonischen Stellen zu überzeugen, dass die frischesten Stellen und die Alveolen, welche nur Blut enthalten, bakterienfrei, die älteren aber eine enorme Zahl von Bacillen zwischen den die Alveolen füllenden Zellen beherbergen.

Auf die Ursachen des pneumonischen Prozesses in der Umgebung der tuberculösen Gefässheerde näher einzugehen, halte ich an dieser Stelle nicht für erforderlich. Ich möchte nur bemerken, dass die Annahme einer Mischinfection sich erübrigt, wenn wir bedenken, dass ausgedehnte pneumonische Erkrankungen mit nachfolgendem käsigem Zerfall des Gewebes durch grosse Tuberkulin-Dosen herbeigeführt worden sind. Sie stützen die Vermuthung, dass die causa proxima der pneumonischen Erkrankung durch die Toxine des schon vorhandenen Tuberkelbacillus gegeben ist.

Zum Schlusse gestatten Sie mir, m. H. die wichtigsten Ergebnisse meiner Untersuchung nach zweierlei Beziehungen zu präcisiren: 1. in ätiologischer; da darf ich kurz sagen, dass die Furcht vor Ansteckung durch Einathmung des Tuberkelbacillus unnöthig ist. Denn die zur Lungenphthise führende Lungenspitzen-Infiltration entsteht nicht durch das Eindringen des Bacillus in die Schleimhaut der Luftwege, sondern nur durch Aufnahme desselben in die Schleimhaut des Verdauungstractus, in erster Reihe der Tonsillen bei Kindern. In pathologisch-anatomischer Beziehung darf ich es aussprechen, dass der Tuberkel und die käsige Pneumonie Virchow's als vollkommen verschiedene anatomische Prozesse ihr Bürgerrecht in der Wissenschaft behalten, wenn auch der eine soweit er bei der typischen Lungenphthise in Betracht kommt nicht mehr als ein knötchenförmiges Gebilde zelliger Natur aufzufassen ist, sondern als endständiger Gefässherd infolge der Einwirkung des Tuberkelbacillus auf die Gefässwand, und die andere, d. h. die Pneumonie erst zur Verkäsung kommt, wenn Bacillen aus den Gefässen in das Alveolen-Exsudat eingedrungen sind.

VI.

Herr v. Baumgarten-Tübingen:

Ueber experimentelle Lungenphthise.

Es ist bisher angenommen worden, dass es experimentell zwar gelänge, Miliartuberculose der Lungen, aber nicht Lungenphthise zu erzeugen. Einige Autoren haben aus diesem Grunde auch bezweifelt, dass die Lungenphthise durch den Tuberkelbacillus direct zu Stande gebracht werden könnte, es seien vielmehr zur Entstehung der Lungenphthise „dauerhaft etablirte Lungeninfiltrate entzündlichen Ursprungs“ nothwendig, die dem inhalirten Bacillus erst die Möglichkeit gewährten, Boden in der Lunge zu fassen und sein Zerstörungswerk zu beginnen. Wenn sich diese Annahme auch nicht durch pathologisch-anatomische Untersuchungsbefunde beweisen lässt, so ist sie doch auch schwer durch solche zu widerlegen, da der Beginn der menschlichen Lungenphthise nur selten anatomisch zur Wahrnehmung gelangt und die wenigen Fälle von Phthisis incipiens, welche der Zufall dem pathologischen Anatomen zuführt, bereits derartig mit älteren Entzündungsproducten verquickt zu sein pflegen, dass eine Entscheidung darüber, wie der ganze Process eigentlich angefangen, ob mit Entzündung oder mit Tuberkelbildung, an derartigen Objecten nicht zu gewinnen ist. Aber weniger um diese Ansicht über die Entstehung der Lungenschwindsucht, welche den specifischen Tuberkelbacillus zu der Rolle eines sog. „Nosoparasiten“ herabdrücken möchte, zu widerlegen, als vielmehr um über die specielle Pathogenese der Lungenphthise jene näheren Aufschlüsse zu erhalten, wie sie eben nur das Experiment zu geben vermag, habe ich mich bemüht, durch verschiedenerlei Abstufungen der Menge und Virulenz der Bacillen einen Impfstoff zu erhalten, mit dem es gelänge, Phthisis pulmonum bei Versuchsthieren hervorzubringen. Aber lange Zeit vergeblich. Kleine Höhlen innerhalb der käsig gewordenen Tuberkelconglomerate findet man zwar nicht allzu selten schon bei der gewöhnlichen Impftuberculose, um so häufiger, je länger die Thiere die Impfung überlebt haben. In den Versuchen von Troje und Tangl wurden sogar grössere käsige Zerfallshöhlen in den Lungen erzielt. Aber abgesehen davon, dass die Höhlen selbst in den letztgenannten Fällen immer noch relativ klein waren, fehlte ihnen doch auch der typische Sitz gerade in den Lungenspitzen und der ganze Charakter eines in den Spitzen einsetzenden und von da gradatim nach abwärts schreitenden Krankheitsprocesses. Endlich brachte mich der Zufall auf einen richtigen Weg. Gelegentlich von Experimenten über die Verbreitungswege der Urogenital-Tuberculose, bei welchen die Bacillen von der unverletzten Harnröhre und Harnblase aus in den Organismus übergeführt wurden, constatirte ich zum ersten Male bei den Versuchsthieren Lungencavernen mit typischem Sitz in den Lungenspitzen. Einmal auf dieses Vorkommniss aufmerksam gemacht, habe ich dann die Experimente weiter in der genannten Richtung verfolgt und bin darnach zu dem Resultate gelangt, dass man es in der Hand hat, auf die angegebene Weise einen der menschlichen tuberculösen Lungenphthise in allen wesentlichen Punkten entsprechenden Krankheitsprocess beim Versuchsthier zu erzeugen. Um positive Resultate zu erhalten, ist es nothwendig, vollvirulente Bacillen in nicht zu grosser Menge in der genannten Weise zu appliciren.

Ich erlaube mir, Ihnen hier als ein Beispiel aus der grösseren Zahl meiner einschlägigen Beobachtungen ein Präparat aus dieser Versuchsserie zu demonstriren, welches eine solche experimentelle tuberculöse Lungenphthise in typischer Ausbildung zeigt. Sie sehen rechts eine fast den ganzen Oberlappen einnehmende Caverne, welche mit einem continuirlichen käsigen Wandbelag austapezirt ist, der, wie ich gleich hinzufügen will, massenhafte Tuberkelbacillen in absoluter Reincultur enthält; diese mächtige Caverne ist also, wie überhaupt die Cavernenbildung in allen diesen Fällen, ganz allein durch die Tuberkelbacillen, ohne jede Mithilfe anderweitiger, accidenteller Mikroorganismen, zu Stande gebracht worden; nach abwärts von der Caverne finden sich grössere und kleinere tuberculöse Heerde, die feinsten und jüngsten in den basalen Theilen gelegen. In der anderen Lunge ist noch keine Caverne gebildet, wohl aber ein grösserer käsiger Spitzenheerd vorhanden, welcher, wenn das Versuchsthier länger gelebt hätte, dem Schicksal des cavernösen Zerfalls nicht entgangen wäre. Auch in dieser Lunge nehmen die weiter abwärts gelegenen Heerde mit der Entfernung von der Lungenspitze an Zahl und Grösse ab.

Fragen wir nun nach der Erklärung, weshalb es in diesen Fällen, entgegen den bisherigen Resultaten, gelungen ist, experimentelle Lungenphthise zu produciren, so möchte ich das Hauptgewicht darauf legen, dass bei der angegebenen Versuchsanordnung die Bacillen, die hier erst ein geschichtetes Pflasterepithelium zu durchdringen haben, ehe sie ins Bindegewebe und von da in die Lymphgefässe gelangen können, nur langsam und allmählig sich in den Lungen ablagern und dass nur wenige Bacillen auf einmal an bestimmten Stellen des Lungengewebes haften bleiben. Bei diesem allmählichen und vereinzelten Bacillenimport kann nun auch die Prädilection der Lungenspitzen für die tuberkulöse Infection zur Geltung kommen, die bei anderweitigen Infectionsverfahren, namentlich bei dem so beliebten Modus der intravenösen Bacilleninjection, wegen zu massenhafter und plötzlicher Ueberschwemmung des gesammten Lungengewebes mit Bacillen nicht zur Wahrnehmung gelangen kann. Achtet man nach subcutaner oder intraocularer Infection, welche ein bei weitem weniger stürmisches Eindringen der Bacillen in die Lungen herbeiführt, als der intravenöse Applicationsmodus, auf das topographische Verhalten der Lungenknötchen, so findet man da bereits in kaum zu verkennender Weise eine Bevorzugung der Lungenspitze für die Knötchenbildung. Die Knötchen treten in den frühen Stadien der metastatischen Miliartuberkulose der Lungen in den Spitzen derselben zahlreicher auf, erreichen grösseren Umfang und confluiren rascher, als in den weiter abwärts gelegenen Theilen. Auch bei menschlicher Miliartuberkulose ist, wie Ribbert[1]) zuerst hervorgehoben, die Bevorzugung der Lungenspitzen für die Knötchenbildung deutlich zu constatiren. In den späteren Stadien kann sich allerdings dieser Unterschied mehr oder weniger verwischen, weil jetzt auch die mittleren und unteren Lungentheile mit beinahe ebenso zahlreichen und weitgediehenen Knötchen durchsetzt sein können, wie die Spitzen.

Man hat die bei der menschlichen Phthise so evident hervortretende Prädilection der Lungenspitzen für die tuberkulöse Erkrankung darauf bezogen, dass die oberen Lungentheile bei dem Athmungsacte weniger gelüftet werden, als die unteren und mithin in der Athmungsluft suspendirte Bacterien besonders leicht in den Lungenspitzen zurückgehalten werden müssten. Die Prädilection der Lungenspitzen für die Tuberkulose wurde somit eine der Hauptstützen der „Inhalationstheorie“ der Tuberkulose. In unseren Ex-

---

[1]) Marburger Universitätsprogramm 1900.

perimenten sind nun die Tuberkelbacillen nicht durch Einathmung, sondern auf dem Blutwege in die Lungen gelangt und trotzdem hat sich die Prädisposition der Lungenspitzen für die Tuberkulose offenbart. Wir dürfen also jetzt nicht mehr diese besondere Neigung der Tuberkulose, sich in den Lungenspitzen zu localisiren, als ein Zeugniss dafür ansehen, dass die Lungentuberkulose vorwiegend durch Einathmung des specifischen Bacillus entstehe. Wenn es als erwiesen zu betrachten ist, dass die Lungenspitzen die am wenigsten gut ventilirten Theile der Lungen sind, so muss auch die Blutcirculation in ihnen am wenigsten den befördernden Einfluss durch die Inspiration erfahren, wonach es verständlich wird, dass in der Blutbahn kreisende Bacillen besonders leicht in den Gefässen der Lungenspitzen stecken bleiben.

Je länger man untersucht, je mehr man die verschiedenen Bilder, welche uns die menschliche Tuberkulose auf dem Sectionstisch darbietet, mit einander vergleicht, desto mehr gelangt man zu der Ueberzeugung, dass scharfe Grenzen zwischen den 3 Haupttypen der tuberkulösen Lungenerkrankung: der acuten Miliartuberkulose, der käsigen Pneumonie („Phthisis florida") und der chronischen ulcerösen Lungentuberkulose (der gewöhnlichen Lungenphthise) nicht existiren, dass diese 3 Typen vielmehr durch allerhand Zwischenformen unter einander verbunden sind. Weigert und Ponfick haben bereits als ein solches Zwischenglied die „chronische Miliartuberkulose" aufgestellt; von dieser chronischen Miliartuberkulose, die ein zweifellos hämatogener Process ist, führen nun aber so viele Uebergangsstufen in das Gebiet der gewöhnlichen ulcerösen Lungentuberkulose hinüber, dass es ausserordentlich nahe gelegt wird, eine gemeinsame, also hämatogene, Pathogenese für einen grösseren Theil dieser Fälle anzunehmen. Hierin kann man nur bestärkt werden, wenn man berücksichtigt, auf wie schwachen Füssen die ganze „Einathmungstheorie" der menschlichen Phthise steht, derart, dass auch nicht für einen einzigen Fall dieser Krankheit der sichere Nachweis geführt ist, dass er wirklich durch natürliche Einathmung des specifischen Bacillus zu Stande gebracht wurde. Selbstverständlich soll die Möglichkeit einer Entstehung der Lungenphthise durch inhalirte Bacillen nicht bestritten werden; aber die jetzt herrschende Annahme, dass die Lungenphthise thatsächlich am häufigsten, ja so gut wie ausschliesslich auf diesem

Wege entstehe, muss als unerwiesen und sehr zweifelhaft bezeichnet werden.

Neuerdings hat auch Aufrecht in seiner bekannten Schrift: „Die Ursache und der örtliche Beginn der Lungenschwindsucht" (Wien, 1900) die Ansicht vertreten, dass die Lungenphthise nicht durch Inhalation des specifischen Bacillus, sondern durch hämatogene bacilläre Infection der Lunge zu Stande komme. Wenn ich auch die Beweise, die Aufrecht zur Stütze dieser Ansicht anführt, nicht für ausreichend erachten und mit ihm in Betreff der, der Lungenphthise zu Grunde liegenden histologischen Vorgänge nicht übereinstimmen kann, so halte ich es doch für werthvoll, dass auch einmal von anderer Seite an der jetzt herrschenden „Inhalationstheorie" der Tuberkulose Kritik geübt und die mangelhafte Begründung dieser Theorie an der Hand von klinischen Erfahrungen und pathologisch-anatomischen Untersuchungen dargelegt worden ist.

Auch Ribbert[1]) hat sich vor Kurzem für eine hämatogene Entstehung der menschlichen Lungenphthise ausgesprochen. Allerdings hält er trotzdem an der Inhalationstheorie fest; aber er lässt den inhalirten Bacillus nicht direct in den Lungen, sondern nach deren unschädlicher Durchwanderung erst in den Bronchialdrüsen zur Entwicklung kommen; von hier aus geräth der Bacillus ins Blut und erst vom Blute aus siedelt er sich in den Lungen an. Wenn ich auch Ribbert in seiner Ansicht von der „aërogenen" Infection der Bronchialdrüsen nicht zu folgen vermag, die primäre Bronchialdrüsen-Tuberkulose vielmehr, aus oft angegebenen Gründen, auf hämatogene bacilläre Infection zurückführe, so ist es mir doch erfreulich, hinsichtlich des Punktes, dass nicht nur die Miliartuberkulose, sondern auch die tuberkulöse Phthise der Lungen durch hämatogene bacilläre Infection entstehen kann und dass dies wahrscheinlich der weit häufigere Entstehungsmodus der menschlichen Lungenphthise, gegenüber der directen aërogenen Infection, ist, meine Uebereinstimmung mit Ribbert constatiren zu können.

Diskussion.

Herr Heubner: Gestatten Sie mir betreffs der Tonsillen-Tuberkulose auf die Untersuchung von Friedmann hinzuweisen, der

[1]) l. c.

etwa 190 Tonsillenpaare von Kindern untersucht hat und dabei nur etwa 6 oder 7 Fälle, nach meiner Ansicht nur einen unanfechtbaren Fall von primärer Tonsillentuberkulose gefunden hat.

Ich vermisse bei Herrn Aufrecht den Beweis, dass bei einer Serienerkrankung von Drüsen die Infection von den Tonsillen ausgeht, und nicht von den Bronchialdrüsen nach den Tonsillen.

Endlich weise ich auf die Arbeit von Kirpp hin, der in einer grossen Reihe von Fällen sogenannter Bronchialdrüsentuberkulose immer einen primären Lungenheerd von sehr geringer Ausdehnung, oft mit der noch anschliessenden Lymphangitis, nachgewiesen hat.

Herr Klebs hält gegenüber den verschiedenen angenommenen primären Eintrittsstellen (Bronchien, Blutgefässe) an dem Beginn des Processes überwiegend im Darm fest und Verbreitung in erster Linie auf dem lymphatischen Wege. Von tuberkulösen (nicht bloss käsigen) Lymphdrüsen dürfte meistentheils ein directes Fortschreiten auf die Lungenspitze stattfinden.

Herr v. Recklinghausen: Ich kann es nicht als richtig anerkennen, was von Herrn Aufrecht behauptet wurde, dass nämlich nur der Einbruch der Tuberkelbacillen durch die Wand der Venen eine Verbreitung derselben in die ganze Blutbahn, zunächst auf der Bahn des rechten Herzen ermögliche, dermal doch auch die durch die Wand der Arterien durchbrechenden Tuberkelbacillen in ihr Blut gelangen und durch die Capillaren in die Venenbahn übergeführt werden müssen.

Herr Ziegler: Die Ausführungen der beiden Herren Vortragenden haben mich nicht davon überzeugt, dass die aërogene Lungentuberkulose auszuschliessen oder als selten anzusehen sei. Dass hämatogene Lungentuberkulose in der Form einer progressiven Localtuberkulose vorkommt, ist allbekannt und wird von Niemand bezweifelt. Beginnende bronchogene Tuberkulose hat man nicht selten zu sehen Gelegenheit. Sie fängt als bronchopneumonischer Prozess an, verbreitet sich dann zunächst auf dem Lymphwege und ergreift von da aus auch die Blutgefässe, da ja die Lymphgefässe grossentheils perivasculär liegen. Der schliessliche Einbruch in die Blutbahn ist allbekannt. Die Rolle, welche Aufrecht den Mandeln zuertheilen will, ist sicher falsch. Primäre Mandeltuberkulose ist sehr selten; sie erkrankt fast nur secundär bei Lungenphthise. Aërogene Lungentuberkulose lässt sich übrigens leicht experimentell erzeugen durch Inhalation oder intratracheale Injection. Sie beginnt mit entzündlichen Veränderungen in Alveolen und Bronchiolen, charakterisirt durch Epithelschwellung, Desquamation und Exsudatansammlung, namentlich polynucleärer Leukocyten. Wucherung tritt etwa vom zweiten Tage an ein. Die polynucleären Leukocyten nehmen später ab oder verschwinden. Die Wucherungen führen zur Bildung von Tuberkelknötchen.

Herr Ponfick: Die Schussfolgerungen, welche Herr Aufrecht aus der an sich gewiss nicht anzuzweifelnden Beobachtung ableitet, dass manche tuberkulösen Herde in den Lungen in nahem Zusammenhange stehen mit Bacillen-Colonieen in den Blutgefässen, scheinen mir in der von ihm behaupteten Verallgemeinerung zu weit zu gehen. Folgerichtig würde hiermit die Quelle des Uebels von der Lunge weg in irgendwelche anderen, entfernteren Organe verlegt werden, von welchen aus das Virus erst secundär in die Lungen gelangte. Wenn ich nun den Herrn Vortragenden richtig verstanden habe, so ist er der Meinung, diesen Mittelpunkt der ursprünglichen Invasion in den Mandeln aufgedeckt zu haben. Nach meinen Erfahrungen freilich würde ich mich nur für einzelne Fälle und bloss unter bestimmten Voraussetzungen entschliessen können, als primär ergriffenes Organ so überwiegend gerade die Tonsillen gelten zu lassen. Allein selbst wenn man die, wie ich glaube, stark übertriebene Häufigkeit einräumen wollte, in der die Bacillen mit dem Gewebe der Mandeln, ich will nicht sagen in Berührung kommen, aber sich wirksam darin einnisten, so würde trotzdem diese Localisation wegen der Länge der zu durchmessenden Lymphgefäss-Strecken, der ansehnlichen Kette der zwischen Tonsillen und Lungen eingeschobenen Lymphdrüsen keineswegs ausreichen, den gewaltigen Bruchtheil pulmonaler Erkrankungen begreiflich zu machen.

Die Thatsächlichkeit einer direkten Zufuhr der Keime in das luftführende Canalsystem lässt sich indess noch weit positiver darthun und zwar auf zwei Wegen so unzweideutig, dass sich neben ihnen ihr Umweg über die Mandeln als nebensächlich ausnimmt. Einmal spricht in solchem Sinne das Experiment, der Infectionsversuch. Die Schnelligkeit, mit der sich beim Versuchsthiere an das Eindringen sowohl von zerstäubtem Sputum, wie von zerstäubten Bacillenculturen bronchopneumonische Processe anschliessen, weist unverkennbar auf eine direkte Wechselwirkung hin. Sodann aber auch beim Menschen zu gewinnende Thatsachen histologischer Art. Gelingt hier doch gar nicht so selten der Nachweis, dass die spezifischen Wucherungsvorgänge, sei es schon innerhalb der Schleimhaut der Bronchien, sei es in deren tieferen und adventitiellen Schichten beginnen, um erst späterhin auf die benachbarten Venen oder das anstossende Gewebe zwischen den Alveolen fortzuschreiten.

Was die ebenfalls gestreiften Beziehungen anlangt zwischen pulmonaler und intestinaler Tuberkulose, so führen mich meine Erfahrungen darauf hin, den Lungen wenngleich nicht eine ausschliessliche Rolle, so doch eine massgebende zuzuerkennen. Der ungleich grössere Theil der tuberkulösen Veränderungen im Darme ist also nicht primärer Natur, muss vielmehr von infectionskräftigen Zerfallsherden innerhalb der Athemwege, vor allem der Lungen selber, abgeleitet werden.

Herr Schmorl: Ich habe die Untersuchungen von Birsch-Hirschfeld über beginnende Lungentuberkulose, welche merkwürdigerweise von keinem der Hern Vorredner erwähnt worden sind, fortgesetzt und sie in vollem Umfang bestätigen können. Unter einem genau untersuchten Sektionsmaterial von 3500 Fällen fanden sich 34 für den Beginn der Lungentuberkulose verwerthbare Fälle. In 3 Beobachtungen war der Beginn in den Endverzweigungen der Bronchien zu suchen und trat unter dem Bild einer käsigen Pneumonie hervor. Veränderungen an den Gefässen, wie sie von Herrn Aufrecht beschrieben wurden, waren dabei nicht nachweisbar, auch fanden sich keine Tuberkelbacillen in den Gefässen. Bei einem anderen Fall war die Tuberkulose pleurogenen Ursprungs; von einem subpleuralen Lymphknötchen aus, war eine Dissemination von Miliartuberkeln auf die umgebende Pleura und in das angrenzende Lungengewebe erfolgt.

Bei 30 Fällen dagegen liess sich ein bronchogener Ursprung nachweisen. 20 Fälle entsprachen völlig dem Bild, wie es Birsch-Hirschfeld gekennzeichnet hat, erbsen- bis kirschgrosse käsige Herde; welche im Verlauf eines Bronchus 3. oder 4. Ordnung lagen. Freilich waren hier diese Herde zu gross, um mit Sicherheit die erste Einwirkung des Tuberkelbacillus auf die Bronchialwand festzustellen, denn die Herde liegen zum Theil peribronchial und es ist der Einwand möglich, den in einem Privatgespräch Herr Ziegler machte, dass die Tuberkulose vom Bindegewebe aus auf die Bronchialwand fortgeschritten sei, und nicht umgekehrt. Dieser

Einwand ist aber in 10 Fällen meiner Beobachtungsweise nicht möglich, bei denen sich in Bronchialästen 6. und 7. Ordnung kleinste käsige Herde in der Bronchialwand nachweisen liessen, welche theils ringförmig, theils nur fleckweise auftraten und auch bei der mikroskopischen Untersuchung auf die Bronchialwand beschränkt waren. Da im Verbreitungsbezirk der befallenen Bronchien keine älteren tuberkulösen Herde vorhanden waren, da sich ferner in mehreren Fällen überhaupt keine Tuberkulose hier nachweisen liess, so dürfte jene Verkäsung der Bronchialwand als die primäre Ansiedelung des Tuberkelbacillus anzusehen sein. Es spricht diese Thatsache meiner Ansicht nach ganz ausserordentlich dafür, dass die Tuberkelbacillen durch Aspiration in die Bronchien gekommen sind, zumal Anhaltspunkte dafür, dass sie auf embolischem Wege in die verkäste Bronchialwand gelangt seien, nicht nachzuweisen waren.

Die erste Ansiedlung der Tuberkelbacillen scheint sich in den in der Bronchialwand gelegenen Lymphknötchen zu vollziehen; ich möchte dies wenigstens aus einem Fall meiner Beobachtungsreihe schliessen; hier ragte in das Lumen eines Bronchus 5. Ordnung ein pfefferkorngrosser rundlicher Knoten von schwarzer Farbe hinein, welcher das Bronchialrohr fast völlig verlegte. Bei der mikroskopischen Untersuchung zeigte sich, dass es sich um einen charakteristischen, stark vergrösserten Lymphknoten handelte, welcher subepithelial lag und in seinem Centrum einige typische in Verkäsung begriffene bacillenhaltige Riesenzellentuberkel enthielt. Da sich weder im Verbreitungsbezirk dieses Bronchus noch sonst in der Lunge Tuberkel fanden, so dürfte hier wohl der erste Beginn einer bronchogenen Lungentuberkulose vorliegen. Die primär tuberkulös erkrankten Bronchien lagen sämmtlich in der Spitze und zwar gehörten sie fast sämmtlich dem Verzweigungsgebiet des hinteren Spitzenbronchus (Birsch-Hirschfeld) an.

Für die von Aufrecht, besonders aber neuerdings von Ribbert vertretene Ansicht, dass die Lungenspitzen eine Prädilektionsstelle für die embolische Ansiedelung von Tuberkelbacillen seien, haben von mir speciell in dieser Richtung angestellte Untersuchungen keine Anhaltspunkte ergeben. In Fällen, wo die Tuberkulose sich primär ausserhalb der Lunge entwickelt hatte (z. B. in Gelenken, Lymphdrüsen, serösen Häuten) und wo die Lungen nachweislich erst auf embolischem Wege von Tuberkulose befallen waren, liegen die embolisch-tuberkulösen Herde keineswegs in der Spitze. Im Gegentheil, sie bevorzugten, wie dies auch von andern embolischen Processen her bekannt ist, die untern Theile der Oberlappen und die Unterlappen; fanden sich Spitzenherde, was nur in einem kleinen Prozentsatze der Fall war, so liess sich in keinem einzigen Falle mit Sicherheit entscheiden, ob sie nur auf embolischem Wege entstanden waren. Uebrigens hat bereits Birsch-Hirschfeld in seiner Arbeit, die Ribbert völlig entgangen zu sein scheint, darauf aufmerksam gemacht, dass eine besondere Prädilektion der Lungenspitzen für embolische Processe keineswegs durch sichere Beobachtungen erwiesen sei.

Herr Aufrecht erwidert, dass erst nach weiteren Untersuchungen bezüglich der von Drüsen ausgehender hämatogenen Entstehung das primäre Erkranken der Drüsen sich feststellen lassen dürfte, ebenso wie das primäre Erkranken der Tonsillen. Bezüglich der primären Veränderung der kleineren Gefässe in der Lunge und der daraus hervorgehenden Gefässheerde erläutert er zur Vermeidung von Missverständnissen, dass es sich nicht etwa um eine primäre embolische Erkrankung handelt, sondern erst nach der Wucherung der Gefässelemente der Wand in einzelnen Fällen aber nicht in allen eine Thrombose sich einstellt, dass aber ausnahmslos der peripherische Abschnitt des erkrankten Gefässes untergeht, indem von der erkrankten Gefässwand aus sich massenhaft Bacillen darin ansiedeln.

Herr v. Baumgarten (Schlusswort): Ich habe nicht die Möglichkeit einer Entstehung der Lungenphthise durch Inhalation des specifischen Bacillus bestritten, sondern nur die Einseitigkeit der Inhalationstheorie bekämpft, welche jeden Fall von Lungenphthise auf Inhalation beziehen will. Hierfür fehlt es durchaus an den nöthigen Beweisen und sind auch von den heutigen Herrn Rednern keine solchen erbracht worden. Es ist unbestreitbar, dass auch die sog. „bronchogene“ Tuberkulose hämatogen bedingt sein kann, da ja die Bronchialschleimhaut Blutgefässe besitzt und mithin auch vom Blute aus inficirt werden kann. Zwischen experimenteller und natürlicher Inhalation von TB. besteht eine weite Kluft. Meine Experimente zeigen, dass es gelingt, auf hämatogenem Wege ulceröse Lungentuberkulosen, welche in jeder wesentlichen Hinsicht der menschlichen Lungenphthise gleichen, methodisch zu erzeugen. Das ist das Novum meiner Beobachtungen, welche als solche die Ausschliesslichkeit der aërogenen Entstehung der genannten Krankheit widerlegen.

VII.

Herr Weichelbaum-Wien:

Was ist als Dysenterie zu bezeichnen?[1])

Diese Frage ist gewiss keine müssige, da über die Grenzen des Begriffes „Dysenterie" gegenwärtig noch manche Unklarheiten und Meinungsverschiedenheiten bestehen.

Bekanntlich war die Bezeichnung „Dysenterie" ursprünglich eine rein klinische. Erst auf Grund der pathologisch-anatomischen Untersuchungen bei Dysenterie und der hieraus entstandenen Ansicht, dass jede Ruhr ein diphtheritischer Darmprocess sei, war man geneigt, an Stelle des klinischen Begriffes die anatomische Bezeichnung „Diphtherie des Darmes" zu setzen, was aber wieder zur Folge hatte, dass viele Autoren nun alle jene Krankheitsprocesse, welche anatomisch eine diphtheritische Entzündung des Darms darstellten, ohne Rücksicht auf ihre klinischen oder ätiologischen Eigenschaften untereinander und mit der Dysenterie identificirten, also den Begriff der Dysenterie weit über seine ursprünglichen Grenzen hinausrückten.

Gegen dieses Bestreben ist aber wiederholt Einsprache erhoben worden, und namentlich war es Virchow, welcher schon im Jahre 1871 darauf hinwies, „dass jede anatomische Bezeichnung, welche wir für die bisherige (d. i. für die Bezeichnung Dysenterie) einsetzen wollten, eine einseitige und daher wenigstens zur Hälfte falsche sein würde".

Diese Worte sind heute, nachdem wir im Allgemeinen in die Aetiologie der verschiedenen Infectionskrankheiten eine genauere Einsicht gewonnen haben, noch viel mehr berechtigt; haben wir ja auf Grund unserer erweiterten ätiologischen Kenntnisse bereits bei mehreren Infectionskrankheiten die Ueberzeugung gewonnen, dass das pathologisch-anatomische Bild zur Charakterisirung und Classi-

---

[1]) In Folge der Aufforderung des Vorstandes, ein zusammenfassendes Referat „Ueber die moderne Entwicklung der Dysenterie-Lehre" zu erstatten, hatte es Herr Weichselbaum freundlichst übernommen, der Versammlung die Ergebnisse seiner eigenen, wie fremder Forschungen vorzutragen. Ponfick.

ficirung der Krankheiten nicht immer ausreicht, ja bei einseitiger Berücksichtigung desselben sogar auf Irrwege führen kann. Wir werden es daher unterlassen, uns bei der Abgrenzung des Krankheitsbegriffes „Dysenterie“ ausschliesslich vom anatomischen Standpunkte leiten lassen. Sollen wir nun hierbei den klinischen oder den ätiologischen Standpunkt als ausschlaggebend betrachten?

Dass ersterer nicht ausreichen würde, bedarf wohl keiner weiteren Begründung, und was das ätiologische Princip betrifft, so können wir dasselbe, obwohl es sich bereits bei anderen Infectionskrankheiten als sehr geeignet erwiesen hat, bei der Dysenterie auch nicht ausschliesslich benützen, weil wir über die Natur des Erregers dieser Krankheit noch sehr im Unklaren sind. Es bleibt daher nach meiner Meinung nichts Anderes übrig, als dass wir bei der Charakterisirung und Abgrenzung der Dysenterie vorläufig alle drei Gesichtspunkte verwerthen und den Grundsatz aufstellen, nur jene Krankheitsprocesse als Dysenterie gelten zu lassen, welche folgende Merkmale aufweisen:

1. in klinischer Beziehung das Auftreten sehr zahlreicher, aber in spärlicher Menge und unter heftigem Tenesmus erfolgender, meist blutiger, aus Schleim, Eiter, Pseudomembranen oder Gewebsfetzen bestehender Entleerungen;

2. in anatomischer Beziehung das Vorhandensein einer meist hämorrhagischen, katarrhalischen oder croupös-diphtheritischen, bezw. nekrotisirenden und ulcerirenden Entzündung, welche vorwiegend den Dickdarm befällt;

3. in ätiologischer Beziehung die Uebertragbarkeit der Krankheit auf andere Personen, bezw. die Fähigkeit derselben, epidemisch oder endemisch aufzutreten.

Wenn wir nun an die Untersuchung gehen, welche von jenen Processen, die bisher mehr oder minder allgemein als Dysenterie bezeichnet wurden, den eben gestellten Forderungen genügen, so tritt uns hierbei leider die Thatsache sehr hindernd in den Weg, dass wir über die Aetiologie dieser Processe noch recht ungenügend unterrichtet sind, ja dass selbst die anatomischen Verhältnisse noch nicht vollständig klargestellt sind. Es ist daher begreiflich — das möchte ich schon im Vornhinein betonen —, dass das Resultat dieser Untersuchung kein unanfechtbares sein kann, und dass somit die eingangs gestellte Frage: was ist als Dysenterie zu bezeichnen? nicht in decidirter Weise beantwortet werden kann.

Immerhin wird uns aber hierdurch die Gelegenheit gegeben, den gegenwärtigen Stand der Frage zu beleuchten und unsere Meinungen hierüber auszutauschen.

Bekanntlich unterscheidet man noch jetzt 3 Hauptkategorien der Dysenterie, nämlich:

eine epidemische, eine endemische und eine sporadische Dysenterie.

Unter ersterer versteht man jene Form oder Formen von Dysenterie, welche eine unverkennbare Neigung zum epidemischen Auftreten haben. Sie zeigen überdies gewöhnlich einen mehr minder acuten Verlauf, wenn sie gelegentlich auch chronisch werden können, und kommen sowohl in unseren, als auch in den heissen Gegenden vor und zwar überall zu einer bestimmten Jahreszeit (bei uns im Spätsommer und Herbst).

Diese Form von Dysenterie scheint thatsächlich alle jene Merkmale aufzuweisen, welche wir früher als charakteristisch für Dysenterie bezeichnet haben; allerdings sind wir über die in den heissen Ländern vorkommende epidemische Dysenterie noch nicht mit der erforderlichen Genauigkeit unterrichtet, aber die bisher vorliegenden Angaben rechtfertigen den zuvor ausgesprochenen Satz, und wir können daher jene Krankheitsprocesse, welche bisher als epidemische Dysenterie bezeichnet worden waren, auch weiterhin unter dem Begriffe Dysenterie subsumiren.

Bei dieser Gelegenheit müssen wir aber noch die Frage der Zugehörigkeit der sog. Colitis contagiosa und der Cochinchina-Diarrhöe erörtern.

Die Bezeichnung Colitis contagiosa rührt von Escherich her, welcher auf seiner Kinderklinik eine kleine Epidemie beobachtet hatte, die nach seiner und Pfaundler's Versicherung in ihrem klinischen und anatomischen Bilde mit jenem der Dysenterie bei Erwachsenen übereinstimmte. Auch die schon früher von Rossi Doria und von Finkelstein beschriebene, ebenfalls bei Kindern epidemisch aufgetretene Enteritis dürfte nach der Ansicht Escherich's mit der Colitis cont. identisch sein.

Als Erreger derselben bezeichnete er eine besondere Coli-Art, welche sich von den übrigen bei dieser Krankheit vorkommenden Colistämmen dadurch unterschied, dass sie allein dnrch das von den betreffenden Kranken stammende Blutserum agglutinirt wurde. Escherich glaubt, dass die von ihm beschriebene Enteritis auch ätiologisch identisch sei mit der von Celli in Aegypten und Italien und von Shiga in Japan beobachteten epidemischen Dysenterie.

Der gleichen Ansicht huldigt auch Valagussa, insofern als er bei einer von ihm beobachteten Epidemie von Colitis contagiosa als Erreger eine Coliart gefunden haben will, welche er mit dem von Celli bei Dysenterie gezüchteten Bact. coli dysentericum identificirt.

Rossi Doria bezeichnete aber schlechtweg das B. coli als Ursache der von ihm bei Kindern beobachteten epidemischen Enteritis, während Finkelstein wieder eine besondere Coliart als Erreger hinstellt, die sich von dem gewöhnlichen B. coli in einigen Punkten unterscheiden soll.

Bezüglich der Zugehörigkeit der eben erwähnten Form von Enteritis scheinen Escherich, Pfaundler und vielleicht auch Finkelstein der Ansicht zu sein, dass sie zur epidemischen Dysenterie zu rechnen sei, während Kruse die entgegengesetzte Ansicht vertritt, und zwar offenbar auf Grund der Thatsache, dass er, wie wir später hören werden, bei einer Ruhrepidemie in Laar einen Bacillus nachweisen konnte, welchen er vom B. coli getrennt wissen will.

Eine bestimmte Entscheidung dieser Frage wäre nun ohne weiteres möglich, wenn die Aetiologie sowohl der Colitis cont. als der epidemischen Dysenterie vollständig klargestellt wäre; aber ich bin der Meinung, dass weder das Eine noch das Andere der Fall ist, weshalb wir uns bei Entscheidung der Frage an den früher von mir aufgestellten Grundsatz halten und uns fragen müssen, ob der Colitis contagiosa die von mir als charakteristisch für Dysenterie angeführten klinischen, anatomischen und ätiologischen Merkmale zukommen oder nicht. Da nun Ersteres der Fall ist, so möchte ich, wenigstens so lange wir über den Erreger der Dysenterie nicht mehr unterrichtet sind als jetzt, die Colitis contagiosa der epidemischen Dysenterie zuzählen.

Was die sogen. Cochinchina-Diarrhoe betrifft, so sind die bisher vorliegenden Daten viel zu mangelhaft, als dass wir gegenwärtig schon über ihre Zugehörigkeit eine Entscheidung treffen könnten. Nach Kartulis sollen die anatomischen Veränderungen jenen bei der endemischen oder Amöben-Dysenterie ähnlich sein, während die klinischen Erscheinungen wieder von jenen der endemischen Dysenterie abweichen. Auch bezüglich der Natur des

Erregers liegen ganz widersprechende Angaben vor, indem einmal Amöben, ein andermal verschiedene Bakterien oder gar Anguillula stercoralis gefunden worden sein sollen. Wenn wir daher auch keinen Zweifel hegen, dass die Cochinchina-Diarrhoe zur Dysenterie gehört, so müssen wir es doch unentschieden lassen, ob erstens die sog. Cochinchina-Diarrhoe nicht etwa mehrere Formen von Dysenterie umfasst und zweitens, ob diese der epidemischen oder endemischen Kategorie angehören.

Bezüglich der epidemischen Dysenterie haben wir noch folgende Fragen zu entscheiden: 1. Stellt sie einen ätiologisch einheitlichen Prozess dar? 2. Wenn dies nicht der Fall ist, wodurch lassen sich dann die einzelnen Formen der epidemischen Dysenterie von einander unterscheiden?

Die erste Frage ist schon wiederholt dahin beantwortet worden, dass die epidemische Dysenterie, wenigstens in ätiologischer Beziehung, verschiedene Formen umfassen dürfte. Auch a priori klingt eine solche Behauptung nicht geradezu unwahrscheinlich, weil die unter den verschiedensten Klimaten auftretenden Dysenterie-Epidemien unter einander gar keinen Zusammenhang haben, also nicht etwa durch Verschleppung eines bestimmten Virus von einem Orte zum anderen zu entstehen brauchen.

Allein einen überzeugenden Beweis für diese Behauptung können wir den bisherigen ätiologischen Untersuchungen über die epidemische Dysenterie nicht entnehmen, da dieselben noch viel zu unvollkommen sind.

Bezüglich der in unseren Gegenden vorkommenden epidemischen Dysenterie ist zu bemerken, dass an ihrer parasitären Natur von neueren Untersuchern nicht nur nicht gezweifelt wird, sondern dass von ihnen allen Bakterien, also nicht etwa Amöben, als Erreger angesehen werden[1]). Weiter geht freilich die Uebereinstimmung der Untersucher nicht mehr, indem die Einen Bacillen, die Anderen Kokken als Ursache bezeichnen und zwar entweder nur eine einzige Species oder aber eine Vereinigung von zwei oder selbst mehreren Arten.

Am häufigsten wurden wohl Bacillen gefunden, und es muss

---

[1]) Von der ganz vereinzelt stehenden Behauptung Pottein's, dass mit Wahrscheinlichkeit ein Streptothrix die Ursache der Dysenterie wäre, kann ich wohl absehen.

in dieser Beziehung hervorgehoben werden, dass schon Ziegler zu einer Zeit, in welcher den bakteriologischen Untersuchungen noch ziemlich unvollkommene Hilfsmittel zu Gebote standen, auf Grund seiner Befunde den Ausspruch machte, dass unter den in Deutschland auftretenden Epidemien Formen vorkommen, bei denen höchst wahrscheinlich ein kleiner Bacillus eine pathogene Rolle spiele.

Was nun die Art der bei epidemischer Dysenterie bisher gefundenen Bacillen betrifft, so handelt es sich nach den neueren Untersuchungen, wenigstens nach jenen, welche mit allen dermalen zu Gebote stehenden Hilfsmitteln ausgeführt wurden, zumeist um einen Angehörigen oder Verwandten der Coligruppe.

So behaupten Celli und Fiocca, dass bei den von ihnen in Egypten und Italien beobachteten Dysenterie-Epidemien ein mit dem Bacterium coli commune zwar nicht ganz identischer, aber doch sehr nahe stehender Bacillus, das Bacterium coli dysenterium, der Erreger war, während Kruse bei seinen Untersuchungen über die Ruhr-Epidemie in Laar, wie er voriges Jahr auf der Naturforscher-Versammlung in Aachen mittheilte und später durch weitere Untersuchungen noch bestätigen konnte, ein dem Typhusbacillus nahe stehendes Bakterium auffand, eine Bakterienart, welche auch Spronck bei zwei Epidemien in Holland nachweisen konnte.

Escherich konnte wieder bei der zur epidemischen Dysenterie gehörenden Colitis contagiosa, wie wir schon zuvor vernommen haben, eine Coli-Art nachweisen, ebenso Finkelstein und Valagussa, während Rossi Doria das Bacterium coli commune selbst als die Ursache bezeichnete.

Auch Kruse fand später bei einer Ruhr-Epidemie, die im Irrenhause in Bonn im Sommer 1900 unter den Paralytikern (und weiterhin unter dem Wartpersonal) aufgetreten war, Bacillen, welche zwar morphologisch und culturell mit dem früher vom ihm gezüchteten Ruhrbacillus übereinstimmten, aber sich doch unterschieden, indem sie durch das von den Ruhrkranken aus einer früheren Epidemie gewonnene Blutserum nicht agglutinirt wurden. Er konnte sogar mehrere Typen von diesen Bacillen unterscheiden, meint aber schliesslich, dass sie den aus den früheren Epidemien gezüchteten Ruhrbacillen, welche er als die echten bezeichnet, nahe verwandt seien; die in der Bonner Irrenanstalt im Jahre 1900 aufgetretene Ruhrform nannte er Pseudo-Dysenterie der Irrenhäuser, welche sich aber nach ihm von der echten Dysenterie anatomisch gar nicht unterscheidet und nur in klinischer Beziehung weniger typische Symptome aufweist.

Ueber die in den wärmeren Gegenden vorkommende epidemische Dysenterie liegen bisher nur sehr spärliche ätiologische Untersuchungen vor. Aus der neuesten Zeit ist die Mittheilung von Shiga und jene von Flexner zu erwähnen. Die erstere bezieht sich auf die in Japan fast jedes Jahr epidemisch auftretende Dysenterie, bei welcher er einen Bacillus fand, welcher zur Typhus-Coli-Bacillengruppe gehört, aber dem Typhusbacillus näher zu stehen scheint als den Coli-Arten und bloss durch das von Dysenterie-Kranken stammende Blutserum agglutinirt wurde. Obwohl er diesen Bacillus für den Erreger der japanischen Dysenterie hält, glaubt er doch, dass bei der tropischen Dysenterie die Amöben auch eine Rolle spielen — er konnte in einigen Fällen nebst seinem Bacillus auch Amöben nachweisen —, aber es lasse sich noch nicht feststellen, inwieweit sie als Erreger zu betrachten seien.

Nach Flexner, welcher die in Manila unter den amerikanischen Truppen im Sommer 1899 aufgetretene Dysenterie studirt hatte, kommt die tropische Ruhr in zwei Formen vor: die eine ist eine bacilläre Form und zwar entspricht der Erreger derselben dem von Shiga in Japan gefundenen Bacillus, während die andere Form wahrscheinlich durch Amöben verursacht wird; erstere kann wieder acut oder chronisch verlaufen, wobei aber die chronische Form sich anatomisch von der sogen. Amöben-Dysenterie dadurch unterscheidet, dass bei ersterer der ulcerative Charakter nicht so ausgesprochen ist, und dass die Schleimhaut deutliche Wucherungserscheinungen zeigt.

Wenn wir nun die bisherigen Mittheilungen überblicken, so ersehen wir, dass jene Krankheit, welche man als epidemische Dysenterie bezeichnet, unter verschiedenen Himmelsstrichen auftritt und hierbei im Grossen und Ganzen den gleichen klinischen Charakter aufweist. Auch die anatomischen Veränderungen scheinen immer dieselben oder nur graduell verschieden zu sein, indem es sich einmal bloss um eine katarrhalische, ein andermal um eine croupös-diphtheritische Entzündung handelt. Nur bezüglich der in den heissen Ländern vorkommenden epidemischen Dysenterie können wir uns über die anatomischen Veränderungen nicht mit voller Sicherheit aussprechen, weil die bisher vorliegenden Untersuchungen noch unzulänglich sind.

Was nun die Frage betrifft, ob die als epidemische Dysenterie bezeichnete Krankheit eine ätiologische Einheit darstellt, so sind wir auch nicht in der Lage, diese Frage mit voller Sicherheit zu beantworten. Wir können vorläufig nur sagen, dass den vertrauenswürdigen Untersuchungen der neueren Zeit zu Folge die epidemische Dysenterie in ätiologischer Beziehung mehrere Formen aufweisen dürfte, deren Erreger aber unter einander mehr weniger verwandt zu sein scheinen. Es wären dies folgende Formen:

1. Die durch eine Coli-Art hervorgerufene Form der Dysenterie, wie sie namentlich von Celli und Fiocca und von Valagussa in Italien, von Finkelstein in Berlin und von Escherich in Graz beobachtet worden war, eine Form, welche sowohl bei Erwachsenen wie bei Kindern vorkommt, wobei die im Kindesalter auftretende Form sich, wie die Untersucher betonen, durch einen besonders hohen Grad von Contagiosität auszeichnet. Escherich nennt letztere Form nach ihrem Erreger auch Coli-Colitis.

2. Die durch den Kruse'schen Ruhrbacillus hervorgerufene Form, welche Kruse in Laar, Barmen und Grafenberg, und Spronck in Holland beobachtet hatte. Hierher gehört auch die von Shiga in Japan und von Flexner auf den Philippinen beobachtete und von letzterem als bacilläre Form bezeichnete Unterart der epidemischen Dysenterie, vorausgesetzt, dass die von den genannten Autoren gefundenen Bacillen wirklich unter einander identisch sind, was vorläufig noch nicht sicher erwiesen ist.

3. Die von Kruse als Pseudo-Dysenterie der Irrenanstalten bezeichnete Form, deren Erreger aber wieder verschiedene Typen erkennen lässt. Dass diese Form trotz der von Kruse gebrauchten Bezeichnung doch zur echten Dysenterie zu zählen ist, gehr daraus hervor, dass ihr alle drei von mir als charakteristisch bezeichneten Merkmale der Dysenterie zukommen.

Was die Unterschiede betrifft, welche zwischen den eben angeführten Formen der epidemischen Dysenterie existiren, so sind dieselben rein bakteriologischer Natur und bestehen darin, dass bei ersterer Form ein Angehöriger der Coli-Gruppe als Erreger vorhanden ist, während bei den zwei letzteren Formen der Parasit zur Typhus-Bacillen-Gruppe gehört, also culturell sich von dem ersteren dadurch unterscheidet, dass er Zucker nicht vergärt, kein Indol erzeugt und Milch nicht zur Gerinnung bringt. Ueberdies besitzt der Erreger jeder einzelnen Form eine specifische

Agglutination, insofern als er bloss durch das Blutserum solcher Kranker agglutinirt wird, welche an der betreffenden Form von Dysenterie leiden.

Ob es ausser den früher angeführten drei Formen der epidemischen Dysenterie noch andere giebt, können wir gegenwärtig nicht entscheiden. Aber auch die Existenz der vorgenannten drei Formen ist keine vollkommen gesicherte, was namentlich für die erste Form gilt, da den diesbezüglichen ätiologischen Untersuchungen keine absolute Beweiskraft zuerkannt werden kann und die für den specifischen Erreger angegebenen Merkmale noch nicht genügen, um ihn mit Sicherheit von anderen Coli-Arten zu trennen.

Etwas günstiger stehen die Verhältnisse bezüglich der von Shiga, Kruse und Flexner beschriebenen Bacillen, da sich diese doch etwas schärfer von den ihnen nahestehenden Bakterien differenziren lassen. Ueberdies spricht die von Kruse mitgetheilte Laboratoriums-Infection mit Culturen seines echten Ruhrbacillus für die ätiologische Bedeutung desselben.

Wir kommen nun zur zweiten Kategorie der Dysenterie, jener, welche als endemische, Tropen- oder Amöben-Dysenterie bezeichnet zu werden pflegt. Als charakteristische Merkmale derselben werden angeführt:

1. in klinischer Beziehung der chronische, durch Recidiven oder Exacerbationen unterbrochene Verlauf und die geringe Neigung zur Heilung;

2. in anatomischer Beziehung das constante Auftreten von Geschwüren, welche durch eine nicht von der Schleimhaut, sondern von der Submucosa ausgehende Nekrose, beziehungsweise Erweichung und Auflösung entstehen, weshalb diese Geschwüre, wenigstens anfangs, immer unterminirte Ränder haben, und weiters die häufige Complication mit Leberabscessen;

3. in ätiologischer Beziehung das Vorkommen einer bestimmten Art von Amöben, welche theils als Amoeba coli, theils als Amoeba dysenteriae bezeichnet wurden.

Es kann nun zunächst die Frage aufgeworfen werden, ob die endemische Form von Dysenterie überhaupt eine besondere Kategorie der Dysenterie darstellt und ob sie nicht etwa mit der epidemischen Dysenterie zusammenfällt, da einerseits auch von der in den Tropen vorkommenden epidemischen Dysenterie behauptet wird, dass sie einen chronischen Verlauf nehmen kann, und andererseits der

Amöben-Befund von manchen Autoren nicht als charakteristisches Merkmal angesehen wird, indem Amöben auch bei der epidemischen Dysenterie der Tropen sowie bei Dysenterie-Erkrankungen in unseren Gegenden und selbst bei anderen Krankheiten und Gesunden gefunden werden können. Die Richtigkeit dieser Behauptung muss allerdings zugegeben werden, aber trotzdem ist es sehr wahrscheinlich, dass die endemische oder Amöben-Dysenterie eine besondere Dysenterieform bildet. Hierfür spricht, abgesehen von ihrem klinischen Verhalten, die Eigenartigkeit des anatomischen Befundes und das constante Vorkommen von Amöben. Erstere besteht nun darin, dass die Geschwürsbildung im Darme nicht durch eine diphtheritische Entzündung der Schleimhaut bedingt wird, sondern durch eine Nekrose und Einschmelzung der Submucosa, welche sich erst später auf die Schleimhaut fortsetzt, wodurch zunächst in der Submucosa liegende Höhlen und nach deren Aufbruch Geschwüre mit unterminirten Rändern entstehen. Diphtheritische Entzündung kann zwar auch vorkommen, aber erst später, nachdem schon die charakteristischen Geschwüre sich gebildet haben. Eine weitere Eigenthümlichkeit besteht noch in dem häufigen Auftreten von Abscessen in der Leber. Sowohl in diesen als auf dem Grund und in der Umgebung der Darmgeschwüre finden sich constant Amöben, welche von den meisten Untersuchern als die Ursache der beiden Processe hingestellt werden, entweder als die alleinigen oder als Helfershelfer von Bakterien.

Wenn nun auch aus den vorgenannten Gründen mit grösster Wahrscheinlichkeit gefolgert werden kann, dass die sog. Amöben-Dysenterie eine besondere, von der epidemischen Dysenterie verschiedene Erkrankungsform darstellt, so kann dieser Schluss noch nicht mit voller Sicherheit gezogen werden und zwar deshalb, weil die ätiologische Bedeutung der bei ihr gefundenen Amöben nicht über alle Zweifel feststeht. Es ist nämlich bisher nicht gelungen, die bei der Dysenterie oder unter anderen Verhältnissen vorkommenden Amöben reinzuzüchten, und andere verlässliche Hilfsmittel, die verschiedenen Arten von Amöben von einander zu unterscheiden, besitzen wir nicht. Aus diesem Grunde können wir aber nicht mit voller Sicherheit entscheiden, ob die Amöben-Dysenterie auch in unseren Gegenden autochthon entstehen kann, oder mit anderen Worten, ob in jenen Fällen, in welchen, wie aus der Literatur zu entnehmen ist, bei Dysenteriekranken, die vorher nie in tropischen oder subtropischen Gegenden gewesen waren, die in ihren Entleerungen vorgefundenen Amöben wirklich eine ätiologische Rolle spielten. Allerdings liegt aus der jüngsten Zeit eine bemerkenswerthe Mittheilung von Jäger vor, der zu Folge sowohl im verflossenen als im heurigen Sommer in der Königsberger Garnison eine Dysenterie-Epidemie ausgebrochen war, bei welcher constant Amöben nachgewiesen werden konnten, während der Kruse'sche Ruhrbacillus vermisst wurde. Jäger ist auch der Ueberzeugung, dass die von ihm gefundenen Amöben für die Königsberger Epidemie von derselben ursächlichen Bedeutung waren, wie die ägyptische Amoeba dysenteriae für die tropische Ruhr. Allein der volle Beweis für die Richtigkeit dieser Ansicht kann wohl erst dann erbracht werden, wenn es gelingt, diese Amöben rein zu cultiviren und mit ihnen allein, nicht aber mit den Stühlen der Kranken, bei Thieren Dysenterie zu erzeugen.

Aus dem gleichen Grunde können wir auch nicht entscheiden, ob etwa mehrere ätiologisch verschiedene Formen von Amöben-Dysenterie oder ob Mischformen von endemischer und epidemischer Dysenterie vorkommen, was ja a priori nicht auszuschliessen wäre.

Dagegen können wir die Frage, ob die bisher geschilderte Erkrankungsform auch weiterhin als Dysenterie zu bezeichnen ist, mit Ja brantworten, da die gedachte Krankheit erstens jene Merkmale aufweist, welche wir eingangs als charakteristisch für die Dysenterie hingestellt hatten, und weil eine Trennung derselben von der Dysenterie in zu grellem Widerspruch mit der Tradition und der Geschichte der Dysenterie stehen würde. Von der Amöben-Dysenterie wird zwar von einigen Seiten behauptet, dass sie nicht contagiös sei, allein an ihrer Uebertragbarkeit ist nicht zu zweifeln, wenn sie auch weniger evident ist als jene der epidemischen Dysenterie.

Von Babes und Zigura ist unter der Bezeichnug: „Entéro-hépatite suppurée endémique“ eine in Rumänien häufig epidemisch auftretende Krankheit beschrieben, welche mit der Amöben-Dysenterie insofern eine gewisse Aehnlichkeit besitzt, als sie einerseits eine ulceröse Enteritis mit Abscessbildung in der Leber darstellt und andererseits bei ihr neben anderen Bacterien auch Amöben gefunden wurden. Diese Angaben reichen aber noch nicht aus, um zu entscheiden, ob die beschriebene Krankheit der Dysenterie zuzuzählen ist oder nicht.

Es bleibt nun noch die dritten Kategorie, die sporadische Dysenterie, zu besprechen.

Hierher hat man gerechnet jene vereinzelten, also sporadisch auftretenden Fälle von croupös-diphtheritischer Enteritis, welche entweder bei gewissen Vergiftungen oder bei Koprostase oder im Verlauf anderer Krankheiten entstehen kann.

Unter den Vergiftungen ist namentlich jene durch Quecksilber- und Arsen-Präparate zu nennen. Die hierbei auftretende Enteritis kann in ihrem klinischen und anatomischen Verhalten vollkommen jenem der epidemischen Dysenterie gleichen; allein die ursächlichen Momente und die Nichtübertragbarkeit der Krankheit auf andere Personen lässt sie leicht von ersterer unterscheiden.

Das Gleiche gilt für die anderen früher angeführten Formen von sporadischer Dysenterie, die überdies mitunter auch in ihrem anatomischen Verhalten nicht immer mit der epidemischen Dysenterie übereinstimmen.

So wissen wir, dass bei jener Form, welche bei Koprostase, d. h. bei Stagnation des Darminhaltes in Folge von mangelhafter Peristaltik oder Verengerung bezw. Verschliessung des Darmlumens erfolgen kann, die croupös-diphtheritische Entzündung sich nicht etwa vorwiegend im Dickdarm, sondern dort localisirt, wo der Sitz der Kropostase ist.

Auch bei jenen Formen von sog. sporadischer Dysenterie, welche im Verlaufe anderer Krankheiten und zwar im Stadium des Cholera-Typhoid, ferner bei Septikämie und Urämie auftreten können, ist der hauptsächlichste Sitz des Prozesses häufig nicht der Dickdarm, sondern der Dünndarm, oder es ist wenigstens der Dünndarm ebenso stark oder selbst noch stärker ergriffen als der Dickdarm.

Die vorgenannten Prozesse hatte man zu einer Zeit der Dysenterie zugezählt, als für diese Bezeichnung noch der anatomische Befund massgebend war. Da wir aber eingangs den Grundsatz aufgestellt haben, nur solche Prozesse der Dysenterie zuzuzählen, welche die früher angegebenen charakteristischen Merkmale aufweisen, dies jedoch, wie wir eben gehört haben, bei den zuletzt genannten Prozessen nicht zutrifft, so müssen wir dieselben auch aus den Kategorien der Dysenterie eliminiren; wir können sie von jetzt an, was übrigens schon seitens mehrerer Autoren geschehen ist, rein anatomisch bezeichnen, also von einer Enteritis diphtheritica ex intoxicatione mercuriali, e septicaemia etc. sprechen. Wir gehen ja bei anderen Infectionskrankheiten in ähnlicher Weise vor; so bezeichnen wir z. B. eine im Verlaufe von Flecktyphus auftretende diphtheritische Entzündung des Pharynx, welche nicht durch den Löffler'schen Diphtheriebacillus, sondern durch den Streptococcus pyogenes verursacht wird, oder eine bei Vergiftung mit ätzenden Alkalien oder mineralischen Säuren entstehende croupöse Entzündung der Luftwege auch nicht als sporadische Diphtherie, sondern geben ihr, wenigstens vorläufig, eine rein anatomische Bezeichnung.

Eine weitere Frage besteht noch darin, ob nicht nach dem Vorgang von Kartulis jene Formen von Enteritis, bei welchen gewisse thierische Parasiten, wie Distoma haematobium, Cercomonas intestinalis, Balantidium coli u. s. w. vorkommen, zur sporadischen Dysenterie gezählt werden sollen.

Die klinischen Symptome bei solchen Erkrankungen können ja eine gewisse Aehnlichkeit mit jenen der Dysenterie haben, was auch für den anatomischen Befund, wenn er in einer ulcerösen Entzündung des Dickdarms besteht, bis zu einem gewissen Grade gelten kann.

Man könnte sich vielleicht versucht fühlen, diese Erkrankungen an die sog. Amöben-Dysenterie anzureihen, da es sich bei letzterer und bei ersteren um thierische Parasiten handelt. Solowjew hat kürzlich einen Fall einer dysenterieähnlichen Erkrankung mitgetheilt, bei welcher nach seiner Ansicht das Balantidium coli nicht nur der Erreger war, sondern in ähnlicher Weise in die Submucosa vorgedrungen und daselbst ähnliche Veränderungen erzeugt hatte, wie es bezüglich der Amöben bei der Amöben-Dysenterie behauptet wird.

Nichtsdestoweniger glaube ich, dass es sich nicht empfiehlt, die früher genannten Formen von Enteritis der Dysenterie zuzuzählen. Abgesehen davon, dass das Gesammtbild der ersteren von jenem der echten Dysenterie sich doch zu sehr entfernt, besteht auch bezüglich der Natur des Erregers eine zu grosse Differenz zwischen jenen und der Dysenterie. Freilich trifft Letzteres für die Amöben-Dysenterie nicht zu, und es wäre auch von diesem Standpunkt aus gegen die vollständige Trennung der Amöben-Dysenterie von der epidemischen Dysenterie nichts einzuwenden; nur die Thatsache, dass einerseits die ätiologische Bedeutung der Amöben noch nicht sichergestellt ist, und andererseits, wie schon früher bemerkt wurde, eine Ausscheidung der Amöben-Dysenterie zu sehr gegen die bisherige Tradition verstossen würde, spricht für die Beibehaltung des bisherigen Usus.

Nach dem bisher Gesagten bliebe somit die Bezeichnung „Sporadische Dysenterie“ nur für solche Fälle zu Recht bestehen, in welchen es sich um vereinzelte Erkrankungen an epidemischer oder endemischer Dysenterie handelt, welche ja ebenso vorkommen können, wie bei anderen epidemischen und endemischen Infectionskrankheiten. Da aber solche Einzelfälle keine besondere Kategorie der betreffenden Infectionskrankheit bilden, da z. B. sporadische Fälle von Meningitis cerebro-spinalis epidemica keinen besonderen Typus dieser Krankheit darstellen, so können wir auch die sporadische Dysenterie nicht als eine besondere Kategorie der Dysenterie gelten lassen.

Wollen wir nun auf Grund der bisherigen Ausführungen eine Eintheilung der Dysenterie vornehmen, so könnte sie, wenigstens wenigstens vorläufig, folgendermassen lauten. (Siehe beigegebene Tabelle.)

Was die Abgrenzung der beiden Kategorien der Dysenterie und ihrer einzelnen Formen, sowohl von einander als von anderen Prozessen betrifft, so bestehen die Hauptunterscheidungsmerkmale zwischen der epidemischen und endemischen Dysenterie in dem eigenartigen anatomischen Verhalten der letzteren und in dem Vorkommen der Amöben bei derselben, während die Unterschiede zwischen den einzelnen Formen der epidemischen Dysenterie ausschliesslich oder doch vornehmlich in den Erregern derselben liegen, und wir daher die Differenzial-Diagnose in den meisten Fällen nur auf Grund von bakteriologischen Untersuchungen machen können.

Dür die Differenzirung der Dysenterie von anderen ihr ähnlichen Prozessen werden in der Regel jene Merkmale ausreichen, welche ich schon an anderer Stelle als charakteristisch für die Dysenterie überhaupt angegeben habe; würden wir aber den Erreger oder die Erreger der Dysenterie vollkommen genau und sicher erkennen, so wären wir selbstverständlich schon durch eine auf den Nachweis dieser Erreger gerichtete Untersuchung, also durch eine entsprechende mikrobiologische Untersuchung im Stande, eine bestimmte Entscheidung zu treffen.

Dysenteria:

- Dys. epidemica:
  - Dys. bacillaris
    - Dys. e bac. dysenterico Kruse
    - Dys. e bac. dysenterico Shiga-Flexner
    - Dys. e bac. coli dysenterico Celli
    - Dys. e bac. coli dysenterico Escherich (Colitis contagiosa)
    - Dys. e bac. pseudo-dysenterico Kruse α β γ . . .
      (Pseudo-Dysenterie der Irrenhäuser)
    - . . . .
  - . . . . . .
    - . . . . . .
- Dys. endemica:
  - Dys. amoebica
    - . . . .
  - . . . .
    - . . . .

Discussion.

Herr Virchow: Begriffbestimmung der Dysenterie ist aus dem Jargon zunächst hervorgegangen, erst secundär hat man nachgesehen, was eigentlich bei diesen Krankeitprocessen vorlag. Zuerst wurde von englischen Aerzten in Indien genauer die Dysenterie untersucht. Dann kamen die Amöben auf und nach deren verschiedenen Arten wurden die verschiedenen Dysenteriearten eingetheilt. Das ist verfehlt. Denn bei der Dysenterie handelt es sich nicht nur um Vorgänge, die sich in der Darmflüssigkeit abspielen, sondern um solche, die bis weit in die Darmwand eindringen. Auch die Bezeichnung als Enteritis diphtherica muss aufgegeben werden. — Man weiss noch gar nicht, ob die Amöben überhaupt irgendwelche Veränderungen hervorrufen können und höchst zweifelhaft ist, ob die Amöben überhaupt bei den initialen Veränderungen der Dysenterie vorhanden sind. Anführung der Versuche eines amerikanischen Schülers von Virchow. — Virchow macht den Vorschlag, überhaupt von allen derartigen Eintheilungen nach Amöben abzusehen. Die Mortification ist unzweifelhaft bakterieller Natur (wahrscheinlich ein Streptokokkus).

Herr Chiari (Prag): Ich suche für den Unterricht den Begriff Dysenterie einzuengen. Ich trenne davon die „Dysenteria amoebica“, da dieselbe anatomisch ein ganz anderes Bild darbietet. Es ist das eine Enteritis ulcerosa. Ich trenne von der Dysenterie auch jene Fälle von Enteritis necrotisans, welche eine ganz bestimmte besondere Aetiologie haben, z. B. aus Sublimatintoxication, aus Urämie etc. Es bleiben also für die Dysenterie nur die Fälle von idiopathischer Enteritis necrotisans, die sich anatomisch ganz so verhalten wie die Fälle von epidemischer Ruhr. Ihr Erreger erscheint mir noch nicht sicher erwiesen. Ich fand öfters auffallend viele Streptokokken.

Herr Heller: Im Allgemeinen stimme ich Herrn Virchow betreffs der Dysenterie bei. Allein auf Grund sowohl der klinischen Beobachtungen in Kiel, wie der anatomischen im dortigen pathologischen Institute möchte ich die durch Amöben hervorgerufene Erkrankung als Amöben-Enteritis erhalten wissen. Es sei nur an die Versuche von Quincke und Roos erinnert. Von thierischen Organismen Reinculturen zu verlangen, halte ich im Augenblicke für unberechtigt.

Horr Ponfick: Neben den von dem Herrn Vortragenden aufgestellten Formen möchte ich noch an diejenige erinnern, die allerdings schon vermöge des jugendlichen Alters der Patientin eine Sonderstellung einnimmt. Ich meine die bei Kindern, hauptsächlich Säuglingen, zuweilen vorkommende Enteritis, welche gewöhnlich von den Follikeln ausgeht und mehr und mehr in die Tiefe greift, und mit einer aus Exsudation hervorgegangenen Bildung von Pseudomembranen verbunden ist. Auch an diesen hauptsächlich in der Flexura iliaca sitzenden Process können sich so ausgedehnte Nekrosen anschliessen, dass das Ganze entschieden dem weiten Dysenterie-Begriff zugezählt werden muss. In den meisten dieser Fälle hat es sich allen Anzeichen nach, um Infectionen mit Bacterium, coli gehandelt; aber auch Streptokokken habe ich dabei beobachtet.

Herr von Hansemann: Ich habe vor einigen Jahren Herrn Dr. Katsura veranlasst, die bei Kaninchen durch Quecksilber erzeugten Dysenterien bakteriologisch zu untersuchen. Dabei stellte sich heraus, dass eine bestimmte Art von Bacterium coli ziemlich allein übrig blieb und sehr üppig im Darm wuchs. Jemand, der nicht wusste, dass es sich um Quecksilbervergiftung handele, hätte vielleicht glauben können, dass dieses Bakterium die Dysenterie erzeugt habe. Die Arbeit ist im Centralblatt für Bakteriologie veröffentlicht.

Herr Henke: Wie Herr Chiari, so habe auch ich unter unserem grossen Breslauer Material eine Anzahl Fälle gesehen, wo schwere nekrotisirende Entzündungen des Dickdarms wohl zweifellos aus urämischer Ursache entstanden waren. Es handelte sich zumeist um Schrumpfniere.

Herr Eug. Fraenkel: Die ätiologische Bedeutung der Amöben für die Ruhr erscheint mir einstweilen noch nicht erwiesen, da wir bei der Uebertragung auf geeignete Versuchsthiere niemals Amöben allein in den Darm bringen, sondern Dysenteriestuhl mit Amöben, und ich halte es doch für sehr gut denkbar, dass da die chemische Wirkung des Stuhles nicht ausser Acht zu lassen ist. Die experimentelle Erzeugung der Dysenterie durch intrarectale Injection von amöbenhaltigem Dysenteriestuhl gelingt übrigens auch bei Katzen keineswegs regelmässig, auch nicht, wenn man den After auf längere Zeit verschliesst, um den eingespritzten Stuhl innig mit der Mastdarmschleimhaut des Versuchthieres in Contact zu lassen. Auch nach den eingehenden heut stattgehabten Verhandlungen erscheint es mir nicht leicht, im concreten Falle ein bestimmtes Urtheil darüber zu fällen, ob Dysenterie vorliegt, oder eine durch andere Noxen bedingte Nekrotisirung der Dickdarmschleimhaut, besonders dann, wenn klinisch über den Fall nichts bekannt ist.

Herr Weichselbaum: Ich wiederhole, dass meine Schlüsse mit aller Reserve gemacht worden waren und dass das aufgestellte Schema nur der Ausdruck der gegenwärtigen Anschauungen oder Untersuchungsergebnisse sein soll. Was nun die Kategorie Dysenteria amoebica betrifft, so ist es eine Ansichtssache, ob man sie so nennen soll oder Enteritis amoebica; jedenfalls spricht Vieles dafür, dass dieselbe eine besondere, von der epidemischen Dysenterie verschiedene Erkrankungsform darstellt. Jedenfalls ist es nothwendig, die bisherigen mikrobiologischen Studien fortzusetzen, da eine endgiltige Entscheidung nur durch letztere möglich ist.

Sitzung vom 24. September 1901, Vormittags 10 Uhr.

Vorsitzender: Herr von Recklinghausen,
später Herr Chiari.

VIII.

Herr F. Kraus-Graz:

Ueber die Bildung von Fett im thierischen Organismus bei Phosphorintoxication.

(Nach gemeinsam mit Dr. A. Sommer ausgeführten Versuchen.)

Gegen die bis dahin allgemein angenommene Hypothese, dass bei fettiger Degeneration die Eiweissstoffe das Fett erzeugen, wendete sich erst Lebedeff (1883), welcher speciell jede unter Einfluss des Phosphors eintretende Bildung von Fett im Organismus bestritt und behauptete, das Fett, welches man bei den vergifteten Menschen und Thieren in gewissen Geweben abnorm reichlich finde, käme bloss von den Vorrathsplätzen des Fettes im Körper her, es handle sich bei der fettigen Entartung um eine einfache Wanderung von Fett. Dieser Ansicht Lebedeff's trat jedoch Leo (1885) entgegen und versuchte neuerdings den

Beweis, dass eine wirkliche Lipogenese den allerdings ebenfalls eintretenden Transport begleite. In neuerer Zeit traten dann auf die Seite Lebedeff's noch Schmitt (1885), Carbone (1896), jüngst (seit 1895) besonders entschieden Rosenfeld, sowie endlich (1898) Daddi und Athanasiu (1899). Für die ältere Anschauung haben sich wiederum Bergeat (1888), Polimanti (1898) und Lindemann (1899) eingesetzt. Ausgehend von einer physiologischen Grundanschauung, dass als einzige Quelle für die Entstehung von Fett im Organismus das Eiweissmolecul in Betracht komme, hatte besonders Bauer (1876) auf bei der Phosphorintoxication erfolgende Aenderungen des Stoffwechsels, nämlich auf die Erhöhung des Eiweisszerfalles und eine vermeintliche Verminderung der O_2-Einnahme und CO_2-Abgabe, die Auffassung, nach welcher die Eiweissstoffe auch hier das Fett erzeugen sollen, indirect zu stützen versucht.

Die gegebenen Andeutungen aus der Geschichte des Gegenstandes bezwecken bloss die drei verschiedenen Arten der Fragestellung erkennen zu lassen, vermittelst welcher bis vor Kurzem auf chemischem Wege hauptsächlich eine Entscheidung angestrebt wurde.

Als wenigst sichere Beweisführung hat sich bisher die indirecte, auf Aenderungen des Stoffwechsels begründete erwiesen.

Den Schlüssen Bauer's fehlen vor Allem wichtige thatsächliche Stützen. Die Voraussetzung, dass sein Versuchsthier (Hund) nach wenigtägigem Hunger fettfrei gewesen, ist nach Fr. Hofmann's, Falk's und Schöndorff's entgegenlautenden Erfahrungen eine irrige. Das Fett im Körper des vergifteten Thieres ist nicht irgend wie bestimmt worden, bloss aus dessen mit dem Auge geschätzten reichlichen Vorhandensein in dem vor der Intoxication fettfrei gedachten Körper und aus der nicht einwandfreien Beobachtung eines verminderten O_2-Verbrauches wurde auf neue Bildung geschlossen. Später (1893) hat den respiratorischen Gaswechsel bei Phosphorvergiftung Lo Monaco untersucht, ohne dass er eine wesentliche Abweichung von der Norm festzustellen vermochte. Schneider (1895) berichtet allerdings wieder über eine bedeutende Verminderung der Kohlensäure. Athanasiu endlich fand (bei Kaltblütern) eher eine Steigerung des Gaswechsels, den respiratorischen Quotienten kaum geändert.

Bauer's Schlussfolgerung, dass überschüssig zerfallendes Eiweiss in einen N-haltigen Antheil und in einen N-freien als Fett im Körper zurückbleibenden Rest gespalten werde, könnte bloss dann gemacht werden, wenn der im Harn des vergifteten Versuchsthieres nicht ausgeschiedene Kohlenstoff des überschüssig zersetzten Eiweisses mehr beträgt, als der in einem gleichzeitig angestellten Respirationsversuch ausgeathmeten Kohlensäure entspricht.

Der Sauerstoffgehalt des Blutes von mit Phosphor vergifteten Kaninchen ist nach H. Meyer (1881) normal. Die vor Bauer schon von Storch (1865), sowie von Schultzen und Riess (1869) festgestellte, später noch von Cazeneuve (1879), Stark (1885), Kast (1885) und Münzer (1892) bestätigte Vermehrung des Stickstoffs in den Ausscheidungen und der starke Gewichtsverlust der vergifteten Versuchsthiere gehören allerdings zum Wesen der toxischen Wirkung. Wenn aber neben beiden in einigen Geweben, verglichen mit dem Gehalt der entsprechenden Organe gesunder Thiere, eine Zunahme des procentischen Fettgehalts sich constatiren lässt, ist noch manch anderer Zusammenhang denkbar, als eine Fettabspaltung bei gesteigertem Zerfalle von circulirendem, Organ- und „geformtem" Eiweiss nach physiologischem Vorbilde und ein Liegenbleiben des unverbrannten Fettes im Körper.

Die in der Physiologie seit langer Zeit discutirte allgemeine Frage, ob sich im thierischen Organismus aus Eiweiss Fett bildet, wäre natürlich auch dann noch nicht im negativen Sinne entschieden, wenn eine anderweitige Herkunft des Fettes aller unter verschiedenen Bedingungen degenerirender Organe bereits über allen Zweifel nachgewiesen wäre. Doch harrt seit der bekannten Kritik Pflüger's die endocelluläre Lipogenese aus Eiweiss bei den höheren Thieren auch jetzt noch ihres sicheren Nachweises. Die Abspaltbarkeit von Kohlenhydraten aus dem Eiweissmolocul und der Zusammenhang von Fettbildung und Kohlenhydrat Stoffwechsel eröffnet vielleicht den Weg zu einem solchen Beweis, ist aber selbst noch keiner. Uebrigens erfolgt erfahrungsgemäss auch eine Aufspeicherung der Kohlenhydrate als Fett besonders im Organismus der Carnivoren nur in beschränktem Masse.

Lebedeff gab Hunden, welche mit Phosphor vergiftet werden sollten, Fett vom Hammel oder Schwein als Nahrung und fand dann in der Leber eine grosse Anhäufung fremden Fettes. Seine Annahme, dass alles in der Leber vorfindliche Fett unter dem

Einfluss der Intoxictaion dorthin gewandert sei, war aber nicht ganz berechtigt, weil unter den gewählten Versuchsbedingungen auch ohne Phosphorvergiftung ein Transport des fremden Fettes in die Leber zu Stande gekommen wäre. Rosenfeld bewerkstelligte bei seinem Versuchsthier (Hund) zunächst eine allgemeine Deposition von Hammeltalg, auch in der Leber. Aus letzterer soll aber durch mehrtägiges Hungern das Fett sich wieder vertreiben lassen, während die anderen Lagerstätten (Unterhautbindegewebe, Paraperitonaealräume) noch von Hammelfett strotzen. Bei solchen Hammelfetthunden hatte nun Rosenfeld Gelegenheit, den Transport des fremden Fettes in die Leber zu verfolgen, wenn er dieselben mit Phloridzin vergiftete. Ganz abgemagerte Hühner würden ferner nach den Angaben Rosenfeld's eine Phosphorfettleber überhaupt nicht bekommen. Ich darf wohl hier die allgemeine Kenntniss der wichtigen Arbeiten und Schlüsse Rosenfeld's voraussetzen. Deshalb möchte ich nur einige Bemerkungen über das anfügen, was wir als Fetttransport verstanden wissen möchten. Wenn sich auch fremdes Fett im thierischen Organismus wirklich ablagern kann, so braucht unter pathologischen wie unter normalen Verhältnissen die Wanderung des Fettes durchaus nicht bloss in absolut unverändertem Zustande zu geschehen. Spaltung in die nächsten Componenten, begrenzte sythetische Thätigkeit der Zellen verschiedener Organe, Wechsel der Durchlässigkeit derselben für die verschiedenen Fettsäuren sind gar nicht ausgeschlossen.

Die Entscheidung der Frage noch auf einem dritten Wege angestrebt zu haben, auf welchem ein unzweideutiges Ergebniss erzielt werden kann, ist das Verdienst H. Leo's, dessen Fragestellung dahin gerichtet war, ob in Folge der Phosphorintoxication die gesammte Menge des im lebendigen Körper enthaltenen Fettes zu- oder abnimmt. Die Beurtheilung der Ergebnisse bietet hier allerdings gewisse Schwierigkeiten. Wenn man auch bloss Thiere verwendet hat, bei denen nach Herkunft und früherer Ernährung sich voraussetzen liesse, dass ihr Fettgehalt annähernd der gleiche gewesen, kann doch, besonders angesichts geringfügiger Differenzen, das Endresultat durch von vorn herein bestehende individuelle Unterschiede im Fettgehalt beeinflusst sein. Dieser Uebelstand macht sich aber vorwiegend bloss geltend, wenn die Versuchergebnisse an eine Vermehrung des Fettes, bezogen auf das Anfangsgewicht der Thiere, denken lassen, denn nach allen bisherigen experimentellen Erfahrungen ist die fragliche Lipogenese immer höchstens eine quantitativ sehr geringe gewesen. Stolnikow und Polimanti haben den von ihnen als Versuchsthiere verwendeten Fröschen die Fettkörper exstirpirt, um den Fettgehalt der verschiedenen Einzelthiere auszugleichen; ein solcher Eingriff bedeutet aber doch nur einen neuen abnormen Zustand als Complication. Eine weitere Schattenseite der Leo'schen Fragestellung könnte noch im Einfluss der Inanition gefunden werden. Leo, Polimanti und Athanasiu wählten deshalb als Versuchsthiere Kaltblüter (Frösche), welchen die Nahrung längere Zeit entzogen werden kann, ohne dass ihre Funktionen deshalb beträchtlich gestört werden. Das Plus an Fett, welches Leo in seinen Fröschen fand und auf die Phosphorvergiftung bezog, liegt aber, wie schon Pflüger zeigte, innerhalb der Fehler der damals zur Verfügung stehenden fettanalytischen Methoden. Polimanti bestimmte das Fett der vergifteten und der Controlefrösche gesondert in der Leber, dem Centralnervensystem und im übrigen Körper. Das Fett der Leber fand er immer vermehrt, von 0,2—7,78 % der Trockensubstanz. Im Centralnervensystem kam es nicht zu einer nachweislichen Aenderung. Der übrige Körper mit Einschluss der Leber enthielt ebenfalls immer eine grössere Fettmenge, 0,28—2,67, im Mittel 1,11 % der Trockensubstanz. Als mögliche Quelle des Fettes liess Polimanti bloss die Eiweisskörper gelten. Glygogen könnte übrigens auch nicht in Betracht kommen, wenn man Athanasiu's spätere Arbeit zu Rathe zieht. Athanasiu selbst fand (berechnete), dass der procentische Fettgehalt der mit Phosphor vergifteten Frösche sich gar nicht verändert. An den Versuchen Polimanti's rügt Pflüger, dass die schwereren Thiere zur Vergiftung ausgesucht wurden, welche von vornherein einen grössern Fettgehalt besitzen als die kleineren Controlethiere; auch die Beziehungen des gefundenen Fettes auf die Trockensubstanz, welche für sich nichts Unveränderliches ist, involvirt einen Fehler.

Leichter ist die Beurtheilung, wenn in Folge der Phosphorvergiftung (bei theilweise fortgesetzter Ernährung) trotz nachweislicher Aufstapelung von Fett in bestimmten Organen das im übrigen Körper enthaltene Fett, selbst bezogen auf das letzte Gewicht des lebenden Thieres, stark abgenommen hat. Die Vertheilung des Fettes auf die einzelnen Organe im Körper der vergifteteten Thiere setzt uns dann nämlich in den Stand, den Einfluss der Inanition als solcher abzugrenzen. Die Erfahrung lehrt, dass bei höheren Thieren eine Gewichtsabnahme zum Wesen des Vergiftungsbildes gehört, welche gewiss nicht bloss durch Nahrungsverweigerung allein bedingt ist. Schon Leo fand ferner bei seiner mit Phosphor vergifteten Ratte eine entschieden über die Versuchsfehler hinausgehende Verminderung des Aetherextraktes des Gesammtthieres. Es war also von vornherein nicht unwahrscheinlich, dass bei solchen Thieren zu dem erhöhten Eiweisszerfall eine beträchtliche Fettzersetzung sich hinzugesellt. Trotz des erwähnten Vorzuges ist ausserdem der Kaltblüter kein für unsere Zwecke sehr geeignetes Versuchsthier. Das anfängliche Lebendgewicht erfährt nach der Intoxication fast gar keine Veränderung, es kommt zu keiner deutlichen Vermehrung der Stickstoffausscheidung, nur das Glykogen geht in verhältnismässig grossem Betrage verloren. Auch die Zunahme des Leberfettes ist eine nur geringe. Da endlich auch die an Fröschen ausgeführten Experimente zu geradezu entgegengesetzten Resultaten geführt haben, wählte ich die Maus als Versuchsthier.

Zur Fettbestimmung bediente ich mich der Methode von Liebermann, eines verhältnissmässig einfachen, rasch ausführbaren und hinreichend genauen Verfahrens, welches die Verarbeitung nicht getrockneter Substanzen gestattet und die flüchtigen Fettsäuren und die Spaltungsproducte des Lecithins gleichzeitig ermittelt. (Auch das Cholesterin übergeht in den Petroläther, ich habe aber auf den unverseifbaren Rest keine specielle Rücksicht genommen.) Die zweckmässig in etwa drei Theile zerschnittene Maus geht in der verwendeten Kalilauge vollständig in Lösung. Die zu Beginn des Versuches 16—18 g schweren Thiere erhielten je 0,003 g Phosphor in Pillenform und verendeten gewöhnlich am 5.—7. Tage. Die Obduction ergab stets mehr oder wenig schöne Fettlebern, die mikroskopische Untersuchung eigens für diesen Zweck verarbeiteter Thiere zeigte die bekannte Degeneration dieses Organs. Einige Mäuse wurden durch je vier Tage mit Phloridzinbrödchen gefüttert und darauf getödtet. In den Lebern dieser Thiere fand sich bloss das Bild mässiger Fettinfiltration. Alle im Folgenden vorgeführten Berechnungen beziehen sich auf nicht entwässerte Substanzen.

Zunächst stellte ich den Fettgehalt und die Fettvertheilung von 5 normalen, verschieden gefütterten und deshalb am Ende des Versuchs auch verschieden schweren Thieren fest. Die zwei schwersten Mäuse hatten Speck zu der sonst aus Brödchen bestehenden Nahrung bekommen. So vermochte ich den procentischen Fettgehalt der ganzen Thiere, welcher mit deren Lebendgewicht (24,7—14,52 g) parallel lief, zwischen 29 und 14 % zu variiren. Die Lebern wogen im Mittel den 19. Teil des Gesammtgewichtes; ihr Fettgehalt schwankte zwischen 12—5 %, derselbe war also bei einigen Thieren ein sehr beträchtlicher. Immer aber hielt sich der procentische Fettgehalt des Körpers minus Leber gleichzeitig viel höher, meist mehr als doppelt so hoch, und von 100 Gewichtstheilen Fett des Gesammtthieres waren, bei einem Gehalt von 25 ebenso wie bei einem solchen von 15 Procent, in der Leber höchstens 2—3 enthalten.

Die Phosphormäuse büssten sämmtlich etwa $^1/_4$—$^1/_3$ ihres ursprünglichen Gewichtes ein, ihr procentischer Gesammtfettgehalt bewegte sich zwischen 7,9—4,1. Bei allen Thieren hatte also, gerade so wie bei der Ratte von Leo, eine beträchtliche Fettzersetzung stattgefunden. Dieses Versuchsergebniss liefert zum mindesten eine directe Entscheidung darüber, dass die Fettverluste über eine eventuelle Lipogenesis stark überwiegen. Diese Entscheidung darf nicht unterschätzt werden, denn eine selbst völlig auser Zweifel gestellte Vermehrung des Körperfettes liesse unmittelbar auch nicht mehr erschliessen, als das umgekehrte Verhalten. Die Lebern der vergifteten Mäuse wogen durchschnittlich den 9. Theil des Gesammtgewichtes, waren also sämmtlich weit schwerer als in der Norm. Ihr Fettgehalt schwankte zwischen 37—7,5 %; im Allgemeinen ist die Leber trotz ausgeprägter morphologischer Deconstitution umso weniger fettreich gewesen, je fettärmer die ganze Maus geworden war. Dieser annähernde Parallelismus spricht für ein Rückgängigwerden der Fettleber mit dem Fortschreiten der allgemeinen Fettzersetzung und ist mit der Annahme einer auch nur auf die Leber beschränkt gedachten degenerativen Lipogenese schwer vereinbar. Der procentische Fettgehalt des Körpers minus Leber bewegte sich bloss zwischen 3,9—6,8 %, und betrug vom Gesammtfett des Einzelthieres 19—45 %. Dies gilt ziemlich übereinstimmend für die Thiere mit sehr fettreicher und mit fettärmerer Leber. Eine so ungleichmässige Vertheilung des Fettes in den Phosphorthieren zu Gunsten der Phosphorleber im Vergleich zu den übrigen Organen des Körpers und im Vergleich zur Leber der Controlethiere, die beträchtliche Zunahme des relativen Fettgehaltes der Phosphorleber, die gleichzeitige Abnahme in den anderen Geweben spricht am stärksten für einen Transport von Fett aus dem übrigen Körper in die Leber. Nach der Phosphorintoxication ist ein Fünftel bis fast eine Hälfte des ganzen übrig gebliebenen Fettes in diesem Organe aufgestapelt; schon mit blossem Auge erkennt man denn auch, wie insbesonders in der Umgebung der Geschlechtsorgane und im Peritonaeum der Mäuse die früher gefüllten Depots geschwunden sind. Eine solche ungleichmässige Auftheilung des Fettes ist der langsamen und der acuten Inanition völlig fremd, nach allen vorliegenden Erfahrungen nimmt bei diesen der Fettgehalt der Drüsen ab, bis fast zum Schwunde. Denkt man sich alles Fett aus den Lebern und den Leibern der normalen Thiere einfach herausgeschmolzen, schwankt das auf 100 Theile Gesammtgewicht entfallende Lebergewicht bloss zwischen 6,1—5,3, im Mittel beträgt letzteres 5,7. Bei den Phosphormäusen entspricht die entfettet gedachte Leber 6,5—15,5 % des Gewichtes der ebenso fettfrei gedachten Maus, ist also auch ohne Fett bei auffallend inconstantem relativem Gewicht im Allgemeinen schwerer, die nicht fettigen Bestandtheile der Phosphorleber sind gleichfalls vermehrt. Bei den Fröschen Polimantis war der Trockenrückstand der Leber, wie derjenige des übrigen Körpers sehr merklich gesunken. Dies ist aber bei den Phosphormäusen durchaus nicht der Fall, der Wassergehalt der Phosphorleber der Maus ist wie derjenige der menschlichen stark vermindert. Darnach ist es wahrscheinlich, dass eine solche Leber nicht bloss Fett, sondern noch andere Stoffe in ihren Zellen deponirt.

Bei den Phloridzinmäusen gelang es mir bloss eine schwache Fettinfiltration in die Leber herbeizuführen, die Fettvertheilung erfolgt aber in ähnlicher Weise wie bei der Phosphorintoxication.

Vor Kurzem (1899) hat Lindemann aus morphologischen Gesichtspunkten einen neuen Weg eingeschlagen, auf welchem man der Entscheidung der Frage des Fetttransportes chemisch ebenfalls wird näher treten können. Er hat die Vergiftung mit den Fettmetamorphose erzeugenden Giften erst nach vorläufiger Schädigung der Zellen durch Darreichung von Chromsäure vorgenommen und fand, dass überall, wo keine Erscheinungen der Karyolyse eingetreten waren, Fett zu finden war, wo dagegen dieselbe angedeutet schien, Fettablagung fehlte. Schon die mikroskopische Untersuchung allein hat hier also festgestellt, dass die Wanderung eine Rolle im Auftreten des Fettes der drüsigen Organe und im Herzen bei der Phosphorintoxication spielt. Qantitative Bestimmungen des Fettgehaltes solcher Thiere und der Fettvertheilung müssen dieses Ergebniss noch sicherer machen.

Schon bei Lebedeff, noch mehr aber in den letztveröffentlichten einschlägigen Arbeiten wird endlich öfter zur Beweisführung auf die chemische Aehnlichkeit oder Verschiedenheit zwischen dem Fette der degenerirten Organe und demjenigen der Fettdepots hingewiesen. Man ist zum Theil dabei wirklich von der Trennung der einzelnen Bestandtheile des betreffenden Fettes ausgegangen, oder man begnügte sich mit dem Vergleiche der Eigenschaften mittels bekannter technischer Methoden (Jodzahl etc.). Insbesondere Lindemann glaubt durch die letztere Art der Untersuchung eine weitgehende Verschiedenheit des „Degenerationsfettes" aus dem Herzen und des normalen Herzmuskel-, Nieren- und Subcutanfettes festgestellt zu haben und tritt deshalb entschieden für eine intercellulare Lipogenese ein. Obwohl bereits Rosenfeld gegen Lindemann seinen Standpunkt gewahrt hat, möchte auch ich noch auf Grund eigener Untersuchungen betonen, dass auf diesem Wege wohl überhaupt die Frage einer intercellulären Fettbildung nicht zu lösen ist. Bei der tuberkulösen und der Säuferfettleber sowie bei der Phosphorintoxication spielt doch selbst nach dem Zugeständniss Lindemann's die Infiltration eine wichtige Rolle, trotzdem zeigt auch hier die Jodzahl der Leberfette merkliche Differenzen gegenüber derjenigen des Unterhautfettes. Dies erklärt sich einfach daraus, dass die Leberextracte nicht bloss Fett enthalten. Aehnlich ist es wohl auch beim Herzen.

VIII.

Herr F. Best-Giessen:

Ueber Glykogen.

Ueber das Vorkommen und die Vertheilung von Kohlehydraten, speciell Glykogen, unter pathologischen Verhältnissen ist im grossen und ganzen wenig bekannt. Es liegt das vielleicht zum Theil an dem Fehlen brauchbarer, dauerhafter Färbemethoden für den Glykogennachweis in Schnitten. Da mir nun bei Untersuchung zahlreicher Erkrankungen des Auges ein bedeutender Glykogengehalt des Gewebes auffiel, so stellte ich mir zuerst die Aufgabe, eine geeignete Art der Färbung herauszufinden.

Der übliche Nachweis von Glykogen beruht auf seiner Jodreaktion, die am besten in der von Langhans angegebenen Weise ausgeführt wird (Vorfärben mit Hämatoxylin, Jodjodkali, Entwässerung in jodhaltigem Alkohol, Aufhellen in Origanumöl). Da Origanumöl Jod ziemlich stark löst, so ist die Färbung nicht haltbar. Ich habe untersucht, welches Einschlussmittel Jod am wenigsten auflöst, und gefunden, dass eigentlich nur bereits erhärteter, durch Erhitzen flüssig zu machender Kanadabalsam Jod für Monate, voraussichtlich auch Jahre unbeeinflusst lässt. Eine darauf basirte Methode zur Anfertigung von Dauerpräparaten ist indessen zur praktischen Anwendung etwas ungeschickt.

Auf einem andern Wege hatte ich besseren Erfolg. Es war mir gelegentlich aufgefallen, dass Carmin einen Theil der Glykogentropfen andeutungsweise gefärbt hatte. Ich spürte den genaueren Bedingungen nach, unter denen die Färbung gelingt, und fand, dass dies unter folgenden Voraussetzungen geschieht: 1. nur zu einer bestimmten Zeit der Reifung, 2. am besten in ammoniakalisch-alkoholischer Lösung und 3. bei Differenzirung in Ammoniak-Alkohol (1 : 2). Vorfärbung der Kerne mit Hämatoxylin ist erforderlich[1]).

---

[1]) Die genauere Vorschrift ist folgende:

Gebraucht wird:

Lösung *A*. Carmin 1,0 g, werden mit Ammoniumchlorat 2,0 g, verrieben und mit 50,0 ccm Wasser gekocht, dann Lithion carbonic. 0,4 g, Liq. Ammon. caustic. 20,0 ccm zugesetzt. Nach etwa 24 Stunden wird filtrirt.

Lösung *B*. Mischung von Liq. Ammon. caustic. 1 : Alkohol absolut. 2.

Gefärbt wird in folgender Weise:

1. Vorfärben, wie üblich, in der Regel nicht zu zart, mit Hämatoxylin (am besten Delafield, etwa 8—14 Tage alt) — Wasser. —

2. 15—60 Min. in einer frisch hergestellten Mischung von Lösung *A*. 2,0 + Lösung *B*. 8,0. Zu beachten ist: Diese Mischung ist immer frisch herzustellen und zu benutzen, weil sie durch Carminniederschlag sehr bald an Färbekraft verliert. Lösung *A* färbt Glykogen nur am 2. bis ca. 10. Tage der Herstellung, am besten am 3. bis 4. Tage.

Nachdem es so gelungen war, Glykogentropfen in Schnitten vollständig und mit Sicherheit zu färben, war es nöthig, die Methode mit der Jodirung zu vergleichen. Es stellte sich heraus, dass Carmin, in der Weise angewandt, dieselben Gebilde und oft noch präciser färbt wie Jod, vor dem es besonders bei pigmentirten Geweben den Vorzug verdient.

Wenn ich nunmehr dazu übergehe, über die Resultate zu berichten, so können nur einzelne Punkte herausgegriffen werden. Ich will zunächst erwähnen, dass es gelingt, Glykogen in der normalen Leber zu färben. In der Pathologie ist der Glykogengehalt von Geschwülsten bereits häufig bearbeitet worden; unter den Tumoren des Auges und seiner Umgebung enthalten, abgesehen von den Lidcarcinomen, besonders die Aderhautsarkome sehr reichlich Glykogen. Worauf ich im Folgenden hauptsächlich die Aufmerksamkeit lenken möchte, das ist der Glykogenfund bei acuten und chronischen Entzündungen und Eiterungen, und zwar sowohl in den Leukocyten wie in den Gewebszellen der Umgebung des Herdes als auch frei im Exsudat. Diese Beobachtung ist im Prinzip nicht neu; Paschutin hat bereits chemisch Glykogen bei Entzündungen nachgewiesen, und Ehrlich fand es mikroskopisch in den Leukocyten.

Da es vielleicht noch Zweifeln begegnen könnte, dass es sich bei den vorgezeigten Präparaten wirklich um Glykogen handelt, so seien die Beweisgründe dafür zusammengestellt. 1. Ist die Form der Tropfen bezw. Kugeln oder Schollen wohl charakteristisch. 2. Die glykogene Jodreaktion bei Ausschluss von amyloiden Körpern giebt, soweit bekannt, keine andere Substanz. 3. Nach Behandlung mit Speichel bei 37° im Brütofen sind die Tropfen gelöst, während die Schnitte sonst ihre Färbbarkeit nicht eingebüsst haben. 4. Die Ueberführung in Zucker und dessen Nachweis ist mikroskopisch

---

3. Sehr gründliches Entfärben in mehrfach erneuerter Lösung *B.* (1/4 Std. und länger).

4. 70 bis 80 % Alkohol — Alkohol absol. — Oel — Balsam.

Kerne blau, Glykogen roth, Fixirung der (möglichst frisch einzulegenden) Präparate am besten in Alkohol absol.; Formol konservirt Glykogen auch, allerdings nicht so vollständig. Celloidineinbettung.

Bei der Färbung lässt sich als Zusatz statt Alkohol oft mit Vortheil Methylalkohol verwenden; ebenso ist die Differenzirung angenehmer in einer Mischung von Methylalkohol 2 + Alkohol absol. 4 + Aq. dest. 5.

bis jetzt unthunlich, wohl aber grob chemisch von Langhans, Paschutin u. a. bereits ausgeführt.

Von den mancherlei Fragen, die noch zu beantworten wären, will ich endlich nur berühren, welche Bedeutung dem Glykogen bei Entzündung zukommt. Aus seiner Vertheilung glaube ich auf die Möglichkeit hinweisen zu können, dass Glykogen eine Art Schutzstoff der Zellen darstellt, vielleicht auch nur im Sinne einer vermehrten Nahrungszufuhr. Im eigentlichen Eiter findet sich Glykogen fast nicht, gar nicht in abgestorbenem Gewebe, während andrerseits die Gewebe in der Umgebung eines Entzündungs- bezw. Eiterherdes stark glykogenhaltig werden.

Zum Schluss noch eine Einschränkung. Ich habe, wenigstens grossentheils, Präparate nur vom Auge und seiner Umgebung untersuchen können; ich hoffe aber, dass auch von einem allgemeinen Standpunkte aus die Karminfärbung des Glykogen brauchbare Ergebnisse zeitigen wird.

Diskussion.

Herr Ziegler (Freiburg): Prof. Batsurada hat im Laufe des letzten Semesters in meinem Laboratorium experimentell Untersuchungen über das Auftreten von Glykogen bei Entzündungen ausgeführt. Festgestellt ist, dass die polynucleären Leukocyten, die ausgewandert sind, reichlich Glykogen enthalten, während in den Zellen des Knochenmarks kein Glykogen vorkommt und die Leukocyten des Blutes nur Spuren davon enthalten. Es tritt aber Glykogen in Zellen auf, von denen man annimmt, dass sie dem Untergang entgegengehen. Die Fibroblasten enthalten zu Zeiten ebenfalls Glykogen. Die Umstände, unter denen es auftritt, sind noch nicht festgestellt.

Herr Best: Es ist sehr fraglich, ob der Glykogengehalt bei Tumoren mit ihrem Wachsthum zusammenhängt; jedenfalls ist es auch bei sehr langsam (über 10 Jahre) wachsenden Aderhauttumoren und noch dazu sehr reichlich zu finden.

IX.

Herr R. A. Reddingius-Groningen:

Ueber die phagocytären Erscheinungen bei der Entzündung des Kaninchennetzes.

Mit Tafel III.

Es sei mir erlaubt, Ihre Aufmerksamkeit zu lenken auf die Zeichnungen von Zelleinschlüssen, welche auf dieser Tafel angebracht sind (Fig. 1—6).

Sie betreffen Netzpräparate vom Kaninchen. Durch eine kleine Wunde wurde etwa 2 ccm einer Suspension von Lycopodium in steriler Salzlösung in die Bauchhöhle eingespritzt; das Thier nach 30 Stunden getödtet.

Die blauen Präparate sind gefärbt nach der Nissl'schen Methode, welche eine ausgezeichnete Plasmafärbung ist für formativ gereizte Zellen. Man sieht die ganzen Zellcontouren, die Deckzellen sind von sehr unregelmässiger Form, haben Ausläufer, welche sich in die Fläche und die Tiefe ausstrecken und unter einander vielfach in Verbindung treten.

Die Objecte, nach denen die grünen Abbildungen gezeichnet sind, wurden nach einer anderen Methode angefertigt, welche ich im vorigen Jahre in Virchow's Archiv beschrieben habe.

Es kommen nach einander Methylenblau-Lösung nach Löffler, gesättigte alkoholische Pikrinsäure und Origanumöl zur Verwendung.

Als ich die Methode beschrieb, gelang sie jedesmal vortrefflich; leider aber habe ich erfahren müssen, dass die Hilfsmittel der Mikroskopie keine chemischen Körper von constanter Zusammensetzung sind, was wohl an erster Stelle zutrifft für das so vielfach verwendete Methylenblau. Die Kernkörperchenfärbung gelingt noch, wie ich an Präparaten, die ich mitgebracht habe, zeigen kann; sie ist aber in der Handhabung gar nicht mehr so zuverlässig wie im Anfang.

In den blauen Zellen sind andere Zellen eingeschlossen und zwar von zweierlei Aussehen; ob sie darum auch von verschiedenem Charakter sind, muss vorläufig dahingestellt bleiben.

Die erstere Zellart hat dunkelblaue Peripherie mit blässerem Centrum (Fig. 1). Der Plasmasaum ist schmal oder breiter, sehr dunkel tingirt; der Kern dagegen ist sehr blass, kaum unterscheidbar. Die Zellen kommen in verschiedener Grösse vor: es giebt ganz kleine von dieser Art, welche gleichmässig dunkelblau gefärbte Kugeln darstellen. Solche Zellen, und zwar nur die grösseren Formen, kommen auch in grosser Zahl ausserhalb der Zellen, frei vor.

Die zweite Zellart (Fig. 1) ist kennbar an den gelappten oder fragmentirten Kernen, die sehr dunkel gefärbt sind. Für's Weitere haben die Zellen eine zur Wiedererkennung sehr bedeutende Eigenschaft: sie führen im Protoplasma zahlreiche violette oder violettblaue Granula.

Diese Zellen sind auch in den verschiedensten Grössen anwesend. Die grösseren stimmen mit den freien leukocytären Zellen der Umgebung ganz überein, die kleineren Exemplare sind mit den grösseren ganz gleichförmig, bei diesen fehlt auch die violette Granulirung nicht. Die Kerne der allerkleinsten aber sind einfacher gebaut: sie sind von zwei zusammenhängenden oder absonderlich stehenden Körperchen gebildet, oder sogar findet man nur ein blaues Korn, von vereinzelten violetten Granulis umgeben.

Bei der Grünfärbung findet man die grösseren, verästelten Zellen nicht ohne Weiteres wieder; wer sie aber mit der blauen Methode gesehen, kann sie sammt ihren Einschlüssen wieder erkennen. Es zeigt sich dann, dass die meisten der ersterwähnten eingeschlossenen Zellen sogenannte Radkerne haben, es kommt bei den grösseren aber vor, dass Neigung zur Lappung, zur Fragmentation (eine Vorbereitung für die Bewegungsfunction) da ist. Auch die anders gearteten blauen Einschlüsse findet man wieder und zwar sind sie mehr auffällig.

Ich werde sie, von den kleinsten anfangend, beschreiben.

Vorerst sieht man, dass neben dem Kerne kleine schwarze, und, wenn grösser, grüne Körperchen liegen.

Die grünen haben in der Regel ein schwarzes Korn in ihrem Centrum.

Sie liegen oft ganz typisch in einer Ausbuchtung des Kernes (Fig. 2) neben einander in Diplococcenform. Es kommt auch zur Gruppenbildung. Die Gruppen können, wenn die Körper noch klein sind, so geformt und geordnet sein, dass sie Miniatur-Leukocyten gleichen.

Es giebt grössere, welche ganz mit Leukocyten übereinstimmen, und so ist es ein häufiger Befund, dass solche leukocytären Zellen wieder gerade in der Einbuchtung des Kernes genistet sind (Fig. 3). Aber sie können überall im Protoplasma vorkommen (Fig. 4, 5).

Die Gruppen oder die einzelnen Körner sind immer von einem hellen, ungefärbten Hofe umgeben.

Gelegentlich sieht man das Protoplasma einer ziemlich grossen Zelle ganz voll mit den genannten Körnern, einzeln, zu zweien, oder in Mehrzahl. Die grössten Exemplare sind dann deutliche Zellen, deren Kerne sich färben wie der Kern der betreffenden umhüllenden Zelle (Fig. 6).

Soweit die Beschreibung der Befunde. Die Bilder, welche ich mit anderen Methoden nicht in der Häufigkeit und Gestalt gesehen hatte, werden nach herrschenden Ansichten für Phagocytose erklärt.

Die Einschlüsse von beiderlei Art zeigen grössere, kleinere und kleinste Formen in regelmässiger Folge, und wirklich wäre es zulässig, wenn man die grösseren Zellen für noch intact gebliebene, die kleinen bis allerkleinsten für halbwegs und fast ganz verdaute erklären würde.

Die Deutung in dem Sinne ist nicht ganz zu verwerfen, sie ist mir aber stets mehr unwahrscheinlich geworden und zwar wegen der folgenden sich aufdrängenden Einwendungen.

Erstens. Die normal grossen Zellen und die kleinen sehen ganz unversehrt aus, wie nur bei plötzlichem Absterben, ohne Verdauung, möglich wäre.

Zweitens. Es lässt sich keine Mischung von Phagocyt und Opfer, Zellleiche, zeigen. Immer bleiben sie von einander durch einen deutlichen Hof getrennt. Wenn man todte Dinge, z. B. Stärke, eingeschlossen sieht, fehlt der Hof, man bekommt wirklich den Eindruck von Fusion; sowie auch bei Mikroorganismen: diese liegen auch direct von Protoplasma umschlossen.

Drittens. Die grösseren und kleineren Exemplare sind unter sich gleichförmig; wenn Phagocytose im Spiel, so würde es erstaunlich sein, dass bei der Verdauung von allen Bestandtheilen gleichviel abgenommen würde.

Diese Einwände gegen die Deutung als Phagocytose mögen mehr oder weniger Eindruck machen. Der Hof z. B. wäre als Verdauungsraum für den Wechsel der Zellensäfte anzumerken u. s. w.

Ich kann mich deswegen nur freuen, dass die Objecte mir

bei fortgesetzter Untersuchung eine andere Beweisführung in die Hand gaben.

Fassen wir noch einmal die grünen Präparate ins Auge und vergleichen wir dieselben mit den Bildern, welche mit der Heidenhain'schen Centrosomen-Färbung zu erhalten sind.

Man findet die reinste Uebereinstimmung. Die vollgestalteten Zellen sind auch bei dieser Färbung anwesend, und wenn man weiter zusieht, findet man Zellen, in welchen, neben dem Kerne, in einer Ausbuchtung zwei diplococcenartige Körner liegen, oder Gruppen von solchen, die mit den Heidenhain'schen Mikrocentra übereinstimmen.

Man würde also, von dem Standpunkte der Phagocytose, zu dem Schlusse kommen, dass die Substanz der Centrosome am längsten Widerstand leistete. Das wäre sehr zufällig, ja ungereimt. Fängt man die Deutung von den kleinsten im Protoplasma gelegenen Körpern an (Mikrosome, Mikrocentra), so kommt man zu einem in der Histologie der höheren Wesen wenig geläufigen Annahme, nämlich zur endogenen Zellbildung.

Bei niederen Organismen ist dieser Modus der Zellproliferation anerkannt, bei höheren Metazöen darf man sie meines Erachtens nicht a priori verwerfen.

Wenn das Vorkommen bei höheren Thieren Bestätigung finden würde, so wäre eine sehr willkommene Erklärung erhalten für die Thatsache, dass üppige Zellvermehrung in confesso sein kann, ohne sichtbare Theilungsformen an verhältnissmässig so grossen Elementen, wie die Kerne sind.

Ohne Theilung wird die endogene Zellvermehrung auch wohl nicht vor sich gehen. Wenn man fragt, welche dann die sich theilenden Gebilde seien, so kann ich auf Grund des Gesagten auf die Centrosome Heidenhain's (welche ich vorläufig auf Grund von vergleichenden Untersuchungen an Ascaris megalocephala nicht mit Polarkörperchen identificiren möchte) hinweisen.

Die Centrosome haben nach Heidenhain das Vermögen zu wachsen, sich zu vermehren und sich zu bewegen.

An meinen Netzpräparaten konnte ich wahrnehmen, dass im ruhenden normalen Netz die Centrosome nur vereinzelt vorkommen dass mit dem Grade der formativen Reizung ihre Zahl zunimmt. Darin liegt dann auch ein Fingerzeig für ihre Bedeutung zur Erklärung der Herkunft der im Protoplasma der Mutterzelle angetroffenen Elemente.

Das von mir erörterte Spiel in der Kernbucht oder im Protoplasma überhaupt ist nicht unbeachtet geblieben. Die Bilder wurden von anderen Untersuchern beschrieben und verschieden gedeutet. Die mir zugemessene Zeit erlaubt nicht darauf einzugehen, nur sei gesagt, dass von den Autoren der herumgereichten Arbeiten[1]) Bosc und Sawtschenko meinen mit Parasiten zu thun zu haben; als Phagocytose oder als endogene Zellbildung aber hat sie keiner gedeutet. Erwähnung verdient, dass Borrel den Elementen eine Rolle bei der Spermatozoënbildung zukommen lässt.

Ueber die Frage, woher die Centrosome stammen, möchte ich mich etwas näher aussagen.

Hertwig hat sich dahin ausgesprochen, dass sie aus dem Kernkörperchen heraustreten würden.

Dieser Meinung kann ich beistimmen auf Grund der von mir aufgefundenen Struktur der Kernkörperchen, welche ich an verschiedenen Objecten zeigen kann.

Die Kernkörperchen schliessen in einer homogenen Substanz Körner ein, welche nach meiner Färbung sich wie die Centrosome Heidenhain's verhalten.

Ich konnte nachweisen, dass diese Körner am Rande des Kernkörperchens, im übrigen Kernraum, ja im Protoplasma der Zelle vorkommen können.

Mit Heidenhain's Methode sieht man die Struktur der Kernkörperchen nicht; meine Methode, die übrigens mit der Heidenhain'schen in Beziehung steht, füllt also eine Lücke aus.

Durch die Annahme der endogenen Zellvermehrung wird die Stellung der Zelle als functionelle Einheit nicht getroffen, wohl aber als morphologischer Elementarorganismus.

Von der karyokinetischen Theilung wird gern angenommen, dass sie in ideëller Weise die Kernbestandtheile über die Tochterzellen vertheile; wenn man annimmt, dass der Kern überall die-

---

[1]) Borrel, Annales de l'Institut Pasteur, Tome XV. Gorini, Centralblatt für Bact. und Inf.-Krankh. Band XXIX, No. 14. Bosc, Archives de méd. expériment. et d'anat. pathol., Tome XIII, 1901. Sawtschenko, Archives Russes de Pathologie, de médecine clinique et de Bactériologie, Vol. XI, Fasc. 3.

selbe Struktur hat, genügt die directe Theilung auch zur gleichmässigen Vertheilung der Kerntheile, also der Zelleigenschaften.

Bei der Kernsprossung liegt die Sache schon anders, man muss annehmen, dass, wenn die Tochterkerne die Eigenschaften des Mutterkerns behalten, was doch wahrscheinlich ist, einzelne Theile des Kerns im Stande sein werden, einen ganzen Kern zu regeneriren.

Bei der endogenen Zellbildung geht es einen Schritt, genauer gesagt einen Sprung weiter. Da sind nach meiner Ansicht bestimmte Kernelemente, die für sich vermehrungsfähig sind, gleichsam der Samen für die junge Zellenbrut, was Zurückkehr zur alten Schwann'schen Lehre bedeuten würde, wenn nicht ein bestimmter morphologischer Körper Ausgangspunkt wäre, anstatt des früheren Blastems, der Intercellularsubstanz (Grawitz).

Ich schliesse mit den Worten von Ribbert[1]), welchen ich ganz beistimme:

„Und wenn sich auch später herausstellen sollte, dass die Zelle nicht die letzte selbständige Einheit des Organismus ist, so wird doch die Cellularpathologie ihre grundlegende Bedeutung behalten."

Erklärung der Abbildungen.

Fig. 1. Nach einer farbigen Tafel von Reilingh (Dissertation, Groningen 1901).

Netz des Kaninchens, 48 Stunden nach der Einspritzung von Lycopodium-Suspension. Immersion.

In der Mitte eine Lycopodium-Spore, von einer Zellschicht umgeben. Nach der Peripherie grosse verästelte Zellen des Netzes, und kleinere regelmässigere Formen.

In den verästelten Zellen die im Text erwähnten Zellen erster Art (Lymphocyten-Typus).

In den anderen die Zellen zweiter Art eingeschlossen, (Leukocyten-Typus). Die letzteren sind von feinen Granulis umgeben. Ausserdem kommen zahlreiche Zellen beiderlei Art ausserhalb der Zellen frei vor.

Fig. 2—6. Von demselben Objekte. Die Zellen mit Einschlüssen zweiter Art nach der grünen Methode. — Immersion.

Fig. 2. Körnchen in der Kernbucht in Diplococcen-Form.

Fig. 3. Mehrere umhöfte Körnchen im Protoplasma. In der Kernbucht eine gelapptkernige Zelle.

---

1) Lehrbuch der allgemeinen Pathologie 1901.

Fig. 4. Zwei Körnchen im Protoplasma.
Fig. 5. Verschiedene Einschlüsse wie im Text beschrieben.
Fig. 6. Körnchen von verschiedener Form und Anordnung und vollgestaltete Zellen im Protoplasma der Zelle.

Diskussion.

Herr Ziegler: Der Vortragende hat mich nicht davon überzeugt, dass eine endogene Zellenbildung vorkommt. Die abgebildeten Zellen sind mir wohl bekannt. In meinen Untersuchungen über entzündliche Gewebsneubildung, die ich im Jahre 1676 publicirt habe, finden Sie dieselben abgebildet; Sie werden sehen, dass sie ganz mit diesen Bildern übereinstimmen. Ich habe damals angenommen, dass die Fibroblasten die polynucleären Leukocyten aufnehmen und zerstören resp. verdauen. Die Bilder erklären sich leicht durch die Annahme einer fortschreitenden Zerstörung der Leukocyten. Kerntrümmer können sich daher längere Zeit färbbar im Protoplasma des Phagocytus erhalten.

Centrosomen finden sich in der That oft in Zellen entzündeten Gewebes. Man darf aber nicht jedes Körperchen, das sich mit den genannten Methoden färbt, als ein Centrosom ansehen. Die wahren Centrosomen haben zu den beschriebenen Zelleinschlüssen keine Beziehung.

Herr von Hansemann macht darauf aufmerksam, dass doch nicht Alles Centrosomen ist, was sich nicht mit der Heidenhain'schen Methode im Zellkörper färbt. Auch Zelldegenerationsproducte könnten damit gefärbt werden.

Herr Reddingius: Ich kann nur meine Freude darüber aussprechen, dass Herr Ziegler die nämlichen Bilder gesehen und abgebildet hat, wenn er sie auch anders deuten will. Herrn von Hansemann gegenüber muss ich bemerken, dass ich bei der Färbung die übrigen Merkmale nicht ausser Acht gelassen habe; wenn man die Dinge schon $1^1/_2$ Jahre untersucht hat, bekommt man das Recht, zu urtheilen, ob zufällige Produkte der Färbung oder bestimmte Elemente vorliegen. Meinen beiden Gegnern kann ich gemeinschaftlich antworten, dass nicht vergessen werden darf, dass meine Meinung sich u. A. auf eigene Färbungsmethoden gründet. Bevor man die Resultate und Schlüsse in dem Licht der angegebenen Methoden controlirt hat, muss ein abneigendes Urtheil als verfrüht betrachtet werden.

X.

Herr Pappenheim-Hamburg:

Mikroskopische Demonstration von Lymphocyten und Plasmazellen.

Gestatten Sie mir, Ihre Aufmerksamkeit einen Augenblick für einige mikroskopische Präparate in Anspruch zu nehmen. Dieselben zeigen Lymphocyten und Plasmazellen dargestellt nach einer neuen, von mir jüngst (in den Monatsheften für praktische Dermatologie) veröffentlichten Protoplasma-Färbemethode, und geben die Unterlage her für einen Aufsatz, dessen I. Teil soeben in Virchow's Archiv erschienen ist. Da dort die Lymphocyten- und Plasmazellenfrage in den wesentlichsten theoretischen Punkten, wie ich ich glaube, ziemlich eingehend erörtert ist, möchte ich auf diese Dinge hier im Einzelnen nicht nochmals zurückkommen.

Ich wollte nur die Gelegenheit benutzen, meine Präparate Ihrem Gutachten zu unterbreiten, weil auf diese Weise vielleicht eine fruchtbarere Diskussion über die in Rede stehende wichtige Frage ermöglicht werden dürfte.

Was nun zuerst das Wesen einer Protoplasmafärbung anbetrifft, so sind Ihnen dort einmal zwei entsprechende Präparate mit Hämatoxylin und mit Unnas Methylenblaumethode gefärbt aufgestellt worden. Bei der ersteren Kernfärbung ergiebt sich, dass die Elemente der kleinzelligen Rundzelleninfiltration völlig wie Kerne kleiner Lymphocyten erscheinen, bei letzterer Protoplasma-Methode indessen, dass sie vielfach bedeutend grösser sind, da sich um den kleinen excentrischen Kern meist noch ein breites Cytoplasma herumlagert.

Sehr viele Rundzellenhäufungen bestehen nur aus solchen „grossen Plasmazellen“, die sich im normalen Blute nie finden, die meisten bestehen überwiegend aus solchen, führen indessen auch noch kleinere Elemente, bei denen sich ein deutliches „Granoplasma“ nicht nachweisen lässt und die sich somit völlig wie kleine Lymphocyten verhalten; einzelne Rundzellenhaufen vollends bestehen fast ausschliesslich aus diesen kleinen Gebilden. Für mich unterliegt es nach meinen Untersuchungen keinem Zweifel, dass diese kleinen lymphocytoiden Gebilde, obwohl ihresgleichen auch im Blut angetroffen werden, der gleichen histogenen Natur und Herkunft sind wie die grossen Plasmazellen, dass sie mit ihnen eine zusammengehörige Zellart, eine genealogische Einheit bilden. Mit anderen Worten: man darf unter „Plasmazellen“ nicht nur die Plasmazellen s. str., d. h. die typisch ausgebildeten grossen Zellen Marschalko's verstehen, sondern muss auch die kleinen Rundzellen der Granulome etc. mit hierher rechnen, selbst wenn sie tinctoriell keine „Plasmareaction“ geben.

Ganz entsprechend darf man als Lymphocyten nicht nur die kleinen typischen Lymphkörperchen des normalen Blutes bezeichnen, sondern auf diesen Namen haben auch die pathologischerweise im Blut auftretenden, früher als Müller'sche oder Troje'sche Markzellen bezeichneten Gebilde Anspruch, welche ihrer Natur nach grosse Lymphocyten, i. e. Lymphogonien Benda's oder Keimcentrumszellen Flemmings sind.

Während man also früher auf Grund blosser Kernfärbungen die Elemente der Rundzelleninfiltrationen schlechtweg mit Lymphocyten in Parallele gesetzt hatte, lehren die modernen Protoplasma-Färbungen, dass die Dinge im Einzelnen etwas complicirter liegen, insofern als nur die sog. kleinen Plasmazellen den kleinen Lymphocyten des Blutes entsprechen, während die grossen Plasmazellen den grossen Lymphocyten der Lymphfollikel gleichzusetzen sind.

Diese Analogie ist nun nicht nur eine morphologische, sondern auch eine tinctorielle.

Wir wissen, dass auf dem Deckglaspräparat die Lymphocyten eine ganz bestimmte Färbereaktion geben. Die Lymphocyten sind nämlich basophile Gebilde, so benannt, weil ihr Plasma aus einem neutralen (Methylenblau-Eosin) Gemisch die basische Componente aufnimmt, falls dieselbe nicht, wie beim Triacid, das lediglich Kerne färbende Methylgrün ist.

Wendet man nun aber ein Gemisch zweier basischer Farben an, dessen eine Componente durch Methylgrün repräsentirt wird, so tritt eine derartige auf verschiedener Election beruhende Dissociation des Gemisches ein, dass sich lediglich die Kerne grün tingiren, während die basophilen Zellleiber den anderen basischen

Farbstoff aufnehmen. Sehr geeignet ist hierfür eine Mischung von Methylgrün mit Pyronin. Ein ausgestelltes Deckglaspräparat von gonorrhoïschem Eiter zeigt Lymphocyten mit dieser Färbung.

Diese gleiche Reaction tritt nun auch im Schnittpräparat ein, wenn man das Pyronin durch nachträgliche Resorcinbeizung für die Entwässerung des gefärbten Schnittes akoholfest macht, indessen deutlich nur bei den grossen Lymphocyten der Keimcentren.

Ein einer Tonsille entstammendes Präparat ist Ihnen dort nach dieser neuen Doppelfärbung aufgestellt worden. Diese gleiche elective Lymphocytenfärbung habe ich nun auch auf Granulationsgewebe verschiedenster Art angewandt und stets gefunden, dass sich die Rundzellen desselben tinctoriell völlig analog wie Lymphocyten verhalten. Die grosse Plasmazellen nehmen mit ihren basophilen Zellleibern die rothe Reaction an ganz wie grosse Lymphocyten, während sie bei den kleinen Rundzellen auszubleiben scheint. Aufgestellte Präparate von Wundgranulationen und Ulcus molle sollen die angedeuteten Verhältnisse veranschaulichen.

Ob es wegen der hervorgehobenen Analogieen angängig ist, die Plasmazellen, namentlich die kleinen, einfach für gewöhnliche (kleine) Lymphocyten zu erklären, bezw. alle Keimcentrumszellen eines normalen Lymphfollikels oder Lymphoms ohne Weiteres als „Plasmazellen“ anzusprechen, die ja doch lediglich pathologische Gebilde sein sollen, diese schwierige Frage habe ich in meiner citirten Abhandlung eingehend diskutirt und möge sie daher hier nicht weiter angeschnitten sein. Indess möchte ich doch auf das Präparat von Ulcus molle hinweisen, in dem man die Adventitia der Arterien völlig von grossen Plasmazellen substituirt findet, während der Gefässinhalt grosse Lymphocyten völlig, kleine so gut wie völlig vermissen lässt. Im Grossen und Ganzen gleichen diese Gebilde ganz den normalen Malpighi'schen Körperchen der Milz, deren Elemente indess wohl Niemand als aus dem Arterieninhalt herstammend deutet.

XI.

Herr S. Saltykow-Groningen:

Ueber Muskeleiterung.

Mit Tafel IV.

Die activen Veränderungen der Muskelelemente bei der Eiterung wurden bekanntlich hauptsächlich von den älteren Autoren zum Gegenstand der Untersuchung gemacht.

Seit den Cohnheim'schen Arbeiten ist auch bei der Muskeleiterung die Leukocytenemigration auf den Vordergrund getreten.

Es schien von Interesse, die Untersuchungen von Neuem aufzunehmen, zumal an der Hand einer neuen Färbungsmethode.

Die Eiterung wurde durch Injection von Calomel, Terpentinöl oder Culturen von Bacillus pyocyaneus in die Arteria femoralis, oder unmittelbar in die Oberschenkelmuskulatur des Kaninchens hervorgerufen. Das Material wurde hauptsächlich nach der Methode von Nissl behandelt, welche von Herrn Prof. Reddingius als Protoplasmafärbung empfohlen wurde.

Die Untersuchung der Anfangsstadien der Entzündung liess fast ausschliesslich die Emigration von Leukocyten wahrnehmen. Es zeigte sich aber, dass manchmal schon nach 24 Stunden und namentlich in späteren Stadien eine interessante Veränderung an den Muskeln sich abspiele. Die Muskelkerne vergrössern und vermehren sich, es bilden sich um sie herum grosse Protoplasmahöfe. Dieses Protoplasma zeigt eine zarte, schaumartige Beschaffenheit, ist unregelmässig begrenzt und sendet eine verschiedene Menge von mehr oder weniger langen Ausläufern (Fig. 1, 2). Diese breiten sich manchmal in ganz ungemein zarten, zierlichen Verzweigungen aus, welche vielfach quer durch die ganze Dicke der Fasern hindurchziehen (Fig. 1). Diese Zellen stehen oft mittels ihrer Ausläufer mit einander in Verbindung.

Im Laufe des Processes verlieren die Zellen ihre Ausläufer, fallen aber immer noch durch ihr grosses Protoplasma auf.

Inzwischen wird die contractile Substauz homogen und zerfällt in Schollen und körnige Massen.

Das ganze Sarkolemm ist manchmal von gewucherten Zellen

ausgefüllt. Ihr Protoplasma zerfällt immer mehr körnig oder schrumpft zusammen, ihre Kerne werden dunkel, structurlos, verkleinern sich, bekommen vielfach Einschnürungen. Viele von ihnen werden durch Zerfall des zugehörigen Protoplasmas frei, schnüren sich immer weiter durch und zerfallen in kleine Chromatinkörner und gelappte Chromatinklumpen.

Diese lassen sich durch nichts von Kernen der zu Grunde gehenden Eiterkörperchen unterscheiden.

Der Inhalt von benachbarten Sarkolemmschläuchen fliesst unter Zugrundegehen des Sarkolemms zusammen.

Diesen ganzen Process kann man manchmal am Rande eines Eiterheerdchens verfolgen (Fig. 3). Man kommt dabei leicht zur Ueberzeugung, dass gewucherte Muskelzellen sich dem Eiter beimengen. Die Frage ist nur, in welcher Ausdehnung das der Fall ist.

Es scheint sich damit in verschiedenen Fällen verschieden zu verhalten. Es kommen Fälle vor, wo kaum etwas von dieser Veränderung zu Stande kommt. In anderen Fällen dagegen können sogar kleine Heerde, welche durch nichts von Eiterheerden zu unterscheiden sind, sich fast ausschliesslich auf diese Weise bilden. Es gelingt übrigens nicht immer leicht die besprochene Muskelveränderung zu erzeugen. So scheinen die Muskelelemente bei allzu stürmisch verlaufenden Eiterungen überhaupt nicht zur Wucherung zu kommen.

Neben den Veränderungen an den Muskeln sieht man schon im Anfang der Entzündung Wucherung der Bindegewebszellen. Es entstehen grosse, mit Ausläufern versehene Zellen, welche zum Theil von Muskelzellen nicht zu unterscheiden sind. Diese Bindegewebszellen zerfallen vielfach und mengen sich dem Eiter ebenfalls bei.

Der Schluss, welchen ich aus meiner Untersuchung ziehen möchte ist, der folgende: Bei Muskeleiterung kommt es, abgesehen von der Auswanderung der Leukocyten, zu einer Wucherung von Muskel- und Bindegewebselementen, welche zu Bestandtheilen des Eiters werden und zum Theil morphologisch von den Eiterkörperchen leukocytären Ursprungs nicht zu unterscheiden sind.

Erklärung der Abbildungen.

Fig. 1. Eine Muskelfaser mit zwei besonders stark gewucherten Zellen, welche durch ihre Ausläufer mit anderen Zellen in Verbindung stehen. In der Mitte eine wenig veränderte Muskelzelle. Am unteren Rande rechts eine sich im Anfang der Wucherung befindende Zelle, welche den normalen Sitz am Sarkolemm noch behalten hat. Oben und rechts zwei kleine, mehr den Eiterkörperchen ähnliche Muskelzellen.

48 Stunden nach der Injection von Pyocyaneus in die Muskeln. Vergr. 1000.

Fig. 2. Eine gewucherte Muskelzelle mit zahlreichen Ausläufern, welche mit einen wenig veränderten Muskelzelle (links, oben) in Verbindung steht.

48 Stunden nach der Injection von Calomel in die Arteria femoralis. Vergr. 1000.

Fig. 3. Oben Rand eines Eiterherdes. Nach unten von ihm zwei Muskelfasern mit degenerirter contractiler Substanz. In der unteren Faser gewucherte Muskelzellen mit Ausläufern, in der oberen Muskelzellen ohne Ausläufer und in Zerfall begriffene Zellen. Es lassen sich alle möglichen Uebergänge von den grossen Zellen zu den kleinen Zellen und Chromatinklumpen im Eiterherde verfolgen. Die Zerfallsprodukte der Muskelzellen sehen den zerfallenen Leukocyten ähnlich aus.

4 Tage nach der Injection von Pyocyaneus in die Muskulatur. Vergr. 500.

XII.

Herr Marchand-Leipzig:

Ueber Clasmatocyten, Mastzellen und Phagocyten des Netzes.

Auf der Tagung der deutschen pathologischen Gesellschaft zu Düsseldorf hatte ich einige Mittheilungen über die normalen im Netz vorkommenden Zellformen und deren Veränderungen bei der durch kleine Fremdkörper hervorgerufenen Entzündung gemacht und zahlreiche Abbildungen vorgelegt [1]). Bei dieser Gelegenheit hatte ich die Ansicht ausgesprochen, dess die sogen. „Clasmatocyten“ Ranvier's, welche dieser Autor als unbeweglich ge-

[1]) S. die Verhandlungen der Gesellschaft, I, S. 63, 1898. Die ausführliche Mittheilung der noch nicht abgeschlossenen Untersuchungen hat aus verschiedenen Gründen noch nicht erfolgen können.

wordene Leukocyten mit besonderen Functionen betrachtet, nichts Anderes als Bindegewebs-Elemente und gleichwerthig mit adventitiellen Zellen der Gefässe seien, die bei entzündlichen Processen durch Bildung phagocytärer Elemente eine grosse Bedeutung erhalten. Weiterhin hatte ich nachzuweisen gesucht, dass diese Zellen durch fortschreitende mitotische Theilungen kleine einkernige Zellformen von der Beschaffenheit der Lymphocyten liefern. Ranvier hatte seinen Clasmatocyten die Fähigkeit zugeschrieben, bei Entzündungen Eiterkörperchen zu bilden, was ich nicht bestätigen konnte.

In einer neuen, mit Abbildungen versehenen Arbeit[2]) wendet sich nun Ranvier gegen meine Auffassung seiner Clasmatocyten, deren Leukocyten-Natur er von Neuem zu beweisen sucht, indem er gleichzeitig die Uebereinstimmung eines Theils der Clasmatocyten mit den Ehrlich'schen Mastzellen hervorhebt. Ranvier bezeichnet die Mastzellen als eine „Varietät" der Clasmatocyten, als deren wichtigste Eigenschaft er die Ablösung von Theilen des Zellprotoplasmas betrachtet.

Vor Kurzem haben E. Neumann und Schreiber eingehende Untersuchungen über das Verhältniss der Mastzellen zu den Clasmatocyten mitgetheilt, als deren Ergebniss sie die thatsächliche Identität von Clasmatocyten und Mastzellen behaupten, ohne auf die angebliche Leukocyten-Natur der ersteren näher einzugehen. Die beiden Autoren behaupten aber ausserdem, dass die von mir beschriebenen Zellen des Netzes überhaupt nicht mit den von Ranvier als Clasmatocyten bezeichneten Elementen übereinstimmen. Erstens sei mir die Beziehung dieser Zellen zu den Mastzellen entgangen, sodann sei auch meine Beschreibung der Zellen abweichend von derjenigen Ranvier's.

Ich habe in Folge dieser Mittheilung Veranlassung genommen, das Verhalten der fraglichen Zellen zu den Ehrlich'schen Mastzellen zu prüfen, was ich seinerzeit unterlassen hatte, und möchte mir erlauben, darüber eine kurze Mittheilung zu machen.

Zunächst möchte ich constatiren, sowohl Ranvier, als Neumann und Schreiber gegenüber, dass die von mir besonders im

---

[2]) L. Ranvier, Des Clasmatocytes; Archives d'anatomie microscopique, T. III, S. 122, 1900. (Die Arbeit ist mir leider erst in diesem Jahre bekannt geworden.)

Netz jüngerer Thiere (Meerschweinchen, Kaninchen) und von Kindern untersuchten Zellen zweifellos dieselben sind, welche Ranvier beschrieben hat. Das geht aus der Vergleichung der Beschreibung und der Abbildungen Ranvier's mit meinen Präparaten ohne Weiteres hervor. Es giebt überhaupt, wie Ranvier selbst betont, im normalen Netz jener Thiere zwischen den Gefässen keine anderen Zellen, die damit verwechselt werden können.

Die „Clasmatocyten" des Frosches unterscheiden sich von jenen sehr erheblich, wenn sie auch verwandter Natur sein mögen, denn die ersteren sind durch die dichte Anhäufung länglichrunder, durch Dahlia, polychromes Methylenblau etc. intensiv roth gefärbter Körner ausgezeichnet, welche den erwähnten Zellen des Netzes fehlen. Die metachromatische Färbung bei Behandlung mit Methylviolet 5 B nach Ranvier, mit polychromem Methylenblau nach E. Neumann und Schreiber tritt am Protoplasma dieser Zellen nach dem, was ich gesehen habe, nicht besonders deutlich hervor, was z. Th. in der Beschaffenheit der Farbstoffe seinen Grund haben mag. Ranvier giebt selbst an, dass die „Clasmatocyten" der Kaninchen sich stärker als die Bindegewebszellen mit Methylviolet färben, dass sie aber nie die Intensität der Färbung wie die Mastzellen zeigen. (Die Violetfärbung der Zellen in der Abbildung wird als zu dunkel bezeichnet.) Bei der Behandlung nach der Ranvier'schen Methode (kurze Fixirung in 1 % Osmium-Säure, Färbung mit Violet 5 B, Einlegen in Glycerin) finde ich den Zellkörper meist blau gefärbt, den Kern dunkler; nach längerem Liegen in Glycerin haben die Zellen z. Th. eine diffus röthliche Färbung angenommen. Aehnlich mit polychromem Methylenblau. Roth oder violet gefärbte Granula habe ich bei dieser Behandlung nicht wahrgenommen, kann auch auf einzelne derartige Körner kein besonderes Gewicht legen (s. Neumann und Schreiber). Dagegen ist der vacuoläre Bau des Zellkörpers, den Ranvier selbst mehrfach ausdrücklich (nicht bloss beiläufig, nach Neumann und Schreiber) hervorhebt, in fast allen Zellen dieser Art, und zwar nicht bloss beim Kaninchen und Meerschweinchen, sondern auch beim Kinde, ausserordentlich deutlich und charakteristisch. Diese Beschaffenheit tritt mit derselben, oder noch grösserer Deutlichkeit an den mit Zenker'scher Flüssigkeit, mit Sublimat, auch mit reinem Alkohol (75 %) fixirten Präparaten hervor. Gerade hierdurch erhalten diese Zellen die eigenthümliche Zartheit und Weichheit des Zellkörpers, die auch in der unregelmässigen, oft sehr schwachen Begrenzung zum Ausdruck kommen.

Ranvier schildert die Zellen als langspindelförmig oder sternförmig, mit etwas stumpfen, oder angeschwollenen Enden; das Protoplasma ist körnig[1]), mit meist runden Alveolen von sehr verschiedener Zahl und Grösse versehen. Auch Clasmatose, Ablösung kleiner Bruchstücke, kommt vor, wird aber nicht als besonders hervortretende Eigenschaft hervorgehoben, wie bei den Amphibien. Das sind genau dieselben Eigenschaften, die ich beobachtet, und in zahlreichen Abbildungen s. Z. demonstrirt habe. Auch das Verhalten der Kerne ist durchaus übereinstimmend; hervorzuheben ist nur die bei jungen Thieren (und Kindern) nicht selten vorkommende mitotische Theilung, welche Ranvier nicht erwähnt.

Ranvier wendet sich hauptsächlich gegen meine Behauptung, dass die besprochenen Zellen den Adventitialzellen der Gefässe entsprechen[2]). Dass diese Elemente nicht aus dem Blute stammende Leukocyten sind, ist mir ganz zweifellos. Es sind Elemente, die dem Bindegewebe von früh an eigen sind, und (nicht bloss am Netz, sondern auch an anderen Theilen) die Eigenschaft haben, sich hauptsächlich den Gefässen anzuschliessen, ohne an dieselben gebunden zu sein. Bereits früher habe ich darauf hingewiesen, dass dieselben im Netz junger Thiere (z. B. neugeborener Kaninchen) überall mit den wachsenden Gefässsprossen vorrücken. An etwas älteren Gefässen finden wir bereits einen Belag von typischen Adventitialzellen, d. h. von spindelförmigen Zellen mit sehr fein ausgezogenen Enden, die den Endothelzellen von aussen anliegen und dann recht verschieden von den mehr freiliegenden vacuolären Zellen aussehen können. Man kann sich aber nicht selten überzeugen, dass diese Elemente mit einem Theil ihres Zellkörpers sich von dem Gefässrohr abheben und die vacuoläre Beschaffenheit annehmen, so dass

[1]) d. h. nicht mit gröberen eingelagerten Körnern, sondern einfach granulirt, nicht homogen.

[2]) Wenn Ranvier diese abweichende Ansicht z. Th. durch nicht hinreichend aufmerksames Lesen seiner Mittheilungen meinerseits erklärt, so kann ich nur erwidern, dass dieser Vorwurf nicht zutreffend ist. Auch die Beobachtung der Clasmatocyten in vitro hat mich nicht von deren Leukocyten-Natur überzeugen können; ich habe in meiner damaligen Mittheilung bereits Abbildungen der verästelten Formen gegeben, die Abkömmlinge jener Zellen aus der Peritonaealflüssigkeit bei Beobachtung in der Wärme annehmen; sie unterscheiden sich aber durchaus von Leukocyten.

sie sich schliesslich nicht von den freiliegenden unterscheiden lassen. Weitere Anhaltspunkte für die Identität beider ergeben sich aus dem Verhalten bei der Entzündung.

Eine besonders wichtige Beziehung dieser Zellen, auf welche ich noch hinweisen möchte, ist die zu den sogen. „Milchflecken" oder „Trübungen" des Netzes. Bei jungen Kaninchen kann man sich überzeugen, dass der erste Anfang dieser Trübungen dadurch zu Stande kommt, dass eine kleine Anzahl der spindel- und sternförmigen Zellen sich an einer Stelle anhäuft, sich durch mitotische Theilung vermehrt und grosse, sehr verschieden gestaltete, theils rundliche, theils polygonale und verästelte Zellen bildet. Anfangs sind diese Zellhäufchen scharf abgegrenzt, später lockern sie sich an den Rändern, während weitere Umwandlungen, Vascularisation, Bildung lymphoider Elemente, in ihnen auftreten.

Bei jungen Katzen verhält sich das Netz wesentlich anders als bei Kaninchen und Meerschweinchen; die Gefässe sind von einem viel dickeren Mantel von Adventitialzellen umgeben, die mehr den gewöhnlichen Bindegewebszellen entsprechen, und von hier aus verbreiten sich in die Umgebung zahlreiche spindel- und sternförmige Zellen mit feinen Ausläufern. Die Färbung mit saurer Dahlialösung, mit polychromem Methylenblau, Gentianaviolet bringt zahlreiche Zellen mit charakteristischer Körnung zur Anschauung, die, von rundlicher oder unregelmässiger Form, in der Nähe der Gefässe liegen. Bei neugeborenen und noch deutlicher bei älteren Kindern finden sich ähnliche Zellen, z. Th. innerhalb der hier sehr stark ausgebildeten Zellanhäufungen (Trübungen); daneben in grosser Zahl die nicht mit der Mastzellenkörnung versehenen vacuolären Zellen, die denen der Kaninchen gleichen.

Eine Identität dieser Zellen mit Mastzellen, wie sie Neumann und Schreiber annehmen, kann ich daher nicht anerkennen, wohl aber ist die Möglichkeit vorhanden, dass ein Theil der Zellen gleicher Herkunft durch gewisse Umwandlung zu Mastzellen wird.

Weit grösseren Werth lege ich auf die Veränderungen, welche diese Zellen bei der Entzündung erleiden. Neumann und Schreiber haben sich begnügt, die Angaben Ranvier's bezüglich des Unterganges seiner Clasmatocyten bei Entstehung der Eiterkörperchen einer Nachprüfung zu unterziehen und haben dieselben im Allgemeinen nicht bestätigen können, wenn sie auch gewisse Veränderungen der „Mastzellen" bei der acuten Entzündung feststellen konnten. Meine Beobachtungen über die Entstehung leukocytoider Zellen aus den Adventicialzellen der Gefässe haben die beiden Autoren nicht weiter verfolgt, da sie bei den der Untersuchung sich entgegenstellenden Schwierigkeiten ein eindeutiges Resultat nicht erwarten zu dürfen glaubten.

Neuere von mir angestellte Versuche (an Kaninchen), von denen ich einige Präparate und Zeichnungen vorlege, ergeben ebenso wie die früheren, dass die erwähnten Zellen auf die Einführung kleiner Fremdkörper (Stärke) durch Vergrösserung und Vermehrung reagiren, sich in grosse Protoplasma-reiche Elemente umwandeln, die zahlreiche kleine Vacuolen einschliessen und oft mit sehr vielen stumpf endenden Ausläufern versehen sind. Daneben sieht man in grosser Zahl alle Uebergänge zu kleineren, meist einkernigen Zellen von verschiedener Gestalt, die den von mir früher beschriebenen entsprechen, und die zahlreiche Fremdkörper einschliessen, endlich kleinere einkernige Lymphocyten-Formen. Meine früheren Beobachtungen haben mich zu der Annahme veranlasst, dass alle diese Zellen durch fortschreitende mitotische Theilung aus einander hervorgehen. Dazwischen treten die ausgewanderten Leukocyten auf.

Die erwähnten verästelten Zellformen lassen sich bei einiger Uebung leicht von den während des Entzündungsprozesses sternförmig und feinfaserig gewordenen Deckzellen des Netzes unterscheiden.

Die von Herrn Reddingius beschriebenen Erscheinungen, welche derselbe als endogene Zellbildung zu deuten geneigt ist, betrachte ich lediglich als Phagocytose, auch möchte ich annehmen, dass theilweise Verwechselungen der von mir erwähnten verästelten und unregelmässig gestalteten Phagocyten mit veränderten Deckzellen vorgelegen haben.

Die an anderer Stelle[1]) von Reddingius geschilderte Abschnürung freier Kugeln an den Deckzellen des Netzes („welche in dieser Hinsicht als Clasmatocyten gelten können“) halte ich grösstentheils für identisch mit den von den mehrerwähnten Zellen stammenden Phagocyten („leukocytoiden Zellen“) welche an die Oberfläche des Netzes gelangen.

---

[1]) Reddingius, die Zellen des Bindegewebes; Ziegler's Beiträge zur pathol. Anat. Bd. XXIX, S. 405. 1901.

Auf Grund meiner Beobachtungen glaube ich, dass wir nicht umhin können, gewisse indifferente Zellformen anzunehmen, die von früh an im Bindegewebe auftreten und besonders dem Verlaufe der Gefässe folgen, von wo sie sich weiter verbreiten; diese Zellen haben die Fähigkeit, bereits normal, aber besonders bei entzündlichen Prozessen, sowie bei Geschwulstbildungen verschiedener Art, Zellen zu liefern, die in hohem Grade phagocytisch sind, und durch weitere Umwandlung leukocytoide und lymphoide Zellen hervorbringen, die sich funktionell verschieden ausbilden können. Wahrscheinlich gehören dazu die Mastzellen, die Plasmazellen, die lymphoiden Zellen der kleinzelligen Infiltration und andere. Durch Uebertritt in die Gefässe können diese Zellen wahrscheinlich auch echte Blutleukocyten liefern, wie dies in den blutbildenden Organen gewöhnlich und beim Embryo auch an anderen Stellen des Körpers (Saxer) der Fall ist.

Wie sich diese indifferenten Zellen zu den übrigen Bindegewebszellen verhalten und ob dieselben fähig sind, selbst auch Bindegewebe zu bilden, ist noch nicht sicher zu entscheiden, jedenfalls sind die gewöhnlichen faserbildenden Zellen (die Hornhaut — Sehnen — und andere Bindesubstanzzellen) von jenen verschieden.

Diskussion:

Herr Recklinghausen: Ich stimme dem Vortragenden bezüglich der bevorzugten Betheiligung der Zellen des adventitiellen Gewebes bei und frage noch, ob eine Beziehung der Clasmatocyten zu den in gleicher Stellung zu der Gefässwand stehenden Chromotophoren des Bindegewebes beim Frosch zu konstatiren war.

Herr Schreiber: Ich möchte nur in Kürze die Punkte anführen, die Herrn Neumann und mich veranlassten, die Identität der Ranvier'schen Clasmatocyten mit den von Herrn Marchand beschriebenen Zellen in Frage zu stellen. Herr Marchand erwähnte schon, dass er es unterlassen, die von Ranvier als für Clasmatocyten charakteristisch beschriebene Farbreaction an seinen Zellen anzustellen. Ranvier postulirt für seine Clasmatocyten weiterhin die Anwesenheit von Granula im Zellleib; Marchand erwähnt Granula nur beiläufig, leugnet sie sogar in seinen Zellen (Clasmatocyten) aus dem Netze eines Kindes. Dagegen hebt Marchand als constanten Befund eine

Vacuolisierung des Zellbeibes hervor; Ranvier erwähnt Vacuolen nur in seiner letzten Arbeit, ohne ihnen irgend welche Bedeutung beizumessen.

Herr Marchand erwidert, dass das Vorkommen von Vacuolen in den sog. Clasmatocyten ausdrücklich mehrfach von Ranvier betont wird. Was die Körnelung betrifft, so ist zwischen der diffus-körnigen Beschaffenheit des Protoplasma und zwischen eigentlichen Granula zu unterscheiden; die erstere kommt auch den von Marchand beschriebenen Zellen zu.

XIII.

Herr O. Israel-Berlin:

Beiträge zur Entzündungslehre.

Meine Herren! Es liegt liegt nicht in meiner Absicht, die ganze Frage der acuten Entzündung aufzurollen, nur zu einigen Punkten, deren Aufklärung allerdings von grösster Wichtigkeit ist für die richtige Beurtheilung der Vorgänge, möchte ich einige Beiträge liefern, die mehr, als dies bisher geschehen ist, das biologische Verhalten der betroffenen Theile berücksichtigen sollen gegenüber der allgemein bevorzugten Morphologie.

I. Contractilitäts-Erscheinungen.

Neben den mehr- und einkernigen Leukocyten, deren Austritt aus den Gefässen im Waller-Cohnheim'schen Experiment mit grösster Sicherheit beobachtet werden kann und deren Identificirung im fixirten Präparat in Folge der Eigenart der Kerne und der Zellkörper (Granula) keine Schwierigkeiten bietet, sind Contractilität und Locomotionsfähigkeit noch einer Reihe von anderen Zellformen zugesprochen worden, bei denen die Möglichkeit eines so einwandfreien Beweises nicht vorliegt. Insbesondere ist die Frage der Locomotionsfähigkeit noch offen für Zellen des sogenannten Granulationsgewebes, welche, von den fixen Zellen dieser entzündlichen Neubildung abstammend, die Fähigkeit zum Wandern erlangen sollen. Ich will in theoretische Deductionen auf Grund der Stammesgeschichte der einzelnen Zellformen nicht eingehen; wenngleich diese für die Fragestellungen nnd die Richtung der

Untersuchung von Bedeutung sind, so ist doch auf Theoreme, Parallelen und Analogieen kein Beweis zu gründen, und ich muss mich daher auf die Ergebnisse der Beobachtung und der histologischen Analyse der in Frage stehenden zelligen Elemente beschränken.

Da sehen wir denn beim Vergleich der verschiedenfachen contractilen Gebilde des Thierkörpers, dass es irrthümlich ist, wie dies vielfach geschieht, von jeder als contractionsfähig erkannten Zelle vorauszusetzen, dass sie auch locomotionsfähig sei, und ferner sehen wir, dass vielfach auch Zellen als contractionsfähig angesehen werden auf Grund von Merkmalen, welche dies nicht beweisen.

Wo wir im Körper Zellen an Stellen antreffen, an denen sie nicht entstanden sind, kommen dreierlei Möglichkeiten der Ortsveränderung in Betracht: Eigenbewegung, deren Voraussetzung Contractilität ist, und passive Bewegung, welche durch die mannigfachen Arten der Verschleppung (Embolie im weitesten Sinne) sowie durch die, im Ganzen erst wenig gewürdigte Wachsthumsverschiebung bewirkt wird.

Wo wir locomobile Zellen mit Eigenbewegung auf ihrem Marsche direct beobachten können, sehen wir, dass die Fähigkeit, ihre Form zu verändern, nicht nur dem Körper, sondern auch dem Kern solcher Zellen zukommt. Allerdings macht sich hier der wesentliche Unterschied bemerkbar, dass active Thätigkeit allein dem Zellkörper eigen ist, während die Formveränderung des Kerns passiv, unter dem Druck des sich contrahirenden Zellenleibes erfolgt. Zwei Factoren lassen sich hierbei unterscheiden, von denen die Form des Kernes abhängt: 1) die räumlichen Verhältnisse, welche die Gestalt des Kernes vorübergehend beeinflussen, wenn er vom Zellkörper und mit ihm durch unnachgiebige, enge Spalten oder Canäle hindurchgepresst wird, und 2) das Bestreben des an dem Hinderniss bereits passirten Kernes, seine ursprüngliche Gestalt wieder anzunehmen. Der beim Passiren einer Enge lang ausgezogene Kern zeigt noch während des Durchtritts eine kugelige Anschwellung des bereits durchgetretenen Endes, indem der frei gewordene Antheil sogleich der ursprünglichen Gestalt wieder zustrebt. Der ganz durchgeschlüpfte Kern lässt keine Abweichung von seiner ursprünglichen Form erkennen. Er weist somit die Zeichen einer sehr grosser Dehnbahrkeit und einer so gut wie vollkommenen Elasticität auf.

Im Gegensatz hierzu stehen die Contractilitätsvorgänge am Zellkörper, bei deren Nachlassen Erscheinungen von Elasticität wohl auch deutlich hervortreten können, die aber während der activen Phase des Vorganges ganz hinter den Aeusserungen der Contraction zurücktreten. Die durch letztere bewirkten Formveränderungen zeigen alle Uebergänge von der Kugelform des ruhenden Protoplasma zu den bekannten vielgestaltigen Pseudopodien, die bei den uns in erster Reihe interessirenden Leukocyten vorzugsweise als radiäre Strahlen auftreten, namentlich einseitig sich vorschiebend. Die Verlängerung einer Achse, welche die Zellform derjenigen des Hühnereies nähert, das Vorstrecken zahlreicher Scheinfüsse in wechselnder Richtung, das gelegentliche Zusammenfliessen benachbarter Strahlen sind nur quantitative Differenzen des gleichen Vorganges, zwischen denen, auch an den Zellen der Metazoen, vielfältige Uebergänge beobachtet werden.

Der qualitativen Uebereinstimmung der Contractionsvorgänge an dem sogenannten umgeformten Protoplasma entspricht es, dass die Ruhestellung, in welche die Zellen beim Nachlassen der durch die Zusammenziehung erzeugten Spannung zurückkehren, für alle rein protoplasmatischen Zellen die Kugelform ist.

Wie weit diese Ruhestellung während des regulären Ablaufes der Lebenserscheinungen angetroffen wird, und ob nicht schon die regulären Stoffwelchselvorgänge an sich Contractionserscheinungen auslösen, kann ich jetzt nicht erörtern, nur das möchte ich hier betonen, dess es bis jetzt nicht möglich ist, von der Ruhestellung, die wir unschwer auch an lebenden menschlichen Zellen zu sehen bekommen, die Todesstellung auf andere Weise zu unterscheiden als dadurch, dass die erstere eine vorübergehende ist, die durch Contractionsformen abgelöst wird, während sich an die letztere nach einiger Zeit morphologischer Zerfall anschliesst.

Rein protoplasmatische Zellen sehen wir in Kugelform unter ihren natürlichen Bedingungen, nicht nur, wenn regressive Vorgänge, z. B. schleimige und fettige Umwandlung langsam zum Tode führen oder geführt haben, sondern auch wenn sie durch die gebräuchlichen Fixationsmittel verhältnissmässig schnell getödtet wurden.

Ausnahmen von dieser Grundregel werden nur beobachtet, wenn die mechanischen Bedingungen der Umgebung die Zelle hindern, Kugelform anzunehmen, z. B. bei den Leukocyten, die zwischen den Zellen der Epidermis, die weniger nachgiebig sind, eingeklemmt von dem Fixationsmittel getroffen werden. „Ueberrascht werden“ dürfte kein zutreffender Ausdruck sein, denn es finden sich unter solchen Verhältnissen überall, nicht bloss in dem angeführten Beispiel, die Anzeichen dafür, dass das Fixationsmittel nicht plötzlich in seiner vollen Concentration an die Zelle herantritt, sondern dass Temperaturunterschiede und die diffundirende Lösung reichlich Zeit finden, als Contractionsreize zu wirken, bevor die stärkere Lösung den Tod des contractilen Theiles der Zelle herbeiführt. Unter Umständen sehen wir so starke partielle Wirkungen auf das Protoplasma eintreten, dass diese die Cohäsion des Zellkörpers überwinden und wir fixirte Bruchstücke finden. Dies begegnet uns beispielsweise nicht selten an Zellen, denen, obwohl ohne Locomotionsfähigkeit, von vornherein Ausläufer eigen sind, z. B. bei den Mastzellen und Ranvier's Clasmatocyten, die wohl mit ihnen gleichwerthig erachtet werden müssen.

II. Locomobile Zellen.

Wir müssen unterscheiden zwischen der Fähigkeit von Zellen, sich auf ausreichende Reize hin zusammenzuziehen und derjenigen des Fortkriechens, wie sie in der amöboiden Bewegung vorliegt, die durch das Anheften der Protoplasma-Fortsätze an feste Theile und das Nachziehen der mit der angehefteten cohärirenden Protoplasmamasse zu Stande kommt. Ich will hier nicht auf eine Analyse dieser Bewegung eingehen; sie ist, nach den bekannten grundlegenden Untersuchungen von Kühne und Max Schultze, vor Jahren schon von F. E. Schultze an der besonders zu solchen Untersuchungen geeigneten Pelomyxa im Einzelnen studiert worden und für die verschiedenen Formen contractiler Zellen hinreichend bekannt. Etwas ganz Anderes ist die bisher immer nur unter künstlichen Bedingungen beobachtete gelegentliche Contraction nicht ausschliesslich protoplasmatisch zusammengesetzter Zellenleiber auf starke pathologische Reize hin, wie sie bei der Fixation zur Geltung kommen.

Bezüglich der Clasmatocyten Ranvier's sagt dieser Autor selbst, dass sie keine Contractilität besitzen. Wenn er sie dennoch auf Grund seiner Experimente von Leukocyten herleitet, die sich in solche Zellen umbilden sollen, so ist dem entgegenzuhalten, dass er sich auf einen Versuch mit Froschlymphe in vitro stützt, der bei 25° Wärme, also bei einer für Kaltblüter ganz abnormen Temperatur, eine Stunde lang dauerte und demnach ganz abnorme Bedingungen bot.

Wenn wir für die Identificirung der Leukocyten nicht die vorher erörterten Merkmale hätten, in Folge deren diese Zellen nicht mit anderen verwechselt werden können, und wenn nicht, wie in dem vorher angeführten Beispiele, der Sitz der polymorphen Gebilde in den Intercellularräumen der Epidermis die Einwanderung erweist, so hätten wir am fixirten Präparate kein Mittel, die voraufgegangene Locomotion der Zellen nachzuweisen. Wir befinden uns in einer so ungünstigen Lage allen denjenigen Zellen gegenüber, welche morphologisch nicht so gut definirbar sind, wie die mehrkernigen Leukocyten, insbesondere gegenüber den vermeintlichen locomobilen Abkömmlingen der fixen Bindegewebszellen.

Alle Schlüsse, die bezüglich der Wanderungsfähigkeit dieser Zellen gemacht worden sind, fussen auf der mehr oder weniger grossen Aehnlichkeit der als Wanderzellen nachgewiesenen Elemente des Blutes, der Lymphe, des Eiters mit Zellen des Granulationsgewebes, sowie auf dem Befund dieser Zellen ausserhalb ihres Stammgebietes und dem Vergleich lebender Zellen mit denjenigen des fixirten Präparates. Wird die morphologische Aehnlichkeit, ja die Uebereinstimmung mit Leukocyten auch zugegeben, so ist doch nicht zu erweisen, 1. dass es sich um Elemente handelt, die von den fixen Zellen des Granulationsgewebes abstammen, 2. dass eine Eigenbewegung die Zelle an den Fundort gebracht hat.

Für die Möglichkeit, dass wir es mit Wanderzellen zu thun haben, spricht immer die Kugelform fixirter Zellen im Innern von Hohlräumen, Gewebsspalten der verschiedensten Art, deren Anfüllung mit Flüssigkeit den darin befindlichen Zellen gestattete, ihre Form zu ändern. Ich muss hier denjenigen Autoren entgegentreten, welche als Wanderzellen freiliegende Elemente beschreiben und abbilden, die nicht kugelig sind, sondern Fortsätze und gröbere Abweichungen von der Kugelgestalt aufweisen.

Wie schwer es ist, nicht adhärirende contractile Zelle mit vorgestreckten Pseudopodien zu fixiren, zeigen die Untersuchungen von Coenen an Leukocyten und in jüngster Zeit von Deetjen an Blutplättchen. Die Zellnatur der letzteren wurde bis dahin verkannt, weil der Zellkörper im Ruhezustande, bezw. in seiner Todesstellung nicht von dem Kern zu trennen war und nur ausnahmsweise an dem lebenden Elemente Fortsätze beobachtet wurden (Eberth und Schimmelbusch). Dadurch, dass es jetzt möglich ist, das Fixationsmittel auf die an der Agarschicht hinkriechenden Elemente momentan einwirken zu lassen, ohne sie fortzuspülen, gelingt die Darstellung der Pseudopodien. Bei Amöben, die auf das an der Oberfläche der Cultur schwimmende Deckglas gekrochen sind, gelingt die Fixirung durch beliebige Lösungen in gleicher Weise, weil sie vermöge ihrer Visiosität an der Oberfläche des Glases haften, wie die Blutplättchen auf der Agarschicht. Die im hängenden Tropfen frei schwimmenden Leukocyten des Blutes und des Eiters werden aber, obwohl sie das Bestreben zeigen, sich an dem Deckglase anzuheften, durch flüssige Fixationsmittel auch bei vorsichtiger Handhabung meistentheils heruntergespült und können gut nur durch gasförmige Mittel fixirt werden, wenn die Flüssigkeitsschicht, in der sie sich befinden, dünn genug ausgebreitet war. Als gasförmiges Fixirungsmittel hat sich mir bisher allein die Ueberosmiumsäure bewährt.

Alle diese Fixationen sind auf dem Deckglase ausgeführt. Fortsätze contractiler Zellen im Gewebspräparat sind dagegen nur unter der bereits erörterten Bedingung zu fixiren, wenn die sogen. sternförmige Zelle von Gewebstheilen umgeben ist, welche, nicht leicht genug verschieblich, sie hindern, ihre Ruhe- oder die Todesstellung einzunehmen. Wo dieses Hindernis nicht vorhanden ist, lassen sich Pseudopodien bis jetzt im Gewebspräparat überhaupt nicht fixiren, selbst wenn wir präformirte dünne Membranen, z. B. das Omentum kleiner Säuger, auf das die fixirende Flüssigkeit von beiden Flächen her wirken kann, zu dem Versuche wählen. Das Kriterium für eine zur Darstellung von Pseudopodien ausreichende Fixation dieser Objecte wäre in der Amöbenform der Leukocyten gegeben, wie wir sie durch die angeführten Kunstgriffe am Deckglase erhalten. Ist die Fixation des Präparates nicht derartig, dass die in ihm enthaltenen mehrkernigen Leukocyten Pseudopodien zeigen, so haben wir kein Recht, mit Fortsätzen versehenen andersartigen Zellen der gleichen Präparate amöboide Beweglichkeit zu vindiciren. Da die Fixation von Leukocyten-Pseudopodien bis jetzt im Gewebspräparat aber nicht gelungen ist, so müssen wir vielmehr aus dem Vorhandensein von Fortsätzen an beliebigen Zellen schliessen, dass diese nicht contractil waren, weil sie sonst unter der Einwirkung des Fixativum Kugelform hätten annehmen müssen, wie es die Leukocyten gethan haben.

Es ist also nicht zulässig, grosse einkernige Zellen, welche für Leukocyten gehalten worden sind, dieser Kategorie zuzurechnen, sobald ihre Form sich irgendwie nennenswerth von der Kugelgestalt entfernt und deutliche Ausläufer aufweist. Vielmehr zeigen die plumperen oder feineren Fortsätze, dass wir es mit Zellen zu thun haben in deren Zellkörper die festeren Bestandtheile die protoplasmatischen überwiegen.

Der Mangel einer Eigenbewegung schliesst andererseits nicht aus, dass unter den Bedingungen des überlebenden Zustandes, beispielsweise in der feuchten Kammer, Zusammenziehungen des Zellkörpers beobachtet werden, wie sie oft an verschiedenen Elementen beschrieben worden sind. Mit den natürlichen, amöboiden Contractionen haben diese Erscheinungen nichts gemein, als gewisse äussere Eigenthümlichkeiten, sie sind artificiell, wie der Zerfall der Clasmatocyten.

III. Wachsthumsverschiebungen.

Alle Ortsveränderungen, welche wir aus der Anwesenheit nicht contractiler, bezw. nicht wandernder Zellen an Stellen ableiten müssen, an denen sich von vornherein keine oder nicht die betreffende Art von Zellen finden, müssen also auf andere Art zu Stande gekommen sein. Wenn wir von den durch embolische Verschleppung zu Stande kommenden, meist als solche leicht erkennbaren Ortsveränderungen absehen[1]), so bleibt nur die Wachsthumsverschiebung zur Erklärung der Locomotion. Dieselben Autoren, die Zellen mit Fortsätzen als Leukocyten angesprochen haben (z. B. Hammerl), vindiciren auch den von ihnen als Zellen des Bindegewebes anerkannten grossen, vielfach sternförmigen, mit Ausläufern versehenen Elementen die Fähigkeit zu wandern. Diese Zellen, welche durch ihre Gestalt den Mangel amöboider Contractionsfähigkeit documentiren, können auch nicht im Stande sein, auf irgend einen, z. B. chemotactischen Reiz ihren Ort zu wechseln. Das, wodurch sie vorschreiten und Gebiete (z. B. Fremdkörper) invadiren, in denen vorher keine Zellen ihrer Art vorhanden waren, ist die in einer bestimmten Richtung, welche unter normalen wie pathologischen Verhältnissen, je nach den Umständen eine einheitliche oder mehrfache sein kann, vorgehende Zelltheilung und Vergrösserung.

---

[1]) Hierzu gehören auch die gemeinhin sehr leicht in den Gewebsstückchen vor der Fixation wider Willen des Untersuchers eintretenden Ablösungen oberflächlich in Spalten und anderen Hohlräumen sitzender Deckzellen.

Diese Zellen, welche wir als fibroblastische, endotheliale und anders differenzirte Abkömmlinge der fixen Zellen des Bindegewebes in einen Gegensatz zu den locomobilen protoplasmatischen Leukocyten stellen müssen, werden also nur passiv verschoben, wie dies ebenso von den daraufhin jüngst wieder von H. v. Bardeleben untersuchten Epidermiszellen feststeht. Active Contractionen waren in diesen Experimenten nie wahrzunehmen; alles was über das „Gleiten" der Zellen als ein actives Vordringen auf entblössten Oberflächen berichtet worden ist, muss vielmehr auf complicirte Verschiebungen zurückgeführt werden, die durch die räumliche Ausdehnung der proliferirenden benachbarten Zellen und die concentrische Verkürzung der bindegewebigen Basis entstehen.

Die Analyse der Wachsthumsverschiebung, sofern sie sich an geeigneten Objecten überhaupt mit einiger Sicherheit ausführen lässt, zeigt meistens recht verwickelte Verhältnisse, welche durch die Richtung der Theilungsebenen der proliferirenden Zellen und durch die, in den verschiedenen Fällen äusserst mannigfachen, mechanischen Bedingungen der Umgebung ihre Entstehung und bisweilen auch eine Erklärung finden. Die grossen Wirkungen der Wachsthumsverschiebung äussern sich in deutlichster Weise auch bei der entzündlichen Proliferation. Alle fixen Elemente des Bindegewebes werden durch sie propagirt; die Zellen, welche in den bekannten schönen Experimenten von Ziegler, Arnold, Marchand u. A. in Glaszellen, Pflanzen und Thiergerippe (Hollundermark, Schwämme) eindringen, soweit sie nicht nachgewiesene Wanderzellen sind, gelangen dorthin durch ihre eigene Theilung und durch das Raumbedürfniss der nachfolgenden Zellgenerationen der Nachbarschaft. So geringfügig dabei die Verschiebung ist, welche die einzelne Zelle durch eine einmalige Theilung erfährt, die Summe aller Proliferationsvorgänge, schliesslich auch die secundäre Zunahme der Intercellularsubstanzen erklärt durch die grosse Zahl der Einzelvorgänge die bedeutenden mikroskopischen und makroskopischen Effekte.

Natürlich sind solche Locomotionen an starren Zellen ebensowenig möglich, wie amöboide Bewegungen. Weich und schmiegsam sind sämmtliche Zellen des Körpers, selbst diejenigen, deren protoplasmatischer Antheil hinter den nicht contractilen Theilen weit zurücktritt und welche durch die schärfsten Formmerkmale chakterisirt sind. So kommt es, dass wir Zellen mit den prachtvollsten Ausläufern weit entfernt von der Stelle finden, wo ihre Vorfahren sitzen. Freilich im fixirten Präparat sind alle diese Elemente starr und steif und die vielfach ausschliesslich an gehärteten Objecten vorgenommene Untersuchung trägt sicherlich mit dazu bei, dass die Beobachter so oft in ihren Folgerungen den Eigenschaften der lebenden Elemente nicht genügend Rechnung getragen haben und die Wachsthumsverschiebungen nicht ihrer Bedeutung entsprechend gewürdigt werden.

IV. Zur fibrinoiden Umwandlung.

Verhältnissmässig einfach sind die Wirkungen der Wachsthumsverschiebung zu beobachten bei der Regeneration und der dieser nahestehenden Neubildung einschichtiger Deckzellenlagen bei entzündlichen Affectionen. Besondere Aufmerksamkeit wurde den Wachsthumsverschiebungen der Deckzellenlagen bei der Untersuchung Coenen's über die Aleuronat-Pleuritis zugewandt, sowie bei v. Oppel's Arbeit über die Regeneration der Deckzellen am Epicard und Endocard, die in erster Linie der Erforschung dieses Flächenwachsthums galt. Sie ergab für die genetisch weit von einander stehenden Zellgattungen die gleichen Gesetze, welche ihre Erklärung finden aus der, ihnen als Deckzellenlagen gemeinsamen, eigenthümlichen Stellung der Theilungsebene senkrecht zu der bedeckten Oberfläche. In beiden erwähnten Untersuchungen stellte sich heraus, dass die Proliferationsleistungen mit einer überraschenden Schnelligkeit vorgehen, was jedoch nur eine scheinbare Abweichung von dem gewöhnlichen Zeitmaass ist und sich daraus erklärt, dass sich die neugebildeten Zellen nur in zwei Richtungen, also der Oberfläche entlang nebeneinander ordnen, sodass die gesammte Leistung, die bei andern Wachsthumsvorgängen in den Cubikraum erfolgt, sich hier auf die Quadratfläche vertheilt und somit an den Durchschnitten in einer einzigen, um so längeren Zellreihe zur Geltung kommt. Nach der gewöhnlichen 1—2 tägigen sich an die Schädigung der Zellenlage direct anschliessenden Ruhepause setzt die Proliferation an den im Laufe der Zeit und der Neubildung beständig ihre Lage wechselnden Theilungsheerden (Keimcentren) ein und producirt binnen kurzer Zeit eine Bedeckung weiter Flächen, die diejenige der präformirten Flächen, soweit sie durch den Eingriff von Epithel entblösst wurden, an Ausdehnung weit übertreffen. Coenen giebt in Fig. 2 seiner Arbeit eine Abbildung von einander entgegengekehrten neugebildeten Deckzellenlagen vom vierten Tage nach der

Aleuronat-Injection. Ich lege Ihnen hier ein Präparat vor, welches nach derselben Zeit die Umschlagstellen zeigt, an denen das Zellhäutchen sich über eine ausgedehnte Fibrinmenbran hinaufgezogen hat. In Versuchen, welche ich später mit körnerfreiem Aleuronatextract, um die Fremdkörperwirkung auszuschalten, in 2 bis 8maligen Wiederholungen an derselben Pleura angestellt habe und bei früheren Experimenten mit cumulirten Injectionen von Jodlösung und von Therpeutinöl, bildeten sich stets wieder neue Fibringerinnungen neben den ältern. Immer folgte den Gerinnseloberflächen verhältnissmässig schnell die Deckzellenneubildung, welche der Organisation der Gerinnsel durch die Bindegewebsneubildung weit vorangeht, wie es in den einfacheren Verhältnissen der Versuche von Oppel's leicht zu erkennen war und in anschaulicher Weise beschrieben ist; je länger die Versuche dauerten, welche ich mit wiederholten Injectionen anstellte, die zu immer neuer Zerstörung praeformirter und neugebildeter Zellenlagen und daran anschliessender Proliferation führten, um so verwickelter werden die Gerinnsel, um so weniger controlirbar wurde die progressive Deckzellenausbreitung.

Ganz analog liegen nun die Verhältnisse bezüglich der bei den Pleuritiden des Menschen eintretenden Fibrinabscheidungen und des Verhaltens des Pleuraepithels zu ihnen. Ich muss dazu behaupten, dass alle Schlüsse hinfällig sind, welche aus der Lage der Deckzellen zu Gunsten des Vorkommens einer fibrinoiden Umwandlung der Oberflächen seröser Häute gemacht worden sind. Von allen Autoren, welche sich über diese Frage ausgesprochen haben, von denen ich nur Ziegler, Orth, Marchand nenne und denen sich jüngst Heinz in eingehenden Ausführungen angeschlossen hat, ist darauf hingewiesen, dass die Epithellagen sowohl durch das Fibringerinnsel abgehoben sein können, wie sie auch, in ihrer ursprünglichen Lage befindlich, von Fibrin überschichtet werden, also aus dem Situs des Epithels kein Beweis gegen die fibrinöse Natur der Pleurabedeckung entnommen werden kann. Wenn es mir auch zweifelhaft ist, ob abgehobenes Epithel aus darunter liegenden Fibrinschichten und dem die Oberfläche berührenden Plasma schon gleich nach seiner Ablösung genügend ernährt wird, um die Trennung ungeschädigt zu überstehen, so ist durch die Experimente wohl nahegelegt, die gut erhaltenen, mit Mitosen ausgestatteten Epithellagen für neugebildete zu halten, auch wenn der Weg den die sich theilenden Zellen zurückgelegt haben, ein erstaunlich weiter ist. Die Nothwendigkeit, wegen des erhaltenen Deckzellenüberzuges auf einer fibrinähnlichen Membran fibrinoide Degeneration des Pleura-Bindegewebes anzunehmen, kann ich also nicht zugeben. Dagegen erkenne ich wohl an, dass neben den fibrinösen Pseudomembranen an der Oberfläche der an diesen Stellen von Epithel entblössten Pleura nekrotische Zustände angetroffen werden, die wohl eine entfernte Aehnlichkeit mit Exsudatfibrin haben und für die durch die Versuche von Heinz auch experimentell ihre Entstehung aus abgestorbenen Theilen der Pleura nachgewiesen ist. Aber meines Erachtens sind die Unterschiede dieser Oberflächenveränderung, auch bei geringer Ausbreitung und ihrem ersten Entstehen gegenüber den Fibrincoagula bei den verschiedenen technischen Methoden so grosse, dass eine drohende Gefahr, sie mit Fibrin zu verwechseln, nicht vorliegt. Der Name der fibrinoiden Degeneration für den Process, welcher sie hervorbringt, kann nur zu Missverständnissen Anlass geben. Auch bei den Mischzuständen, in denen sich oberflächliche Nekrose mit Abscheidung von Fibrin an irgend einer Stelle combinirt, sind die verschiedenen Componenten durch genügende Untersuchung auseinander zu halten. Selbst makroskopisch sind sogen. fibrinoide von fibrinösen Oberflächen meist unschwer zu unterscheiden.

Für die, gegenüber den häufigeren und an Volum sie weit übertreffenden fibrinösen Abscheidungen, selteneren und stets äusserst zarten, als fibrinoïde bezeichneten Zustände, möchte ich mir daher den Vorschlag erlauben, den Namen der fibrinoiden Entartung aufzugeben. Nicht erwiesen ist, dass es sich, wie Neumann meint, um eine der amyloiden vergleichbare Degeneration handelt, fest steht nur, dass die betroffenen Theile gestorben sind; sie sind mit diphtherischen Zuständen in eine Reihe gestellt worden; den anatomischen Namen der Diphtherie auf sie auszudehnen, verbietet sich, weil zellige Infiltration und Durchwachsung von Bakterien ihnen nicht eigen sind; die Bezeichnung als superficielle Nekrose dürfte wohl genügen und sich schon deshalb empfehlen, weil er jede missverständliche Heranziehung der endzündlichen Fibrinabscheidung ausschliesst.

Diskussion.

Herr Marchand: Ich bin überrascht durch die Behauptung

des Herrn Israel, dass contractile und lokomotionsfähige Zellen sich im Gewebe nicht in ihrer charakteristischen Form fixiren lassen, sondern in der Regel nur kugelig erscheinen. Die Fixirung an dem Glas ist keineswegs bloss durch Osmium, sondern auch durch andere Fixirungsmittel leicht möglich, sowohl bei Leukocyten als bei den grossen contractilen und locomotionsfähigen Phagocyten, nach der Beobachtung der Bewegungserscheinungen intra vitam im erwärmten Object. Ich möchte auf die Mittheilung verweisen, die ich hierüber in Düsseldorf gemacht habe.

Herr Orth: Zu der Angabe des Herrn Israel, dass die räumlichen Beziehungen der Deckzellen zu dem Fibrin für die Diagnose der Herkunft des Fibrins gleichgültig seien, ist zu bemerken; dass dies nur gilt, wenn die Zellen auf dem Fibrin liegen; liegen sie darunter, so kann das Fibrin nichts anderes wie Exsudatfibrin sein.

Herr Israel: Ich kann nur darauf verweisen, dass Leukocyten, die durch ihre Kernform und die Granulationen legitimirt sind, im Gewebe stets ohne Ausläufer erscheinen, wenn sie nicht in der geschilderten Weise eingeklemmt sind. Was den Leukocyten recht, das ist den anderen Zellen billig. Herrn Orth stimme ich durchaus bei.

Herr Saxer: Ich möchte bemerken, dass Leukocyten in amoeboïder Bewegung im embryonalen Gewebe fixirt werden können.

III. Sitzung vom 24. September 1901, Nachm. 3 Uhr.

Vorsitzender: Herr Virchow, von Recklinghausen.

XIV.

Herr E. Ziegler-Freiburg i./Br.:

Ueber Osteotabes infantum und Rachitis.

In den letzten Jahren haben die Störungen des Knochenwachsthums in der Kindheit wieder in besonderem Maasse das Interesse der pathologischen Anatomen und auch der Kliniker auf sich gezogen, und es sind auch in den Sitzungen dieser Gesellschaft Mittheilungen über Rachitis, kindliche Osteomalacie und die Möller-Barlow'sche Krankheit gemacht und über das Wesen dieser

Krankheiten Diskussionen geführt worden. Vergleicht man die mündlich oder schriftlich gemachten Mittheilungen der Autoren miteinander, so ergiebt sich, dass trotz der darauf verwendeten Arbeit nicht einmal über die feineren Vorgänge, welche die genannten Processe charakterisiren, eine Einigkeit erreicht worden ist, und es sind auch die Beziehungen der genannten Krankheiten zu einander noch streitig,

Durch die Mittheilungen, die ich Ihnen heute zu machen die Ehre habe, hoffe ich Einiges zur Klärung der in Diskussion stehenden Fragen beitragen zu können, erwarte aber zugleich auch von den anwesenden Fachgenossen, von denen ja mehrere sich mit diesen Fragen eingehend beschäftigt haben, eine Meinungsäusserung darüber zu erhalten, ob sie auf Grund ihrer Untersuchungen meinen Ansichten zustimmen können oder nicht.

Bevor ich auf meine Untersuchungen über Rachitis und jene Erkrankung, die ich als Osteotabes infantum bezeichne, eingehe, möchte ich einige Bemerkungen über den Bau des Knochenmarkes machen, denn es gehen meine Mittheilungen von einer Anschauung über den Bau desselben aus, die sich etwas von der üblichen, die in den Lehrbüchern der Histologie ihren Ausdruck gefunden hat, entfernt. Wenn man das Knochenmark von Kindern an geeigneten Präparaten untersucht, so kann man zwei Bestandtheile wohl unterscheiden, einestheils das eigentliche lymphoïde, oder wie ich lieber sagen möchte, das splenoïde Mark, und anderntheils ein feinfaseriges Gewebe, das in den grösseren Markräumen und in der spongiösen Knochensubstanz lediglich an der Oberfläche der Knochenbalken sichtbar ist, während es in einem Theil der kleinen subperiostal gelegenen Ernährungskanäle der Corticalis den ganzen Raum zwischen Gefäss und Knochensubstanz einnimmt. Dieses zelligfaserige Gewebe, in dem beim Wachsthum des Knochens, sowohl die Osteoblasten, als auch die Ostoklasten auftreten, möchte ich als inneres Periost bezeichnen und als eine besondere Gewebsformation von dem eigentlichen Markgewebe, das der Produktion von Blutzellen dient, trennen.

Bei der Osteotabes infantum, einer Erkrankung der Knochen, welche in derselben Zeit auftritt wie die Rachitis, handelt es sich um ein Leiden, das in evidenter Weise mit Veränderungen im splenoiden Knochenmark beginnt und zwar in der Weise, dass in Röhrenknochen oder in platten Knochen des Schädels, herdweise beginnend, ein Schwund der freien Zellen des splenoiden Marks auftritt, so dass sich in gefärbten Präparaten die betreffenden Stellen aufhellen.

In den grossen Röhrenknochen kann die Veränderung sowohl im Diaphysenmark und in den Havers'schen Kanälen als auch in der Spongiosa auftreten, in den platten Schädelknochen sind es beliebige Markräume, in denen die Veränderung sich einstellt. Sie kann so weit gehen, dass das Knochenmark ein vollkommen gallertiges Aussehen gewinnt und nur aus relativ engen und spärlichen Gefässen, aus wenigen sternförmigen und spindeligen Zellen und etwas faserigem Stützgewebe, das nur noch wenige Zellen einschliesst, besteht.

Mit der Zunahme der gallertigen Entartung stellt sich auch eine Erweiterung der Markräume durch Knochenresorption ein. Sie erfolgt durch lacunäre Resorption unter Bildung von Ostoklasten. Eine Halisterese ist nicht nachzuweisen; der an die erweiterten Markräume angrenzende Knochen bleibt hart. Durch diese Knochenresorption, die lediglich vom Marke aus erfolgt, werden bei weiterem Fortschreiten des Processes nicht nur die Markhöhle erweitert und die Spongiosabälkchen zerstört, es geht auch die Corticalis unter Ausbreitung des Processes auf die Havers'schen Kanäle zum grossen Theil zu Grunde. In der Endstrecke der Diaphyse, in den Rippen, kann es zu einem vollkommenen Schwund der Balken der Spongiosa, ja stellenweise auch der Corticalis kommen, sodass die Continuität des Knochens unterbrochen wird. Erreicht an den platten Schädelknochen der Knochenschwund die Corticalis, so wird dieselbe durchbrochen, und es zeigen sich an der Aussenpartie oder auch an der Innenfläche graue oder auch rothe Flecken von durchscheinender Beschaffenheit.

Die periostale Knochenapposition ist an den erkrankten Knochen nicht aufgehoben, genügt aber nicht, den stärkeren Schwund auszugleichen.

Die endochondrale Ossification ist ebenfalls zunächst noch normal, d. h. so lange als die Veränderungen im Mark die Ossificationsgrenze nicht erreicht haben. Greift die Erkrankung auch auf dieses Gebiet über, so müssen sich Störungen derselben einstellen, indem die Einschmelzung und die Substitution des Knorpels durch Knochen sich nicht mehr in normaler Weise vollziehen können. Nach meinem Dafürhalten sind die von mir Osteotabes infantum bezeichneten Veränderungen, die ich bei einem marantischen, sehr anämischen Kinde von zwei Jahren zu studiren Gelegenheit hatte, bis jetzt theils der Möller-Barlow'sche Krankheit, theils der Rachitis zugezählt werden. Die Autoren, welche Fälle von Barlow'scher Krankheit anatomisch genau untersucht haben (Nägeli, Schmorl, Nauwerck), heben nachdrücklich hervor, dass das Mark der Röhrenknochen bei dieser Krankheit seinen lymphoiden Charakter verliere und das Aussehen von Schleimgewebe erhalte; sie berichten ferner auch über Knochenschwund im erkrankten Gebiete. Sie suchen freilich die Atrophie des Knochens weniger dadurch zu erklären, dass die Knochenresorption zunehme, als dadurch, dass die Knochenapposition verringert sei. In dem von mir untersuchten Falle ist letzteres zwar ebenfalls nachweisbar, allein der Knochenschwund ist doch dasjenige, was in den Vordergrund tritt, und ich glaube auch, dass die Befunde der genannten Autoren dem nicht widersprechen. Besonders deutlich tritt die Rolle, welche der gesteigerte Knochenschwund spielt, am Schädeldach hervor, indem hier in umschriebenen Bezirken der Knochen ganz zerstört wird.

Die Bildung von umschriebenen Knochendefekten im knöchernen Schädeldach, die nach Elsässer als Kraniotabes bezeichnet wird, wird gewöhnlich als ein Zeichen der Rachitis angesehen, und man ist geneigt, den gesteigerten Schwund theils auf den Druck des wachsenden Gehirns, theils auf den Druck der Kopfunterlage auf die Hinterhauptsschuppe anzusehen. Beides ist für den vorliegenden Fall nicht zutreffend. Der umschriebene Schwund des knöchernen Schädeldaches im Gebiet der Hinterhauptsschuppen, der Scheitelbeine und der Stirnbeine, der nicht nur in dem spongiösen roth gefärbten, sondern auch in den bereits weiss und dicht aussehenden Knochengebieten, an den Scheitelhöckern auftreten kann, hat mit Rachitis gar nichts zu thun und kann auch nicht die Folge eines Druckes sein, schon deshalb nicht, weil nicht einzusehen ist, wie äusserer oder innerer Druck in ganz umschriebenen Bezirken Knochenschwund bewirken und die Nachbarschaft frei lassen sollte, sodann auch deshalb nicht, weil der Schwund im Innern des Knochens beginnt.

Als charakteristisch für die Barlow'sche Krankheit erklären die Autoren ferner subperiostale Blutungen, sowie Markblutungen, insbesondere an den Knochen der unteren Extremitäten. Sie werden theils durch die Annahme einer haemorrhagischen Diathese, theils durch das Eintreten von Frakturen an den Diaphysenenden der Knochen erklärt. Periostale Blutungen habe ich nicht gesehen, wohl aber Blutungen im Knochenmark und zwar sowohl an den Rippen, als am Oberschenkel. Die periostalen Blutungen fehlten wohl, weil keine Frakturen bestanden. Die Blutungen im Knochenmark lassen sich theils mit der Veränderung des Knochenmarks selbst, theils mit der Anämie in Zusammenhang bringen, die ja bekanntlich, in höherem Grade entwickelt, sehr oft zu Blutungen führt.

Nach den erhobenen Befunden möchte ich danach die Osteotabes infantum, und damit auch die Möller-Barlow'sche Krankheit, als ein Leiden der ersten Kinderjahre auffassen, welches in erster Linie durch eine eigenartige Erkrankung des Knochenmarkes verbunden mit innerem Knochenschwund, zugleich auch mit mangelhafter Knochenapposition, charakterisirt ist, und welches zugleich infolge mangelhafter Funktion des Knochenmarkes zu Anaemie und zu Haemophilie führt,

Wie verhält sich nun die Rachitis zu der Osteotabes? Lassen sich vielleicht durch die Untersuchung der ersten Stadien der Krankheit Anhaltspunkte zur Beurtheilung der für sie charakteristischen Erscheinungen, der übermässigen Produktion von osteoidem Gewebe und der Störung der endochondralen Ossification gewinnen? Ich glaube, dass dies in der That der Fall ist und dass sich aus dieser Untersuchung ergiebt, dass die Rachitis eine eigenartige Erkrankung des äusseren und des inneren Periostes darstellt, dadurch charakterisirt, dass dasselbe in der Kindheit in eine pathologische Wucherung geräth und reichlich zellig-fibröses Gewebe bildet, in dem sich alsdann, wesentlich durch metaplastische Vorgänge, osteoides Gewebe entwickelt. Die Störung der endochondralen Ossification ist die Folge der übermässigen Wucherung des äusseren und des inneren Periostes im subchondral gelegenen Gebiete, und die Störung der Kalkablagerung im Knorpel und im neugebildeten Osteoidgewebe ist nicht von einer mangelhaften Zufuhr von Kalksalzen abhängig zu machen, sondern lediglich eine Consequenz der eigenartigen Erkrankung des äussern und des innern Periostes.

Auf die Erkrankung des äusseren Periostes brauche ich nicht einzugehen, sie sind allbekannt. Die Veränderungen im inneren

Periost können an den verschiedensten Stellen beginnen, treten aber mit Vorliebe zuerst im subchondralen Gewebe der Rippen und des unteren Femurendes auf. Sie sind indessen am leichtesten zu verfolgen nnd in ihrer Bedeutung zu würdigen, wenn sie heerdweise in den grossen Markräumen oder auch in der Spongiosa der Extremitäten-Knochen oder Rippen, entfernt von der Knochenknorpelgrenze, auftreten. Sie präsentiren sich alsdann als zellig-fibröse Heerde, die sich durch ihre hellere Färbung sehr scharf von dem zellreichen, dunkel sich färbenden Knochenmark abheben und ihren Ausgang stets vom inneren Periost, d. h. dem zellig fibrösen Belag der Innenfläche der Corticalis oder der einzelnen Balken der Spongiosa nehmen. Sie können sich bei ihrer weiteren Ausbildung dem Knochengewebe flach anlagern, können aber auch von ihrer Unterlage sich erheben und in das angrenzende Markgewebe einwachsen.

Die Bildung dieses zellig fibrösen Gewebes im Knochenmark, in dem sich Osteoidsubstanz entwickelt, ist schon von Virchow und H. Müller beschrieben und neuerdings auch von v. Recklinghausen hervorgehoben worden, allein sie betrachten dieses Gewebe als ein Produkt des Knochenmarkes, eine Anschauung, der ich insofern nicht beistimmen kann, als ich annehme, dass hierbei nur das innere Periost zunimmt und das Knochenmark verdrängt. Man findet danach auch eine scharfe Grenze zwischen dem zelligen Knochenmark und der faserigen Periostwucherung.

Der zellig fibrösen Wucherung des inneren Periostes folgt stets sehr bald eine Ausgestaltung von Balken osteoiden Gewebes innerhalb des neuen Gewebes nach, und es können weiterhin grosse Bezirke des Knochenmarks durch dieses Gewebe verdrängt werden. Es kann sich ferner die Erscheinung auch auf die engeren Kanäle der Corticalis fortpflanzen, hier verbunden mit Schwund der angrendenden alten Knochensubstanz, die zum Theil deutlich lacunär, unter Bildung von Ostoklasten, erfolgt. Ob auch halisterischer Schwund auftritt, vermag ich nicht zu sagen, da die angewandten Untersuchungsmethoden nicht gestatten, dies zu unterscheiden.

An der Knorpelknochengrenze, wo sich die Erkrankung mit Vorliebe lokalisirt und auch ganz beschränkt auf dieses Gebiet auftreten kann, ist der Vorgang ein ganz entsprechender. Auch hier entwickelt sich an Stelle des splenoiden Markes ein gefässreiches, mit dem äusseren Periost und dem Perichondrium in Verbindung stehendes Gewebe, dessen Gefässe weiterhin, begleitet von zellig-fibrösem Gewebe, in der bekannten, in ihrer Form und Ausbreitung wechselnden Weise in den Knorpel einwachsen. Das subchondral gelegene Fasergewebe ist anfänglich knochenlos, bildet aber sehr bald osteoides Gewebe und zwar in derselben Weise, wie es für andere Theile der Markräume angegeben wurde. Weiterhin erleidet aber die Production des osteoiden Gewebes insofern eine Aenderung, als hier bekanntlich ein Theil des Knorpels sich erhält und durch Metaplasie in osteoides Gewebe übergeht. Die Folge dieser Vorgänge ist, dass sich an der Knorpelknochengrenze ein gefässreiches Gewebe entwickelt, dessen festere Theile aus einem schwammig gebauten Balkenwerk osteoiden Gewebes gebildet werden, während an Stelle des splenoiden Marks gefässreiches zellig fibröses Gewebe die Lücken des Balkenwerks ausfüllt. Bei Kindern von 8—9 Monaten kann an einem gegebenen Knochen dieses schwammige Osteoidgewebe an der Knorpelknochengrenze ganz gesondert vorhanden sein, indem der angrenzende spongiöse Knochen normal ist und normales Mark besitzt, oder wenigstens nur zerstreute kleine Herde von gewuchertem innerem Periost mit Osteoidbalken enthält.

Die weitere Ausbreitung des rachitischen Osteoidgewebes will ich ihnen nicht schildern. Es genügt hervorzuheben, dass bei hochgradiger Rachitis nicht nur ein grosser Theil des splenoiden Markes durch zellreiches Bindegewebe und Osteoidgewebe ersetzt wird, dass vielmehr auch noch ein grosser Theil des vorhandenen fertigen Knochens durch die innere periostale Wucherung zerstört und substituirt werden kann, sodass ein neuer, nicht mehr typisch gebauter, zunächst grossentheils nur osteoider Knochen entsteht, dessen Aussenseite von mächtigen Lagen osteoiden Gewebes, dass aus dem äusseren Periost entstanden ist, überdeckt wird.

Was bei der Rachitis die Wucherung des inneren und des äusseren Periostes auslöst und den Organismus veranlasst, einen grossen Theil seines Skeletes durch ein zunächst unvollkommenes und minderwerthiges Osteoidgewebe zu ersetzen, ist noch völlig dunkel. Jedenfalls ist es aber nicht dieselbe Schädlichkeit, welche die Osteotabes verursacht. Beide Erkrankungen sind ihrem Wesen nach ganz verschieden.

Bei der Osteotabes treten die Degenerationen des splenoiden Marks, der starke Knochenschwund und die mangelhafte Knochenneubildung in den Vordergrund, das Bild der Rachitis ist beherrscht durch die Wucherung des äusseren und des inneren Periostes und die Bildung von osteoidem Gewebe, das splenoide Knochenmark wird nur secundär verdrängt, und ebenso ist auch der Knochenschwund eine Folge der übermässigen Wucherung des Periostes.

Ueber die Möglichkeit der Combination von Rachitis und Osteotabes habe ich keine Erfahrung. Nach den sorgfältigen Untersuchungen von Schmorl und Nauwerck zweifle ich aber nicht daran, dass die Möglichkeit einer Combination beider Erkrankungen vorliegt.

XV.

Herr von Recklinghausen-Strassburg i./E.

Thioninfärbungen an rachitischen Knochen.

Mit 3 Abbildungen auf Tafel V.

Nachdem ich auf der Münchener Tagung durch Herrn Kollegen Schmorl die vortrefflichen Leistungen der Thioninfärbungen für die Darstellung der Knochenkörperchen (Centralbl. d. allgem. Pathol. etc. 1899) kennen gelernt hatte, versuchte ich diese Färbungsmethode für die pathologischen Knochenstructuren zu verwerthen. Erst mit einigen Aenderungen, ich darf wohl sagen mit einem verkürzten Verfahren, bin ich zum Ziel gekommen, zu den besten Resultaten an den frischen Geweben oder nach der Härtung in Formalin mittels der Mischungen nach Kaiserling, weniger ergiebig, wenn die Härte des Knochens eine vorherige Behandlung mit Müller's Flüssigkeit oder Salpetersäure erforderte. Das Princip dieser modificirten Thioninfärbung liegt darin, dass die Schnitte, nachdem sie einen kräftigen Farbenton in der wässerigen Thioninlösung angenommen haben (5—10 Minuten), in Glycerin eingetaucht und bewegt werden, welches reichlich Phosphormolybdänsäure aufgelöst enthält; darauf folgt Abspülen und Aufbewahren in reinem Glycerin, besser zuvor noch Eintauchen in starke Alaunlösung auf einige Minuten, wenn es gilt, richtige Gitterfiguren zu bekommen, andererseits auf Stunden, selbst Tage, um die Färbung zu festigen, so dass bei der späteren Entwässerung durch Alkohol für das Einlacken nur wenig Farbe ausgezogen wird und bei der zweiten

Einbettung in Glycerin oder Kali aceticum tagelang keine Entfärbung statt hat. Am vortheilhaftesten ist es, die Differenzirung mittels des Glycerins zeitweise zu verfolgen, um den höchsten Erfolg abzupassen und alsdann die definitive Einbettung folgen zu lassen. So erreicht man doppelte, aber auch drei- und vierfache Färbungen, sowohl in den rachitischen Zonen des Knorpels, als auch an allem kalklosen Knochengewebe.

Ich beabsichtige, hier nur die an den bekannten osteoiden Zonen der Knochenbalken und zwar meist an spongiöser Knochensubstanz erzielten Erfolge hervorzuheben und durch mikroskopische Präparate folgende Beobachtungen zu erläutern.

In den rachitischen Zonen der Knochenbälkchen erscheinen auf blauem Grunde in rother Farbe rundliche Fleckchen und grössere landkartenartig gesäumte Flecke: die Territorien. Jene schliessen meistens eine blau gefärbte eckige Zelle ein und sind an ihrer Oberfläche roth gestrichelt oder auch ganz aus Gruppen von Strichelchen zusammengesetzt. Die grösseren Territorien lassen an ihrem stärkstgefärbten buchtigen Grenzsaum öfters noch eine Zusammensetzung aus kleinen feststellen. Sie sind ferner aber häufig in die Länge gestreckt, laufen in die Züge mit sog. Kalkkrümeln, anders gesagt in eine bestimmte Art von Gitterfiguren des kalkhältigen Knochens aus und begleiten scheidenartig die perforirenden Gefässkanäle Volkmann's. Letztere richten ebenso wie manche roth gefärbten Grenzsäume der Havers'schen Räume gegen die bläulich gefärbte übrige osteoide Substanz einen zierlichen Bürstenbesatz, während auf ihrer nach innen gekehrten Seite die Substanz homogen erscheint und die rothe Farbe blasser wird.

Endlich erscheint in den grossen Territorien oft merkwürdig deutlich jene zierliche Streifung, welche von Ebner und Kölliker am künstlich entkalkten lamellären Knochen dargestellt, spezieller beschrieben und auf Knochenfaserung gedeutet wurde.

Ich weiss all' diesen Territorien keine andere Deutung zu geben, als dass in ihnen ein Umbau des kalklosen Gewebes stattfindet in der Art, dass es weich wird, weil ein Konstituens desselben, ich meine aus gewissen Gründen: die bindegewebige Knochenfaser, schwindet, während die sog. Kittsubstanz zurückbleibt und mit den genannten Strichelchen durchsetzt ist, offenbar ähnlich gewissen Streifungen des pathologischen Knorpels (Ochronose Heile). Diese Schmelzung ist bald zu vergleichen mit der Zerfaserung der

Knorpelgrundsubstanz bei der sog. asbestartigen Degeneration, bald erscheint sie in Form der Virchow'schen Zellenterritorien, und zwar bildet dann das Rothgefärbte eine pericelluläre Schicht (E. Neumann), wie sie daneben und zwar gleichgefärbt an der hypertrophischen Knorpelzone innerhalb der vergrösserten Knorpelkapseln zu finden sind. Keineswegs sind es aber eigentliche Osteoklasten oder richtige protoplasmatische Massen, welche hier das osteoide Gewebe substituiren, da Kerne darin gänzlich vermisst werden.

Wohl sieht man darin noch die Knochenkörperchen besonders deutlich, wenn sie gesättigt blau gefärbt sind, immer etwas plump gestaltet, ihre Ausläufer kurz und dick, ihr Leib stark aufgetrieben, alles vielleicht, weil sie mit dem niedergeschlagenen Farbstoff belegt sind, wie ja auch Bacillen durch kräftige Färbung dicker werden. Meistentheils sind nun aber die Knochenkörperchen zerstückelt oder zersprengt wie Klasmatocyten; statt ihrer können blaue Striche, Würstchen oder auch nur Punkte vorhanden sein, die aber Systeme bilden und in sternförmigen Hohlräumen liegen, oft freilich so massenhaft, dass sie wohl nicht die zertrümmerten Zweiglein des Protoplasmas der eigentlichen Knochenzellen darstellen, sondern ihre Grenzscheide, also das, was man die Knochenkapsel genannt hat, wenn sie nicht Stäbchen und Tröpfchen sind, die von der Substanz der geschmolzenen Knochenfibrillen übrig geblieben sind.

Jedenfalls ist es nicht unrichtig, zu behaupten, dass diese umgebauten Stellen in dem osteoiden Gewebe die Bahn frei machen für einwachsende Zellen, so für diejenigen, welche Blutgefässe bilden, und weiterhin auch für Markgewebe. Andererseits mag dieses auch oft ausbleiben, weil und wenn die allgemeine Ernährungsstörung dem Zellenwachsthum überhaupt hinderlich ist. Die sog. osteoiden (Karmin-)Zonen der Knochenbälkchen scheinen bei der Rachitis in ihrem rudimentären Zustand längere Zeit zu verharren, nachdem die Zellen darin immer kleiner geworden, schliesslich geschwunden sind, und bilden eine fast homogene Masse mit ganz rudimentärer Lamellirung und Faserung. Freilich deckt anderwärts die Thioninfärbung eine Zunahme der Faserung in jenen Zonen auf. Ein Theil der geschilderten Befunde ist begreiflicherweise schon ohne die Thioninmethode beobachtet worden, wie Pommer's vortreffliche Zeichnungen darlegen (s. 1. Osteoklastentheorie, 2. Lacunäre Resorption, 3. Osteomalacie und Rachitis). Wir sind aber jetzt im Stande, den Streit, ob Abbau oder Anbau in derartigen Zonen vorliegt, zu Gunsten der Annahme einer Einschmelzung zu entscheiden. Hierfür noch zwei Argumente! Erstens finden sich die genannten Territorien oft regelmässig aufgestellt in derjenigen Zone der osteoiden Substanz, welche ein kalkhaltiges, ungefärbtes, immer aber mit deutlichen Gitterfiguren durchsetztes Knochenscherbchen umgiebt; sind doch diese unzweideutige Wahrzeichen dafür, dass in den „krümeligen" Schichten Lücken und Kanäle gezogen worden sind, nicht blos Unverkalktes stehen geblieben ist. Zweitens zeigen sich die perforirenden, überhaupt die Gefässkanäle in der osteoiden Schicht an Stellen grösster Porosität ganz massenhaft, während sie in die kalkhaltige richtige Knochensubstanz absolut nicht eindringen.

Am reichlichsten sind die geschilderten Territorien mit ihrer Faserung und Strichelung, mit ihren deformirten Knochenkörperchen an solchen Knochentheilen aufzufinden, an welchen die Poren grösser werden; dass diese keineswegs blos in den ältesten, centralsten Theilen eines Knochens zu finden sind, im Gegentheil auch schon in dem Knochengewebe jüngsten Datums vorkommen, ist längst bekannt, so namentlich auch für die lakunäre Resorption. Dagegen gestalten sich die Resultate der Thioninfärbung wesentlich anders an den periostitischen und osteomyelitischen Neubildungen, nämlich an der richtigen, d. i. zellenreichen Osteoidsubstanz.

Leider musste ich Schmorl's Erfahrung bestätigen, dass diese Thioninfärbungen ungemein subtil und veränderlich sind, gleichsam chamäleonartig, ohne dass der Grund immer festzustellen wäre; namentlich weiss ich auch nicht, ob ich die Dauerhaftigkeit meiner jetzigen Präparate voraussagen darf.

Erklärung der Abbildungen auf Tafel V.

Die Abbildungen rachitischen Knochengewebes (Fig. 1 und 2: Rippe, 3: Wirbel) zeigen innerhalb der osteoiden Zonen die Territorien roth gefärbt, innerhalb der kleinen T. blaue Knochenzellen, ferner in Fig. 2 u. 3 die rothen Scheiden der perforirenden Gefässwände mit dem Bürstenbesatz.

XVI.

Herr Beneke-Braunschweig.

Gestatten Sie mir, eine Tafel mit Röntgenbildern zu demonstriren, auf welcher Längsschnitte kindlicher Femora aus verschiedenen Lebensaltern, vom 6. Fötalmonat an bis zum 2. Lebensjahre, dargestellt sind. Dieselben zeigen die feineren Architekturdifferenzen der gegen den Femurkopf und gegen den Trochanter maj. vorwachsenden Theile der Diaphyse; so deutlich auch die im ausgebildeten Femur charakteristischen Architekturlinien bereits angedeutet sind, so müssen dieselben hier noch als das Produkt angeborener Wachsthumsneigungen, ohne wesentlichen Einfluss functioneller Beanspruchung durch mechanische Erschütterungen, aufgefasst werden. Die Wachsthumsenergie ist an verschiedenen Stellen der Diaphysengrenze eine verschiedene; gegen den Femurkopf wächst die Diaphyse viel rascher vor als gegen den Tronchanter. Dies Verhältniss ist für die Rachitis insofern von Wichtigkeit, als die Breite der rachitischen Zonen in geradem Verhältniss zu der Wachsthumsgeschwindigkeit der einzelnen Stellensteht, wie es nicht nur die verschiedene Dicke der rachitischen Femurdiaphysenlinie in ihren beiden Hauptrichtungen, sondern auch die Differenzen der Erkrankung der einzelnen Skeletknochen bekanntermaassen lehren. Diese Beziehung ist ebenso sicher wie die allgemein anerkannte übermässige Entwicklung der rachitischen Produkte an den Stellen stärkster mechanischer Beanspruchung, sei es dass dieselbe physiologischen Anordnungen (Innenbogen der Rippen) oder pathologischen Störungen (Frakturcallus u. a.) ihre Entstehung verdankt.

Das untrennbare wechselseitige Zusammenwirken angeborener Wachsthumsneigungen und mechanischer Beanspruchung bestimmt den physiologischen An- und Abbau des Knochengewebes an jedem einzelnen Punkte des Skelets, möge es sich um eine knorplig oder bindegewebig vorgebildete Stelle handeln. Beide Momente müssen demnach auch bei der Beurtheilung der Gesammterkrankung, wie der localen Zustände jedes Skelettheilchens bei Rachitis, Morbus Barlow u. s. w. immer im Vordergrund stehen.

Diskussion über die 3 letzten Vorträge.

Herr Schmorl: Ich bin den Ausführungen des Herrn Ziegler mit dem grössten Interesse gefolgt, da sie ein von mir seit längerer Zeit bearbeitetes Gebiet eng berühren und in vielen Punkten eine Bestätigung der von mir in meiner letzten Arbeit über Morbus Barlow vertretenen Ansicht enthalten. Wichtig ist für mich ganz besonders, dass Herr Ziegler in seinem als Osteotabes bezeichneten Falle, der nach den dabei vorhandenen morphologischen Veränderungen der Barlow'schen Krankheit sehr nahe steht, keine Spur von Rhachitis nachweisen konnte. Ferner erscheint es mir bemerkenswerth, dass Herr Ziegler von seinem früher in seinem Lehrbuch vertretenen Standpunkt, der auch von Nauwerck getheilt wird, zurückgekommen ist, dass die Rhachitis durch einen Schwund von Knochengewebe eingeleitet werde, dass er vielmehr die von mir in Anlehnung an Pommer ausgesprochene Ansicht theilt, dass im Beginn der in Rede stehenden Krankheit eine rege Neubildung von osteoider Substanz stattfindet, und das Auftreten osteoider Substanz für die Diagnose der Rhachitis von grosser Bedeutung ist. Für eine strenge Durchführung der von Herrn Ziegler angenommenen Trennung des Knochenmarks in splenoides Gewebe und inneres Periost habe ich bei meinen Untersuchungen normaler Knochen keine genügenden Anhaltspunkte gefunden. Wenn auch mitunter bei einzelnen Knochenbälkchen ein Ueberzug von faserigem Gewebe zu sehen ist, so ist dies doch keineswegs an allen Bälkchen der Fall. Bei Rhachitis dagegen tritt eine solche Sonderung sehr scharf hervor. Der Schwund der Markzellen und die Umwandlung des lymphoiden Markes in ein Spindelzellengewebe ist bereits in den frühesten und jüngsten Stadien der Rhachitis vorhanden und findet sich überall da, wo eben erst die Vermehrung des osteoiden Gewebes beginnt. Nach meinen Erfahrungen beginnt die Rhachitis früher, als Herr Ziegler angegeben hat. Ich habe bereits bei Kindern, die in den ersten Lebensmonaten standen, Anfänge des rhachitischen Prozesses gefunden. Dagegen stimme ich den Angaben des Herrn Ziegler, dass die R. nicht auf einem Mangel an Kalksalzen beruhe, völlig bei. Ich habe junge Hunde mit völlig kalkfreier Nahrung längere Zeit gefüttert, ohne das dabei eine R. zu Stande gekommen wäre. Es entwickelte sich eine Knochenkrankheit, welche mit der von Herrn Ziegler beschriebenen Osteotabes die grösste Aehnlichkeit hat. Interessant war, dass bei einem Hunde in Folge des Knochenschwundes Frakturen und Infraktionen an einzelnen Knochen eingetreten waren, welche, wenn sie in der Nähe der Epiphysenlinie sassen, zu einer Störung der endochondralen Ossification geführt hatten. Es erhält dadurch die von mir vertretene Ansicht, dass traumatische Einwirkungen den Ablauf der endochondralen Ossification störend beeinflussen, eine weitere Stütze. Die von Herrn v. Recklinghausen mittels der von mir angegebenen Methode erhaltenen Resultate haben mich auf das Lebhafteste interessirt. Die Bilder, die derselbe durch seine Modification der Methode erzielt hat, sind mir ebenfalls bekannt, zumal auch ich Anfangs zur Fixirung der Färbung Alaun verwendet habe, dessen gute Eigenschaften in dieser Hinsicht mir von Färbungen mit polychromem Methylblau schon bekannt waren. Ich bin aber später von der Anwendung des Alauns zurückgekommen, da sie häufig zur Bildung von Niederschlägen führt, die zu Täuschungen Veranlassung geben können. Ueberhaupt ist bei Anwendung der Thioninmolybdän- bezw. Phosphorwolframsäuremethode, die an normalen Knochen sehr elegante Bilder liefert, bei pathologisch veränderten Knochen Vorsicht geboten, da die Bilder, die man dabei erhält, keineswegs konstante sind, was wohl theils der Methode als solcher zur Last zu legen ist, theils aber von dem dabei gebrauchten Thionin abhängt, das keineswegs eine konstante Zusammensetzung zu haben scheint. Auf die Frage, ob die von Herrn v. Recklinghausen beschriebenen Bilder in dem von ihm angegebenen Sinne zu deuten sind, will ich nicht näher eingehen. Ich möchte nur erwähnen, dass ich im ganz frischen jungen Callus, in dem von einer Halisterese kaum die Rede sein kann, die gleichen Bilder angetroffen habe.

Die von Herrn Beneke demonstrirten Bilder sind mir bekannt, die grössere Wachsthumsenergie des proximalen Abschnittes der oberen Epiphysenlinie des Femur lässt sich auch mikroskopisch an der breiteren Knorpelwucherungszone nachweisen. Die Bedeutung statischer Momente für die Entstehung der endochondralen Wachsthumsstörung bei Rhachitis lässt sich auch an der Wirbelsäule erkennen, da sie hier an der Knorpelknochengrenze derjenigen Wirbel zuerst auftritt, die am meisten belastet sind.

Herr von Hansemann: Die Kraniotabes der menschlichen Rachitis möchte ich doch als das Resultat eines mechanischen Momentes auffassen, denn bei Thieren, die nicht auf dem Hinterkopfe liegen, fehlt die Kraniotabes bei der Rachitis ganz. Ich meine also, dass der Druck des Gehirns von innen her diesen Schwund herbeiführt, wie es auch Elsässer angenommen hat.

Herr Marchand: Die Bezeichnung „inneres Periost" erachte ich als nicht zweckmässig, da es sich doch nicht um eine scharf begrenzte Membran handelt, sondern in der Regel nur um eine Lage glatter Zellen, die ohne Grenze mit der bindegewebigen Grundlage des Markes zusammenhängen.

Die Defecte bei Kraniotabes halte ich für die Wirkungen des Druckes von Seiten des meist ödematösen Gehirns, wobei der von aussen mitwirkende Gegendruck nicht in Betracht kommt.

Herr Nauwerck: Ich möchte den Herrn Vortragenden um genaue Mittheilungen bitten über den sonstigen Leichenbefund des in Frage stehenden Falles sowie über den klinischen Verlauf: Momente, die bei der Diagnose auf Möller-Barlow'sche Krankheit immerhin mit ins Gewicht fallen, solange betreffs des anatomischen Bildes noch keine völlige Uebereinstimmung herrscht. Ob in der Beobachtung des Herrn Ziegler thatsächlich letztgenannte Krankheit vorgelegen hat, möchte zunächst noch dahin gestellt bleiben, wenn ich auch nicht in Abrede stellen will, dass die geschilderten atrophischen Zustände an Mark und Knochensubstanz hier in ähnlicher Weise wiederkehren; immerhin scheinen mir Verschiedenheiten der Befunde, namentlich auch in ihrer Localisation vorzuliegen. Auch dürften die histologischen Veränderungen, welche Herr Ziegler bei der Osteotabes nachgewiesen hat, zu wenig charakteristisch sein, um hieraus allein die Identität mit der Möller-Barlow'schen Krankheit erschliessen zu können. Ich bin auch jetzt noch nicht überzeugt worden, dass letztere unabhängig von Rhachitis vorkommt.

Herr v. Recklinghausen: Ich will hier nur auf zwei Punkte eingehen, indem ich mich dabei verwahre, schweigend den anderen Einwänden die vorgebracht wurden, zuzustimmen.

Erstens finde ich es nicht sonderbar, dass sich auch im Callus allerhand Vorgänge präsentiren, welche auf einen Abbau hinweisen. Wir wissen ja, dass schon an embryonalen Knochen in den jüngsten Schichten neben Osteoblastenlagern auch lacunäre Resorptionen und Osteoklasten zu sehen sind, sogar an einem und demselben jüngsten Knochenbälkchen. So finden sich auch meine Territorien aus perforirenden Gefässkanälchen in den jüngsten Zonen der enchondralen und periostalen Knochenbildung.

Zweitens bin ich der Meinung, dass ich mich vielleicht mit Herrn Ziegler in Einklang bringen könnte, wenn er gestattete, statt Osteotabes die ältere Bezeichnung Osteomalacie zu setzen. Jedenfalls habe ich niemals die Absicht gehabt, als „infantile Malacie“ eine Krankheit zu bezeichnen, die von der Rachitis zu trennen wäre, ich versuchte vielmehr immer nur darauf hinzuweisen, dass wir in dem allgemeinen Sammelbegriff der Rhachitis mehrere Unterabteilungen unterscheiden sollten und habe die Hoffnung, dass wir mit der Zeit uns alle auf diesem Gesichtspunkt einigen werden.

Herr Schmorl: Herrn von Hansemann gegenüber möchte ich erwähnen, dass ich bei rhachitischen Kaninchen mehrfach Defecte in den Schädelknochen gefunden habe.

Herr Ziegler: Den Vorschlag des Herrn v. Recklinghausen, die geschilderte Knochenerkrankung als infantile Osteomalacie zu bezeichnen, kann ich nicht annehmen, da eine Halisterese ganz sicher auszuschliessen ist und der Knochenschwund lediglich durch lacunäre Resorption erfolgt. Ich halte darnach den Namen Osteotabes infantum für richtiger.

Die Herren v. Hansemann und Marchand gehen offenbar von einer ganz falschen Vorstellung über die Art des Knochenschwundes am Schädel aus und haben meine Angaben nicht beachtet. Der Schwund erfolgt von den Markräumen aus und nicht von der Oberfläche der Tabula interna oder der T. externa des Schädeldaches. Wie soll da Druck des Gehirnes die Ursache sein? Im Uebrigen erfolgt auch der Schwund in ganz umschriebenen Bezirken und nicht nur am Hinterkopf, sondern auch an den Scheitelbeinen und am Stirnbein. Es ist ganz undenkbar, dass Druck des Gehirns so ganz umschriebene Perforationen des Schädeldaches herbeiführen könnte. Die Bedenken des Herrn Marchand gegen meinen Vorschlag, an der Füllmasse der Knochenräume zwei Gewebsarten, das eigentliche Knochenmark und das „innere Periost“, zu unterscheiden, sind mir nicht verständlich. Wenn ihm der Name „inneres Periost“, der auch schon früher gebraucht, aber wieder fallen gelassen worden ist, bedenklich erscheint, so acceptire ich gern irgend eine andere Bezeichnung, z. B. die von v. Recklinghausen vorgeschlagene „Enost“. Mir kommt es nur darauf an, ein Wort zu besitzen, um jenes Gewebe, welches Knochen neu zu bilden oder den vorhandenen Knochen aufzulösen vermag, von dem eigentlichen Knochenmark, welches für das Blut bestimmte Zellen producirt, zu unterscheiden.

Herrn Nauwerck gebe ich gern zu, dass die beiden Begriffe Osteotabes infantum und Möller-Barlow'sche Krankheit sich nicht vollkommen decken, dass man bei Krankheiten, die man klinisch den letzteren zuzählt, auch noch andere Veränderungen an den Knochen finden kann, als die von mir beschriebenen. Der Name Osteotabes infantum ist lediglich auf Grund der anatomischen Veränderungen am Knochensystem gewählt.

Herr Nauwerck: In den Verhandlungen unserer Gesellschaft zu München (1899) hat Herr von Recklinghausen geäussert, dass ihm die Möller-Barlow'sche Knochenkrankheit unter die Kategorie der infantilen Osteomalacie zu fallen scheine. Es war mir nun interessant, dass Herr von Recklinghausen eben die Zusammengehörigkeit der letzteren mit der Rhachitis so stark betont hat, und möchte ich hervorzuheben nicht unterlassen, dass durch diese Aeusserungen die Ansicht von der innigen Verbindung zwischen Möller-Barlow'scher Krankheit und Rhachitis eine mir sehr werthvolle Unterstützung erfährt.

Herr v. Hansemann: Ich möchte Herrn Schmorl fragen, ob die Defekte an den Schädeln der Kaninchen nicht angeborener Natur gewesen sein können?

Herr Schmorl: Ich möchte gegenüber der Bemerkung des Herrn Nauwerck bekennen, dass ich an meiner Ansicht, dass morbus Barlow ohne Rhachitis vorkommt, nach wie vor festhalte. Auf die Anfrage des Herrn von Hansemann möchte ich bemerken, dass die mikroskopische Untersuchung der Knochen nicht stattgefunden hat.

Herr Aschoff: Die Bemerkung Schmorls, dass er eine grössere Epidemie von Rhachitis bei seinen Kaninchen beobachtet habe, giebt mir Veranlassung eine Versuchsreihe vom Kollegen Schreiber und mir mitzutheilen. Eine grössere Zahl von Kaninchen wurde mit kalkfreier Nahrung gefüttert. Es traten niemals rhachitische Veränderungen, niemals Erweichungen ein, ein weiterer Beweis, dass Entziehung des Kalkes keine Rhachitis zur Folge haben muss.

XVII.

Herr Glockner-Leipzig:

Demonstration eines wahren ganglienzellenhaltigen Neuroms des Bauchsympathicus.

Der durch Operation gewonnene, etwa apfelgrosse Tumor war von den Blättern des Mesenteriums einer Dünndarmschlinge eingeschlossen und inserirte in der Höhe des dritten Lendenwirbels, etwas links von der Mittellinie, ganz nahe der Aortenwand. Mikroskopisch besteht die Geschwulst der Hauptmasse nach aus in verschieden dicken Bündeln angeordneten und sich filzartig verflechtenden marklosen Nervenfasern, relativ spärlichen feinen markhaltigen Nervenfasern, reichlichen, in Gruppen gelagerten Ganglienzellen von verschiedener Grösse und einem lockern Bindegewebe in geringer Menge.

XVIII.

Derselbe:

Demonstration eines gleichfalls durch Operation gewonnenen Präparates von papillärer, tumorartig entwickelter Tuberkulose der Cervix uteri.

Das Präparat stammt von einer 29 jährigen Frau, welche nie geboren hat und seit einem halben Jahre an unregelmässigen Blutungen leidet. Klinisch waren Zeichen von Tuberkulose an andern Organen nicht nachweisbar. Die Portio vaginalis war in eine taubeneigrosse, schwammige Masse umgewandelt. Nach links griff der Prozess auf das Scheidungsgewölbe über. Die Schleimhaut des Cervicalkanals war anscheinend intakt, die der Körperhöhle stark verdickt, aber vom Aussehen einer gewöhnlichen hyperplastischen Mucosa. Mikroskopisch zeigten sich die erwähnten Massen aus langen, vielfach verästelten, zottenförmigen Fortsätzen gebildet, welche von einer einfachen Schicht hoher Cylinderepithelien überkleidet sind. Das Zottenstroma besteht aus einem adenoiden, dem Stratum proprium der Cervicalmucosa völlig entsprechenden Gewebe, welches zahlreiche typische Epitheloidtuberkel mit Langhans'schen Riesenzellen und centraler Verkäsung, sowie Herde diffuser Infiltration mit Riesenzellen einschliesst. Tuberkelbacillen waren in geringer Zahl nachweisbar. Der Plattenepithelbezug der Portio ist nicht mehr erhalten, desgleichen fehlt derselbe an den von dem Processe ergriffenen Partien der Scheide fast überall; hier findet sich neben einzelnen Tuberkeln ein zur Verkäsung neigendes Granulationsgewebe. Nach dem Cervicalkanal zu nimmt der Process allmählig an Intensität ab und erstreckt sich etwa 1 cm weit in demselben aufwärts, erreicht jedoch den inneren Muttermund nicht. Die Corpusschleimhaut zeigt das Bild einer hyperplastischen, vorwiegend glandulären Endometritis, ist jedoch von auf Tuberculose hindeutenden Veränderungen vollkommen frei. Das uterine Ende der (nicht mitexstirpirten) Tuben, sowie der Serosaüberzug des Uterus ist gleichfalls frei von Tuberculose.

Der Ehemann der Patientin giebt an, hereditär nicht belastet zu sein, nie an Husten oder Nachtschweissen, sowie an Ausfluss aus der Harnröhre oder sonstiger Erkrankung der Sexualorgane gelitten zu haben. Der Lungenbefund ist normal. Der Infectionsweg muss demnach als dunkel bezeichnet werden, wenn schon die Lokalisation des Processes auf ein Eindringen des Virus durch die Scheide hinweist.[1])

Diskussion.

Herr Ponfick: Ich möchte den Herrn Vortr. fragen, wie der Gesammt-Zustand der Frau gewesen ist und ob etwa festgestellt worden ist, dass der Mann an Genital-Tuberculose gelitten habe.

---

[1]) Bei einer neuerdings vorgenommenen zweiten Untersuchung des Ehemannes giebt derselbe an, vor etwa 2 Jahren an einer nicht schmerzhaften Anschwellung des rechten Hodens gelitten zu haben, welche binnen 14 Tagen zurückgegangen sei. Bei der Untersuchung zeigt sich der Penis ohne Veränderungen, der rechte Nebenhoden ist auf das 2—3fache Volum des linken vergrössert, derb, nicht druckempfindlich. Im unteren Pol des rechten Hodens findet sich ein gut erbsengrosser Knoten von der gleichen Consistenz wie der Nebenhoden. Der linke Hoden und Nebenhoden ist völlig normal. Es liegt somit zweifellos eine Tuberculose des rechten Hodens und Nebenshodens vor, deren Entstehung etwa 2 Jahre weit zurückreicht und muss hiernach angenommen werden, dass die Tuberculose von dem erkrankten Hoden durch das Sperma auf die Portio übertragen wurde.

Herr Stroebe: Aehnliche Wucherung der Schleimhaut unter dem Bilde eines Adenoms und Adenocarcinoms habe ich an der Schleimhaut der Tuben bei Tuberkulose derselben beobachtet.

Herr Fraenkel: Eine Congruenz des vorgezeigten Präparats mit dem von mir beschriebenen besteht in der That, soweit es sich um die Veränderungen an der Portio handelt. Ob die Cervix, welche in meinem Falle besonders ergriffen war und die ausgesprochenste Entwicklung zottiger Excrescenzen darbot, so dass ich daraufhin die Bezeichnung papilläre Cervixtuberculose vorgeschlagen habe, auch in dem Falle des Herrn Glockner in gleicher Weise erkrankt war, vermag ich an dem vorgelegten Präparat nicht zu entscheiden.

Herr Kaufmann: Zur Vervollständigung des Bildes der Cervicaltuberculose erinnere ich an einen von mir beschriebenen Fall, der das Bild des cavitären Carcinoms bot und auch auf Grund des bei der Section erhobenen Gesammtbefundes als primär angesehen werden musste.

IV. Wissenschaftliche Sitzung am Mittwoch, dem 25. September 1901, Nachm. 1/2 3 Uhr.

XIX.

Herr Carl Sternberg-Wien:

Experimentelle Untersuchungen über pathogene Blastomyceten.

Die Kenntniss der pathogenen Hefen und der durch sie hervorgerufenen Veränderungen wurde eigentlich erst durch die Arbeiten Busse's und Sanfelice's begründet; ersterer züchtete aus einem Falle einer eigenartigen, chronisch verlaufenden Pyaemie eine Hefe, die sich im Thierversuch pathogen erwies, letzterer cultivirte aus Fruchtsäften Hefen, die für Thiere pathogen waren und von welchen eine, Saccharomyces neoformans, Gewebsbildung veranlasste. Aus gewissen Eigenschaften dieses Gewebes, ferner aus Aehnlichkeiten morphologischer Gebilde in malignen Tumoren mit von Hefezellen abstammenden Formen entwickelte sich eine reiche Literatur, welche die Sprosspilze als Erreger der malignen Geschwülste wahrscheinlich machen sollte, ja Sanfelice wollte hierfür sogar directe Beweise erbracht haben. Auch aus bösartigen Geschwülsten wurden Hefen cultivirt, die im Thierversuch pathogene Eigenschaften besassen, und damit schien der Beweis für die erwähnte Annahme geschlossen.

Der Schwerpunkt der Frage liegt jedenfalls in dem Ergebnisse der Thierversuche und darum unternahm ich es, mit einer grösseren Zahl pathogener Hefen an verschiedenen Thieren durch verschiedene Infectionsarten Versuche anzustellen, um zunächst allgemein festzustellen, welche Veränderungen durch pathogene Hefen im Thierkörper erzeugt werden und im Besonderen durch genaue histologische Untersuchung der erkrankten Organe zu erfahren, ob hierbei thatsächlich echte Geschwülste zu Stande kommen.

Es wurden 15 Stämme untersucht; als Versuchsthiere dienten Kaninchen, Meerschweinchen, Mäuse, Ratten und Hunde; die Thiere wurden subdural, subcutan, intraperitoneal und intravenös inficirt; mit einem Stamm wurden auch Einreibungen in die leicht verletzte Haut, ferner Einspritzungen in die Brustdrüse, den Hoden, den Ductus choledochus und die Vena Portae von Hunden gemacht. Ich möchte mir nun erlauben, über das Ergebniss dieser Versuche in äusserster Kürze zu berichten; die ausführliche Publikation wird an anderer Stelle erfolgen.

Von den untersuchten 15 Culturen erwiesen sich bei bacteriologischer Untersuchung 6 als Oidien; sie bildeten in den Culturen und, soweit sie pathogen waren, auch im Thierkörper neben runden oder ovalen Zellen auch reichlich kurze Schläuche und lange Fäden mit Scheinverzweigung, in Gelatineculturen kürzere und längere Ausläufer („bürsten- oder bartähnliche“ Stichcultur). Unter einander boten sie mancherlei Verschiedenheiten hinsichtlich der Verflüssigung der Bierwürzegelatine, der Gasbildung, Milchgerinnung und Bildung einer Kahmhaut. Die einzelnen Stämme wurden aus einem Sputum, einem Tonsillenbelag, einem Zungenbelag und einem Mageninhalt gezüchtet. Zwei Stämme waren pathogen, ein dritter hatte seine Pathogenität im Laufe eines Jahres verloren.

Neun Stämme waren echte Hefen; unter diesen befanden sich die Hefen Busse's, Leopold's und drei Stämme Sanfelice's. Einer der letzteren unterschied sich von den übrigen Hefen durch seine enorme Widerstandsfähigkeit gegen strömenden Dampf und gegen Austrocknung; die Culturen waren nach dreistündigem Verweilen im Dampftopf und nach $1^1/_2$ monatigem Aufenthalt auf Gipsblöckchen noch abimpfbar. Im übrigen zeigten die einzelnen Hefen (mit Ausnahme einer Rosa-Hefe) nur unwesentliche culturelle Unterschiede; mit Ausnahme eines Stammes bildeten sie keine Kahmhaut oder Gas. Die Hefen Busse's und Sanfelice's waren pathogen, die Hefe Leopold's besass in unseren Versuchen keine Pathogenität, dürfte dieselbe also, wie der eine Oïdienstamm, im Laufe der Zeit verloren haben.

Was die im Thierversuch erzielten Veränderungen anlangt, so rufen die pathogenen Oïdien im Gegensatz zu den echten Hefen hauptsächlich acute Processe hervor und bieten eine gewisse Aehnlichkeit mit dem Soor dar; sie sind vorwiegend für Kaninchen bei intravenöser Injection pathogen. Die Thiere gehen nach 2—3 Tagen mit einem typischen Befunde an den Nieren ein; dieselben sind an der Oberfläche und am Durchschnitt mit kleinen, grauweissen Knötchen übersäet, die sich bei histologischer Untersuchung als Infiltrate polynucleärer Leukocyten oder kleine Abscesschen erweisen und reichlich Oïdienfäden enthalten. Oft ist die Niere von Oïdien förmlich durchwachsen; bei 2 Stämmen fand sich häufig in der Umgebung der Oïdienknäuel keine Reaction von Seite des Gewebes, der dritte Stamm führte stets zu entzündlichen Veränderungen (Demonstration); meist finden sich auch Localisationen in anderen Organen, so in der Leber, Milz, den Lungen, dem Herzen und Gehirn.

Bei subcutaner, subduraler oder intraperitonealer Infection kam es entweder zu lokaler Abscessbildung oder es blieb jede Reaction aus. Für Meerschweinchen sind die Oïdien nur in geringem Grade pathogen; Mäuse, Ratten und Hunde verhalten sich refractär. Am geeignetsten sind Kaninchen.

Die untersuchten Hefen waren für verschiedene Thierarten pathogen; dabei ist aber zu bemerken, dass Infection einer für eine bestimmte Hefe empfänglichen Thierart mit diesem Stamme nicht constant ein positives Resultat ergiebt. In erster Linie kommt hierbei die Menge der verwendeten Cultur in Betracht; im Allgemeinen sind grosse Mengen von Hefen nöthig.

Injection abgetödteter Culturen blieb wirkungslos; eine postmortale Vermehrung der Hefen im Gewebe konnte nicht beobachtet werden.

Die Blastomyceten erzeugen oft nur an der Injectionsstelle Veränderungen, oft verbreiten sie sich aber über verschiedene Organe oder über den ganzen Körper; die Verbreitung erfolgt vornehmlich auf dem Wege der Blutgefässe, daneben aber auch auf dem Wege der Lymphbahnen.

Die pathogenen Hefen zeigen im Thierkörper beträchtliche Form- und Grössendifferenzen; die grösseren Formen besitzen meist eine homogene oder concentrisch geschichtete Kapsel, die in Culturen nicht beobachtet wurde. Bei Färbung nach Gram nehmen sie verschiedene Farbnuancen an; ein ganz vorzügliches Mittel zur Darstellung der Hefen im Gewebe ist nach Busse's Vorschlag die Behandlung ungefärbter Schnitte mit verdünnter Lauge; die Busse'sche Färbungsmethode mit Fuchsin ergab mir keine besonderen Vortheile.

Einzelne Hefen, wie auch ein Oïdienstamm erschienen in ungefärbten Präparaten roth gefärbt, wie mit Hämoglobin imbibirt; verschiedene mikrochemische Reactionen vermochten nicht, die Ursache dieser Erscheinung aufzuklären.

Oft zeigten die Hefen, namentlich wenn sie in grösseren Mengen beisammen lagen, ein schwarzes wie vertrocknet aussehendes Centrum.

Die Busse'sche Hefe zeigte einmal (bei einem subcutan inficirten Meerschweinchen) Verkalkungen.

Aehnliche Veränderungen finden sich in der Literatur beschrieben; die Verkalkung wurde irrthümlicherweise als Merkmal besonderer Hefearten aufgefasst.

Was die Art der durch Hefen im Thierkörpor hervorgerufenen Veränderungen anlangt, so kommt allen untersuchten Hefen zunächst die Fähigkeit zu, sich in demselben zu vermehren, ohne oder fast ohne eine Reaction von Seite des Gewebes hervorzurufen. Hierdurch kommt es zur Vergrösserung einzelner Organe und zur Bildung von Pseudotumoren, die thatsächlich Reinculturen von Hefen darstellen (Demonstration). Bereits bei Einreibung in die Haut gelingt es, am Meerschweinchen ein progredientes Wachsthum der Hefen in der Haut sowohl als in verschiedenen Organen zu erzielen.

Sehr oft rufen die Hefen Entzündungen hervor; so konnten wir eine blastomykotische Meningitis, Myositis, Myocarditis, Hepatitis, Nephritis, Chorioiditis beobachten (Demonstration). Oft führen Hefeinjectionen auch zu localen Eiterungen an der Stelle der Injection.

Eine Cultur Sanfelice's, in weitaus geringerem Grade auch die Hefe Busse's führten zur Entstehung eines eigenartigen Gewebes, dessen Entwicklung und histologischer Aufbau am besten an der Hundeniere studirt werden konnte. Aus dem Studium der Anfangsstadien derselben sowie aus der Untersuchung des entwickelten Gewebes ergab sich, dass dasselbe als Granulationsgewebe zu deuten ist, das im Anfang oft in Form von Knötchen, die lebhaft an Fremdkörpertuberkel erinnern, auftritt, später durch seinen Reichthum an grossen, aber doch den epitheloiden Zellen der Granulationsgewebe entsprechenden Elementen eine echte Geschwulstbildung vortäuschen kann. Hefen waren in demselben stets nachweisbar. Leider war es unmöglich, das weitere Schicksal dieses Gewebes zu verfolgen, da die Thiere an der Organerkrankung zu Grunde gehen; Hunde, welche in den Nieren die betreffenden Veränderungen am schönsten zeigten, konnten wir nicht länger als 9 ½ Wochen am Leben erhalten.

Der Ansicht Sanfelice's, dass dieses Gewebe als Sarkom aufzufassen sei, müssen wir auf Grund unserer Befunde widersprechen.

Die Erzeugung maligner Tumoren durch Hefeinjectionen in die Mamma und den Hoden ist uns nicht gelungen; Sanfelice glaubte in 2 Fällen unter 59 Hunden experimentell maligne Geschwülste erzeugt zu haben; zu bemerken ist, dass den grossen Statistiken von Casper und Johne zufolge in der entsprechenden Zahl von Fällen (4,7 % — 5,8 %) bei Hunden spontan Tumoren vorkommen.

Die experimentellen Untersuchungen, über die hier nur kurz berichtet werden konnte, führen uns zu dem Schlusse, dass die pathogenen Hefen, soweit sie Veränderungen im Gewebe bewirken, Entzündungen hervorrufen oder ein Granulationsgewebe erzeugen; für die Annahme einer ätiologischen Beziehung der Hefen zu den malignen Geschwülsten ergiebt sich kein Anhaltspunkt.

XX.

Herr F. Henke-Breslau:

Die Pathogenese des Chalazion nebst Bemerkungen zur histologischen Differenzialdiagnose der Tuberkulose und über Fremdkörperriesenzellen.

Mit Tafel VI.

Im Anschluss an den interessanten Vortrag des Herrn Prof. von Baumgarten[1]) über die histologische Differenzialdiagnose zwischen tuberkulöser und gummöser Orchitis ist es voriges Jahr auf der Versammlung in Aachen zu einer bemerkenswerthen Diskussion über die histologische Diagnose der Tuberkulose überhaupt gekommen. Bei der principiellen Wichtigkeit der damals aufgeworfenen Fragen, die namentlich die Bedeutung der sog. Langhans'schen Riesenzellen für die Diagnose der Tuberkulose betrafen, kann auch das eingehendere Studium einer allein für sich ziemlich harmlosen Affection, wie es das Chalazion am Auge ist, ein allgemeineres Interesse beanspruchen. Ist es doch trotz zahlreicher genauer histologischer und bacteriologischer Untersuchungen noch nicht zu einer Einigung über die Aetiologie des Hagelkorns gekommen.

Während wohl fast alle Ophthalmologen auf Grund klinischer und anatomischer Untersuchungen annehmen, dass es sich bei dem Chalazion fast in allen Fällen nur um eine chronische Adenitis und Periadenitis der Meibom'schen Drüsen handelt, haben sich eine Anzahl Pathologen, besonders v. Baumgarten[2]), Tangl[3]) ebenso Nauwerck[4]) dafür ausgesprochen, dass es sich, jedenfalls in der Majorität der Fälle, bei dem typischen Chalazion um ein tuberkulöses Produkt handelt. Indess hat v. Baumgarten später — gegenüber dem extremen Standpunkt seines Schülers Tangl — in der unter seiner Leitung ausgeführten Dissertation von Vogel

---

[1]) Verhandlungen der Deutsch. Patholog. Gesellschaft III. Tagung 1900. S. 107.

[2]) Virchow's Archiv Band 82 und Baumgarten's Jahresber. 1880, Band VI, S. 314.

[3]) Zieglers Beiträge 1890, Band IX.

[4]) Deutsche Medizin.-Wochenschrift 1892.

(Tübingen 1897) zugestanden, dass es auch nicht-tuberkulöse Chalazien giebt und Nauwercks Schüler, von Wichert[1]), giebt ebenfalls für eine Minorität der Fälle zu, dass es sich dabei nur um eine einfache chronische Entzündung handle.

Ich kann hier in eine genaue Besprechung der recht stattlichen Literatur über den Gegenstand nicht eintreten, es würde mich das zu weit führen. Von neueren klinischen Angaben möchte ich nur erwähnen, dass im Gegensatz zu den früheren Angaben von Arlt und Tangl, das Chalazion sich durchaus nicht mit besonderer Häufigkeit bei scrophulösen oder tuberkuloseverdächtigen Individuen finden soll, sondern gerade bei sonst völlig gesunden, kräftigen Personen, wie Deutschmann[2]), Köhlmoos[3]) und v. Wichert angeben. Gerade das kindliche Alter ist nach der grossen Statistik von Köhlmoos vielmal weniger disponirt, das doch gerade am häufigsten den sogenannten scrophulösen Affectionen ausgesetzt ist.

Injectionen mit Tuberkulin haben bei dem typischen Chalazion nie eine locale Reaction gegeben. Die Vergrösserung der submaxillaren und praeauricularen Drüsen, die man bei der Tuberkulose der Conjunctiva immer finden soll, fehlen beim Chalazion. In einigen seltenen Fällen findet sich die Angabe, dass die Geschwulst mit acuten, dem Hordeolum ähnlichen Symptomen begonnen habe.

Die erste genauere anatomische Beschreibung des Chalazion verdanken wir R. Virchow[4]). Er vergleicht das histologische Substrat mit dem der Fleischwarze, es handelt sich um ein Granulationsgewebe mit einer reichen faserigen Grundsubstanz; von einem Zusammenhang der Affection mit Tuberkulose erwähnt er nichts. v. Michel[5]) hat sich dieser Auffassung angeschlossen, indem er das Chalazion als eine Granulationsgeschwulst mit „Rundzellensarkomähnlichen Zellen“ bezeichnet und noch besonders eine Neubildung von Gefässen und Infiltration um dieselben hervorhebt.

Das Hauptinteresse der späteren Untersucher, unter denen be-

---

[1]) C. Nauwerck's Pathologisch-anatomische Mittheilungen 1892.
[2]) Beiträge zur Augenheilkunde 1891. Heft 2.
[3]) Dissertation Giessen 1893.
[4]) Onkologie Band II, S. 391.
[5]) In Gräfe-Saemisch Band IV, Theil II.

sonders die äusserst sorgfältigen Untersuchungen von E. Fuchs[1]) zu erwähnen sind, weiterhin die von de Vincentiis, v. Wichert, Deutschmann, Köhlmoos u. A. concentrirte sich nun auf den Befund von knötchenartigen Bildungen in diesem Granulationsgewebe und den Befund von oft sehr zahlreichen Riesenzellen in und um dieselben. Man wurde bei diesem Bilde unwillkürlich an das der Tuberkulose erinnert, was auch schon den Untersuchern vor Tangl auffiel. Auch geben alle Untersucher, ausser Deutschmann, zu, dass die gefundenen Riesenzellen in ihrer Form häufig genau denjenigen gleichen, die man bei tuberkulösen Affectionen zu finden gewöhnt ist, und die als die Langhans'schen Riesenzellen bezeichnet zu werden pflegen. Aber Manches stimmte eben auch wieder nicht damit überein, so hauptsächlich, dass bei einer Affection, die so besonders zur Erweichung und Einschmelzung tendirt, wie das Chalazion, die charakteristische tuberkulöse Verkäsung stets vermisst wurde. — Mit dem Befund einzelner Tuberkelbacillen in einem untersuchten Chalazion von Tangl und in zwei Fällen (unter 32) untersuchten Chalazien von v. Wichert, einem von Landwehr[2]), schien der Beweis der tuberkulösen Natur entscheidend erbracht zu sein, trotz der Opposition der Ophthalmologen, die schon aus klinischen Erwägungen dieser Auffassung auch weiterhin nicht zuzustimmen geneigt waren. — Was den Bacillenbefund in diesen ganz vereinzelten Fällen betrifft, so wäre übrigens daran zu erinnern, dass er aus einer Zeit stammt, wo die Kenntniss der Tuberkelbacillen-ähnlichen säurefesten Bacillen noch nicht so allgemein geläufig war, und die Möglichkeit, dass in den den Talgdrüsen sehr nahe verwandten Meibom'schen Drüsen, auch Schmeerbacillen-ähnliche Bacterien sich gelegentlich finden, wäre wohl nicht ganz von der Hand zu weisen. Aber wie dem auch sei, — dass in seltenen Fällen, eine Tuberkulose des Tarsus unter dem klinischen Bilde eines sog. Chalazion verlaufen kann, ist z. B. von Bach[3]) und anderen Klinikern ja nie bestritten worden. Die Streitfrage bleibt ja nur die, ob das gewöhnliche, typische Chalazion immer als ein tuberkulöses Produkt angesehen werden darf, und nach dem histologischen Bild angesehen werden muss. — Gegen-

---

[1]) Gräfe's Archiv Band XXIV, II 1878.

[2]) Ziegler's Beiträge Band XVI, 1894.

[3]) Archiv für Augenheilkunde Band XXVIII.

über dem positiven Tuberkelbacillenbefund in diesen ganz wenigen Fällen sind die zahlreichen Thierimpfungen immer negativ ausgefallen, mit Ausnahme eines meiner eigenen Fälle, der den ersten gelungenen Impfversuch darstellt, soweit ich die Literatur übersehe. Es hat sich bei diesem schwer tuberkulösen, elenden Kind — es war ein Sectionsfall und es fand sich eine ausgedehnte Tuberkulose der inneren Organe — wohl sicher um eine Tuberkulose des Tarsus gehandelt, nicht um ein eigentliches Chalazion.

Eine Anzahl Untersucher hat nun auch den Nachweis anderweitiger Mikroorganismen culturell und durch Schnittuntersuchung versucht, aber ein eindeutiges Resultat hat sich nicht ergeben. Die von Deyl[1]) gefundenen Bacillen erinnern zu sehr an die so überaus häufigen Bewohner des Conjunctivalsekrets, die harmlosen Xerosebacillen, um eine pathogene Bedeutung beanspruchen zu können. Und auch die von Deutschmann und französischen Forschern erhobenen Coccenbefunde haben sich nicht als constant erwiesen.

Bei diesen Widerstreit der Ansichten über die Natur des Chalazions erschien es mir lohnend, noch einmal an der Hand eines grösseren Materials die Frage seiner Aetiologie und Pathogenese zu untersuchen. Es stand mir das Material von 26 Chalazien zur Verfügung, die allergrösstentheils in der Tübinger Augenklinik operirt worden sind, und bei denen von fachmännischer Seite von Herrn Prof. Dr. Schleich[2]) oder Herrn Privatdozent Dr. Grunert die klinische Diagnose auf Chalazion gestellt worden war. Den schon oben erwähnten Fall von Tuberkulose des Tarsus unter Chalazion-ähnlicher Form habe ich von unserem Leichenmaterial in Breslau gewonnen.

Ich habe die möglichst vollständig operirten Chalazien nun theils zu Thierimpfungen frisch verwendet, theils in den allermeisten Fällen gleichzeitig histologisch und auf ihren eventuellen Gehalt an Bacterien, besonders Tuberkelbacillen, untersucht.

---

[1]) cit. nach Lubarsch-Ostertag, Ergebnisse der Pathologie. Jahrgang VI. Referat von Uhthoff und Axenfeld.

[2]) Herrn Professor Dr. Schleich sage ich für die liebenswürdige Ueberlassung des Materials meinen verbindlichsten Dank. — Sechs der Fälle hatte Herr College M. Kauffmann, früher in Tübingen, zu untersuchen begonnen und auch ihm sage ich meinen herzlichsten Dank für die Ueberlassung des Untersuchungsmaterials.

In allen Fällen besteht die Hauptmasse der weichen, kleinen, vielfach central ganz erweichten Geschwulstknoten aus einem zellreichen Granulationsgewebe mit häufig zahlreichen neugebildeten Gefässen, epitheloiden und Rundzellen und eingestreuten Leukocyten. In einer ganz erheblichen Zahl der Fälle wird überhaupt eine eigentliche Knötchenbildung und auch Riesenzellen vermisst. In 9 meiner Fälle waren keine deutlichen Riesenzellen zu finden. v. Michel hat in seiner ersten Mittheilung (Gräfe-Saemisch Band IV, Thl. II) die Riesenzellen in den Chalazien überhaupt nicht erwähnt und Lagrange bestreitet merkwürdigerweise ihr Vorkommen im Chalazion überhaupt. Auch Vogel hat in seinem unter v. Baumgarten untersuchten Fall in Serienschnitten keine Riesenzellen gefunden, ebenso v. Wichert nicht in vier seiner Fälle. Auch haben die in dem Granulationsgewebe eingestreuten Riesenzellen durchaus nicht immer die Form Langhans'scher Riesenzellen mit den randständigen Kernen, sondern sie sind mehr vielkernige Zellen von epitheloidem Charakter. Ich will mich hier nicht weiter auf die, gerade auch über die Entstehung der Chalazionriesenzellen geführte Discussion (Fuchs, de Vincentiis, v. Baumgarten, v. Wichert) einlassen. Es macht mir aber doch den Eindruck, als wenn eine grössere Zahl derselben von Resten Meibom'scher Drüsen abzuleiten wären. Die letzteren sind, soweit sie sich in den exstirpirten Chalazien finden, deutlich erweitert und mit Secretmassen erfüllt, wie die Figur 1 auf Tafel VI und das entsprechende ausgestellte Präparat zeigt. Und in demselben Chalazionpräparat finden sich nun um die von den untergegangenen Drüsenacinis zurückgebliebenen Talgmassen vielkernige Riesenzellen und deutliche Knötchenbildung, dessen Centrum dann die übriggebliebene Talgmasse bildet (Fig. 1 bei a). Die Knötchen, bestehend aus epitheloiden Zellen und oft sehr zahlreichen Riesenzellen, die sich in einer grossen Zahl von Fällen finden, sind umrahmt und abgegrenzt von dem faserigen Tarsusgewebe, das auch das ganze Chalazion umgiebt, so dass eine Anzahl von Untersuchern von einer eigentlichen Kapsel des Hagelkorns spricht. Oft finden sich auch mehr in dem diffusen Granulatationsgewebe, das in allen Fällen, wie schon hervorgehoben, die Hauptmasse eines jeden Chalazion bildet, Reste von Drüsenacinis und Riesenzellen. Wie um die gröberen Talgmassen, so habe ich nun — besonders charakteristisch in zwei Fällen — feststellen können, dass die Knötchen-

und Riesenzellenbildung sich direct anschliesst an wohl z. T. verkalkte Talgkrümel und Reste abgestorbener Epithelzellen der Drüsen. Diese Bestandtheile der Chalazien werden wohl auch schon früher von einzelnen Untersuchern (Fuchs, Fukula, v. Wichert), erwähnt und hervorgehoben, aber soweit ich ersehe, nicht in die, wie mir scheint, für die Beurtheilung der ganzen Affection so wichtige Beziehung zu der Knötchenbildung und den Riesenzellen gebracht. Denn das Räthsel für die Ophthalmologen, die das Chalazion sich nicht entschliessen konnten für Tuberkulose zu halten, blieb doch immer das, dass sie zugeben mussten, dass das Chalazion histologisch in der That eine äusserst tuberculoseähnliche Structur aufweist. — Diese, mit Haematoxylin meist tiefblau gefärbten Zell- und Talgkrümel liegen, wie die herumgereichten, nach dem ausgestellten Präparat gezeichneten Figuren (3 und 4 auf Tafel VI) zeigen, z. T. direct in den Riesenzellen von exquisit Langhans'schem Zelltypus, theils in ihrer allernächsten Umgebung. Ob die intensive Blaufärbung mit Haematoxylin der Ausdruck einer Kalkimprägnation dieses Partikel ist, was ich für wahrscheinlich halte (Kalkconcremente beschreibt schon Fuchs in den Chalazien), vermag ich nicht ganz sicher zu sagen. Nach Säurebehandlung gingen sie nicht deutlich in Lösung. Einzelne zeigen, namentlich im ungefärbten Präparat, Conturen, die an zu Grunde gegangene Epithelien erinnern. — Wirkliche Verkäsung habe ich gleich den früheren Untersuchern in keinem meiner Fälle gefunden und ich halte das für die ganze Beurtheilung des Chalazions für äusserst wichtig, einer Affection, die erfahrungsgemäss zur regressiven Metamorphose, zur Erweichung so ausserordentlich tendirt. Es wäre doch sehr auffallend, wenn das bei einer Affection, bei der fast ausschliesslich der Tuberkelbacillus das aetiologische Moment darstellen würde, nicht wenigstens einmal in der für die Tuberkulose charakteristischen Nekroseform, der feinkörnigen Verkäsung erfolgen sollte. — Dass man nicht in allen Fällen die Talgkrümel und Trümmer der Drüsenepithelien und ihre Beziehungen zu den Riesenzellen so schön nachweisen kann, wie in den zwei meiner Fälle, braucht nicht weiter Wunder zu nehmen, und sonst wären wohl auch diese Beziehungen den früheren Untersuchern nicht entgangen. Aber einmal fallen die kleinen festen Körper sehr leicht selbst aus den Celloidinschnitten heraus — man sieht manchmal entsprechende Lücken in den Präparaten — und dann können sie wohl auch sehr leicht resorbirt werden und so nicht mehr nachweisbar sein. Dass man mit solchen resorbirten und deshalb nicht mehr nachweisbaren Gewebstrümmern und Fremdkörpern für die Entstehung von Riesenzellen rechnen muss, darauf hat schon Marchand in der eingangs erwähnten Discussion über den v. Baumgarten'schen Vortrag auf der letzten Tagung mit Recht hingewiesen.

Die Thierversuche, die ich mit 21 Chalazien angestellt habe an über 30 Kaninchen und Meerschweinchen, sind sämtlich, mit Ausnahme des oben erwähnten Falles von Tuberculose des Tarsus, negativ ausgefallen. Den Kaninchen wurden Stückchen der Chalazien in die vordere Augenkammer eingebracht, die Meerschweinchen subcutan oder intraperitoneal geimpft. Dieses Resultat stimmt völlig mit dem der früheren Untersucher überein, die mit sicherem Chalazionmaterial nie eine Impftuberkulose erzielt haben, und die Zahl dieser Versuche ist eine recht grosse.

Ebenso habe ich in den Schnitten, die ich in der weit grössten Zahl der Fälle auf Tuberkelbacillen gefärbt habe, nichts von Tuberkelbacillen gefunden, aber auch nichts Sicheres von anderweitigen Coccen oder Bacillen. Bei einer so chronischen Affection, wie das Chalazion, beweist dieser negative Befund von Mikroorganismen natürlich nichts dagegen, dass nicht solche doch für die Entstehung der Affection eine Rolle spielen, abgesehen von dem Reiz des eingedickten Secretes. Vielleicht ergeben die namentlich auch bezüglich des Kulturverfahrens naturgemäss sehr subtilen Untersuchungen noch einwandfreiere Resultate als die bisher erzielten.

M. H.! Ich glaube also nach meinen Untersuchungen, dass in der weitaus überwiegenden Zahl der Fälle das sog. Chalazion eine chronische Adenitis und Periadenitis der Meibom'schen Drüsen ist und dass nur in seltenen Fällen (unter meinen Fällen einer unter 26) eine Tuberkulose des Tarsus unter dem Bilde eines Chalazion verlaufen kann, man könnte das, wenn man will, vielleicht ein tuberkulöses Chalazion nennen. Aber das typische Chalazion ist nicht tuberkulöser Natur, und die tuberkelähnliche Structur einer Anzahl der Fälle rührt daher, dass es sich um eine Fremdkörpertuberkulose um eingedicktes Secret und Epithelzellentrümmer der Meibom'schen Drüsen handelt. Gerade am Auge haben sich bei anderen Affectionen schon früher Fremdkörper, z. B. Raupenhaare, als die Ursache von Knötchen- und Riesenzellenbildung erwiesen.

Dass gerade um abgestossene nekrotische Epithelzellen sehr ausgiebig Riesenzellen sich bilden können, habe ich z. B. bei der Untersuchung einer sog. traumatischen Epithelcyste gesehen, wo an einer Stelle der Cystenwandung ein kleiner Tumor von Riesenzellen um abgestossene Epithelien entstanden war. Einen ähnlichen Befund hat schon Böhm (Virchow's Archiv Band 144) erhoben. Ebenso habe ich eine sehr reichliche Riesenzellenbildung erhalten, wenn ich Meerschweinchen Epithelien (von einem stark verhornten Plattenepithelkrebs der Ferse) unter die Haut brachte. Diese Riesenzellen können, wie das Marchand[1]) neuerdings wieder hervorgehoben hat, völlig den sog. Langhans'schen, also Tuberkelriesenzellen gleichen, und leider wird dadurch der absolute diagnostische Werth dieser Zellen für die histologische Differential-Diagnose der Tuberkulose etwas beeinträchtigt, wenn man eben bedenkt, dass die schuldigen Gewebstrümmer resorbirt werden können. Dies ist um so bedauerlicher, als bekanntlich bei der chronischen Tuberkulose der entscheidende Bacillennachweis oft sehr schwer zu führen ist, und auch bei sicher tuberkulösen Affectionen der Thierversuch gelegentlich versagen kann. Trotzdem werden die Riesenzellen mit den randständigen Kernen und dem feinkörnigen Zellleib immer ein erheblicher Hinweis auf das Bestehen einer tuberkulösen Affection bleiben, und die Behauptung von G. Reinbach (Habilitationsschrift, Breslau 1901), dass in den einfachen Wundgranulationen Riesenzellen von Langhans'schen Typus vorkommen, würde doch noch einer genaueren Revision zu unterziehen sein. Jedenfalls muss in allen zweifelhaften Fällen ausgiebig auf Fremdkörper gefahndet werden, und wenn dazu — was Ziegler in seinem bekannten Lehrbuch der allgemeinen Pathologie[2]) schon gebührend hervorhebt — schon Gewebstrümmer irgend welcher Art gehören können, so dürften derartige Fremdkörper recht häufig und in mannigfaltiger Form in Betracht zu ziehen sein. Gegenüber dem Suchen nach Langhans'schen Zellen bei der rein histologischen, nicht bacterioskopischen Diagnose der Tuberkulose, müsste man vielleicht demnach noch mehr Werth auf die Constatirung typischer tuberkulöser Verkäsung legen. Freilich wäre bezüglich der letzteren in diesem Zusammenhang an das Beispiel des multiloculären

---

[1]) l. c.

[2]) S. 366. 9. Auflage 1898.

Echinococcus zu erinnern, bei dem bekanntlich Verkäsung und Riesenzellen vom Langhans'schen Zelltypus zusammen vorkommen, wie ich auch nach eigenen Untersuchungen bestätigen kann. Melnikow-Raswendenkow glaubt diese histologischen Wirkungen auf Giftstoffe der Parasiten zurückführen zu sollen.

Aber ein bedeutender Hinweis auf das Bestehen einer tuberkulösen Affection werden, wenn Fremdkörper, Parasiten u. s. w. sicher auszuschliessen sind, die Riesenzellen mit den randständigen Kernen immer bleiben, wenn man sich auch nicht verhehlen kann, dass der Nachweis von Fremdkörpern, wenn man an ihre Resorbirbarkeit denkt, oft nicht leicht zu führen sein wird. Dagegen möchte ich nach meinen bisherigen Erfahrungen — es sei mir die Einstreuung dieser Bemerkung hier gestattet — mit v. Baumgarten glauben, dass bei der Differentialdiagnose zwischen Syphilis und Tuberkulose das Vorkommen von Riesenzellen mit randständigen Kernen sehr für die Diagnose Tuberkulose in die Waagschale fällt. So habe ich z. B. erst vor Kurzem wieder Gelegenheit gehabt, diese Thatsache bei der genauen mikroskopischen Untersuchung eines Falles von Gumma der Hirnrinde und von Solitärtuberkeln an der Gehirnoberfläche bei Meningitis tuberculosa zu constatiren. Beide Produkte der zufällig bald hintereinander zur Sektion gekommenen Fälle waren makroskopisch in dem Gehirnbefund [1]) nicht zu unterscheiden. Aber histologisch fanden sich in dem Tuberkulosefall massenhafte Riesenzellen von Langhans'schem Typus, bei den Gumma nicht eine einzige bei der genauen Durchsicht einer grossen Zahl von Schnitten.

M. H.! Verzeihen Sie die kurze Abschweifung von meinem eigentlichen Thema, die mir aber in Anbetracht der Wichtigkeit des Gegenstandes erlaubt erschien. — Ueber die Aetiologie und Pathogenese des Chalazion möchte ich noch einmal als das Resultat meiner Untersuchungen zusammenfassen:

1. In der überwiegenden Majorität der Fälle ist das Chalazion eine chronische Adenitis und Periadenitis der Meibom'schen Drüsen. Ob allein die Secretretention als Entzündungsreiz wirkt,

---

[1]) Demonstration in der Medizin. Section der Schlesischen Gesellschaft am 7. Dez. 1900. Der makroskopische Befund an den Hirnhäuten war allerdings natürlich sehr verschieden. In dem einen Fall eine charakteristische gummöse Lepto- und Pachymeningitis, im anderen Falle eine Aussaat von Tuberkeln um die Gefässe der Hirnbasis und ein sulziges Exsudat um das Chiasma.

oder ob dabei bis jetzt nicht sicher nachgewiesene Mikroorganismen mitwirken, ist noch nicht sicher zu entscheiden.

2. Die histologisch tuberkelähnliche Structur einer Anzahl von Chalazien ist auf eine Art Fremdkörpertuberkulose um eingedicktes Secret und abgestossene, nekrotische Epithelzellen der Meibom'schen Drüsen zu beziehen.

3. Nur in ganz vereinzelten Fällen kann ein Chalazion ätiologisch auf wirklicher Tuberkulose beruhen, oder, vielleicht richtiger ausgedrückt: es verläuft eine Tuberkulose des Tarsus unter dem klinischen Bilde des Chalazion.

Figuren auf Tafel VI.

I. Randpartie des Chalazion XX. van Gieson. Nach links und unten diffuses Granulationsgewebe (c), nach rechts und oben erweiterte und mit Secret (a_1) erfüllte Meibom'sche Drüsen und Knötchenbildung mit Riesenzellen. Bei a Secretreste eines untergegangenen Drüsenacinus, anliegend eine grössere Riesenzelle und beginnende Knötchenbildung.

a_1 = Talgmasse in den erweiterten Drüsen. a = Talgmasse in einem Knötchen. c = Granulationsgewebe.

II. Andere Stelle des Chalazion XX. Knötchen- und Riesenzellbildung um die Fremdkörper (F).

III. u. IV. Chalazion XXII. Starke Vergrösserung. Fremdkörper in und um die Riesenzellen.

Diskussion.

Herr Aschoff hat auch in einem Falle von Epidermoidcyste der Kopfhaut Riesenzellen um die Talgmassen, die anscheinend durch Platzen der Cyste frei geworden waren, gesehen. Typische Langhans'sche Riesenzellen fanden sich in einem Falle von Endocarditis streptococcica; die Leiber der Riesenzellen waren mit Coccen vollgepfropft.

Herr v. Baumgarten: Das Chalazion halte ich für einen klinischen Begriff und bin überzeugt, dass verschiedene Krankheitsprodukte unter diesen Begriff fallen. Trotzdem halte ich diejenigen Fälle, welche die typische tuberkulöse Structur zeigen, für Tuberkulose. Weder das Nichtfinden von Tuberkelbacillen noch das negative Impfexperiment beweist gegen Tuberkulose. Seitdem durch Tangl in einem typischen Falle Tuberkelbacillen zweifellos nachgewiesen sind, wird man diesen positiven Nachweis höher schätzen müssen als zahlreiche negative.

Herr v. Hansemann: Das Bedenken, das ich schon voriges Jahr aussprach, muss ich auch jetzt wieder aufrecht erhalten. Es giebt gar nicht selten unzweifelhafte Gummiknoten mit zahlreichen Riesenzellen. Die Riesenzellen des Langhans'schen Typus können niemals als differentialdiagnostisches Merkmal zwischen Syphilis und Tuberkulose gelten.

XXI.

Herr Aschoff-Göttingen:

Missbildung der Zunge bei Agnathie.

Mit Tafel VII.

Ich hatte Gelegenheit, 4 Fälle von Agnathie beim Menschen und 5 beim Lamm zu beobachten. Dabei liess sich feststellen, dass nur in solchen Fällen, wo der Hyoidbogen mehr oder weniger gut entwickelt war, auch eine Zungenanlage vorhanden war. Wo der Hyoidbogen völlig fehlte, war eine Zungenanlage nicht mit Sicherheit nachweisbar. Die vorhandenen Zungenanlagen waren sehr verschieden gestaltet, bald ganz flach ausgebreitet, bald einen zungenähnlichen Körper bildend. Die relativ grösste Zunge fand ich bei einem Falle von Cyclopie und Synotie, der unter anderen Fällen von Agnathie von dem Volontair-Assistenten Dr. Kuse in der Münch. mediz. Wochenschrift d. J. beschrieben ist. Sie ähnelte in ihrer äusseren Form einer normalen Zunge, war nur viel kleiner als die eines Foetus aus dem 7—8ten Schwangerschaftsmonate, dem der Cyclops anzugehören schien. Handelte es sich hier um eine im Ganzen verkleinerte Zunge oder war nur ein Theil der Zunge angelegt? Die mikroskopische Untersuchung bewies das Letztere. Es entsprach nämlich die Zungenanlage nur dem hinteren drüsentragenden Abschnitte der Zunge. Während an der normalen Zunge der eigentliche Körper frei von Drüsen ist, die Grenze der papillae circumvallatae von den Drüsen nur wenig nach vorn überschritten wird, war diese kleine Zungenanlage bis in ihre Spitze von Drüsen durchsetzt. Und zwar lagen vorn die serösen, nach hinten zu die Schleimdrüsen, ganz wie in dem drüsenhaltigen Theil der normalen Zunge. Auch gelang es im Gebiet der serösen

Drüsen Papillae circumvallatae nachzuweisen. Somit repräsentirte die gefundene Zungenanlage nur den die Papillae circumvallatae tragenden und die dahinter gelegenen Abschnitte der normalen Zunge, der nach vorn gelegene grösste Theil des Zungenkörpers fehlte. Den Vergleich mögen die beiden Zeichnungen erleichtern. (Taf. VII Fig. 1 und Fig. 2.)

Die Erklärung für diese Missbildung der Zunge ist in den Untersuchungen von Kallius über die Entwicklung der Zunge gegeben. Wenn dieselbe auch erst für die niederen Thiere abgeschlossen und an einer kleinen Zahl höherer Thiere durchgeführt ist, so lässt sich schon jetzt feststellen, dass die ursprüngliche His'sche Annahme der Entstehung des ganzen Zungenkörpers aus dem Tuberkulum impar einer Modification in der Richtung bedarf, dass die vorderen Abschnitte des Zungenbeinkörpers nicht aus dieser medianen Anlage, sondern aus seitlichen vom Unterkieferbogen entspringenden Wülsten gebildet werden (s. Taf. VII Fig. 3).

Wenn nun die Unterkieferbögen fehlen, kann auch der vordere Zungenkörper nicht zur Entwicklung gelangen. Die mikroskopische Untersuchung bestätigt auch, dass die von den Unterkieferbögen abhängige Entwicklung der M. genioglossus ausgeblieben ist. Man sieht nichts von der Einstrahlung eines solchen Muskels, wie es das Bild der normalen Zunge zeigt. Diese Befunde bestätigen also die Kallius'schen auf ganz anderem Wege gewonnenen Ergebnisse.

Bemerken will ich noch, dass die Verkümmerung des Hyoidbogens keine Verkümmerung der Schilddrüsenanlage bedingt.

Erklärung der Abbildungen auf Tafel VII.

Fig. 1. Medianschnitt durch die Zungenanlage eines Falles von Agnathie. Die Drüsen (1) reichen bis zur Spitze des Zungenkörpers. Der Musc. genioglossus fehlt. Der Musc. hyoglossus deutlich entwickelt.

Fig. 2. Medianschnitt durch die Zunge eines 7 monatlichen Foetus. Drüsen (1) nur im hinteren Abschnitt des Zungenkörpers entwickelt. Vorn unter der Spitze die Blandin-Nuhn'sche Drüse (2). Deutliche Einstrahlung des Musc. genioglossus (3).

Fig. 3. Schema der Zunge des Säugethieres nach Kallius. 1 die von den Unterkieferwülsten, 2 die vom tuberculum impar und seinen Seitenästen, 3 die von dem 2. und 3. Kiemenbogen stammenden Bestandtheile der Zunge.

XXII.

Herr Aschoff-Göttingen:

Ein Fall von Pseudotuberkulose beim Neugeborenen und ihr Erreger.

In der Sammlung des Göttinger pathologischen Instituts befinden sich die Lebern von Zwillingen, die von zahlreichen tuberkelähnlichen Knötchen durchsetzt sind (Demonstration). Dieser Fall ist damals von Henle genauer untersucht und beschrieben worden. In den Knötchen, die einfache Nekrose darstellten, fanden sich grosse Mengen nach Gram färbbarer Bacillen. Eine Züchtung aus dem frischen Material war, da man zunächst an echte Tuberkulose dachte, unterlassen worden. Henle glaubte, dass es sich um eine ähnliche Infection wie bei der Pseudotuberkulose der Thiere, insbesondere der Nager handelte, wenn sich auch sein Bacillus von den bei den Thieren gefundenen durch die positive Gramfärbung wesentlich unterschied. Bis jetzt ist, soweit ich die Literatur kenne, dieser Fall der einzige geblieben. An ihn wurde ich durch den Sectionsbefund bei einem 2 tägigen Kinde, welches der Hannoverschen Entbindungsanstalt entstammte, erinnert.

Von einer allgemeinen Polydactylie und einer Ependymitis granularis abgesehen, zeigte derselbe als merkwürdigsten Befund zahlreiche wie Tuberkel aussehende Knötchen in der Leber, in beiden Nebennieren, in den Lungen, am Rachen, in der Speiseröhre, im Dünn- und Dickdarm, aber keine Knötchen in den Nieren. Die am konservirten Präparat (Demonstration) noch gut erkennbaren Knötchen des Oesophagus liessen auch an hypertrophische Lymphknötchen denken, doch wurden wegen des Verdachts einer infectiösen Granulombildung die Nabelgefässe besonders genau angesehen. Sie zeigten makroskopisch keine Veränderungen, ebenso wenig das Nabelbindegewebe und die Unterbindungsstelle der leicht eingetrockneten Nabelschnur.

Da in schnell hergestellten Gefriermikrotomschnitten von der Leber der Nachweis dichter Bacillenhaufen in den Knötchen gelang, wurde der Versuch einer Reinzüchtung des Infectionserregers gemacht, der auch erfolgreich war. Ich unternahm die weiteren

Untersuchungen in Gemeinschaft mit dem Volontairassistenten Herrn Dr. Wrede, der über dieselben, insbesondere über die bakteriologischen Ergebnisse noch ausführlich berichten wird.

Die wichtigsten Merkmale des Erregers sind folgende: Kurzes, nach Gram färbbares Doppelstäbchen, in Kulturen gelegentlich Polfärbung zeigend, in der Milz der Versuchsthiere Involutionsformen (Keulenform, plumpes Aussehen, keine Verzweigungen).

Auf Gelatine langsames Wachsthum bei Zimmertemperatur. Punktförmige Colonien. Oberflächenwachsthum nicht erkennbar oder sehr gering. Alle Colonien ganz scharf begrenzt, völlig rund, die tiefen schwach bräunlich, die oberen hell gefärbt, ganz fein gekörnt, z. Theil homogen aussehend. Keine besondere Structur. Keine Verflüssigung. Gelatinestich: kein Oberflächenwachsthum. Wachsthum entlang des Striches, weisser Faden aus feinsten Körnchen zusammengesetzt. In älteren Culturen Bildung seitlicher Aeste. Bouillonfreie Milchzuckergelatine, Stich: ganz dasselbe Bild wie bei gewöhnlicher Gelatine, keine Gasbildung. Bouillonfreier Milchzuckeragar, Stich: dasselbe Bild wie in Gelatine, kein Oberflächenwachsthum. Traubenzuckeragar, Stich: schleierartiges Oberflächenwachsthum, haarförmige Auswüchse des Stichkanals. Agarstich: Geringes schleierartiges Oberflächenwachsthum, einzelne, wie kurze Stoppeln aussehende Seitenäste.

Peptonagar, Platte: sehr zarte weissliche punktförmige Colonien in der Tiefe, die oberflächlichen ganz durchsichtige runde Fleckchen. Bei schwacher Vergrösserung erscheinen die tiefen rund oder wetzsteinförmig, ganz scharf begrenzt, sehr fein gekörnt, gelblich bis bräunlich gefärbt, die oberflächlichen rund, scharf begrenzt oder fein gesägt am Rande, im Ganzen etwas stärker gekörnt, sehr durchsichtig, nur bei starker Blendung gut erkennbar.

Bouillon gleichmässig getrübt, bald klar, fadenziehender Bodensatz. Meist Diplobacillen, selten Ketten von vier Gliedern oder mehr.

Die bei den Thierversuchen gewonnenen Culturen zeigten geringe Variationen, besonders des Gelatinewachsthums, wo gelegentlich Formen, die genau mit Bact. coli commune übereinstimmten, gefunden wurden. Die genannten Eigenschaften des Bacillus liessen zuerst an die Möglichkeit denken, dass es sich um einen mit der Milchnahrung aufgenommenen Milchsäurebacillus und zwar um das Bact. lactis acidi Leichmanni (oder Bact. Güntheri) handelte. Aber die Versuche, mit dem Bacillus Milch zur Gerinnung zu bringen, schlugen fehl. Dagegen ergab eine genauere Durchsicht der Literatur über Pseudotuberkulose, dass der gefundene Organismus in die Gruppe des Bacillus der Pseudotuberkulose der Nager etc. gehört und zwar besonders wegen seiner ähnlichen pathogenen Eigenschaften. Es gelang nämlich leicht, durch subkutane und intraperitoneale Injection Mäuse, Meerschweinchen und Kaninchen zu inficiren. Die Thiere starben in 2—5 Tagen. Der typische Sectionsbefund war eine reichliche Entwicklung von kleinsten grauweissen Knötchen in der Leber, beim Meerschweinchen auch in der Nebenniere, die Nieren stets frei, also genau wie bei dem Kinde. Darmkanal und Lungen, die beim Kinde mit betheiligt waren, zeigten keine Veränderungen. Auch die mikroskopische Untersuchung der Thierorgane zeigte insofern Uebereinstimmung, als die Leber stets und am reichlichsten von Knötchen durchsetzt war, dann folgte die Nebenniere, bei den Mäusen ferner noch die Milz. Von ganz kleinen Bacterien-Herden in den Nieren abgesehen, waren alle andern Organe von der Infection unberührt. An der Infectionsstelle fand sich keine makroskopisch sichtbare Reaction. (Demonstration der makroskopischen Präparate.)

Mikroskopisch stimmen die bei dem Kinde und bei den Versuchsthieren in den Organen vorhandenen Knötchen im Wesentlichen überein. Sie besitzen eine grosse Aehnlichkeit mit Rotzknötchen, d. h. sie stellen ein Mittelding zwischen dem Abscess und dem Epitheloidtuberkel dar. An ihrem Aufbau betheiligen sich unzweifelhaft fixe Gewebszellen, was durch den Nachweis von Kerntheilungsfiguren an den Endothelien der Lebercapillaren bewiesen werden konnte, ferner grosskernige Wanderzellen, in geringer Zahl Lymphocyten und die gewöhnlich gelapptkernigen Leukocyten. Plasmazellen wurden stets vermisst. Sehr schnell tritt im Bereich der Knötchen eine Coagulationsnekrose der Zellleiber auf, die Kerne zeigen dabei die verschiedensten Stadien der Degeneration, zerfallen schliesslich in einzelne Bröckel, die sehr lange erhalten bleiben. Im Gegensatz zu der typischen Verkäsung der Tuberkel mit dem Schwund aller Kernreste findet man hier im Centrum der Knötchen stets ein grossartiges Trümmerfeld zerbröckelter Kernmassen. Die Knötchen sind auch in den peripheren Schichten stets sehr zellreich ohne typische Anordnung epitheloider Zellen, stets frei von Riesenzellen. Bei dem dichten Gedränge der

Zellen und der sehr schnell eintretenden Nekrose ist die Classificirung der einzelnen das Knötchen zusammensetzenden Zellen sehr erschwert. In ganz frischen Knötchen sieht man deutlich, dass die Parenchymzellen, z. B. die Leberzellen, die Nebennierenzellen den Grundstock der Knötchen bilden. Zwischen den Epithelzellen tauchen allmählich die übrigen genannten Zellen auf, welche das Knötchen bilden helfen. Eine Wucherung der Epithelzellen, eine active Theilnahme an dem Aufbau der Knötchen liess sich nirgends feststellen. Die Epithelzellen verfallen ebenso wie die übrigen Zellen der Nekrose.

Was die Bacillen anbelangt, so liegen sie in grossen Mengen zwischen den nekrotischen Zerfallsmassen. An den Mäuselebern lässt sich ein interessanter Befund besondert gut demonstriren, nämlich die Zellinfection durch die Bacillen. Die necrotischen Centren erscheinen in Methylenblaupräparaten von einem dunklen blauen Hof umsäumt, der sich bei starker Vergrösserung in mächtig aufgetriebene, mit Bacillen vollgestopfte Leberzellen auflöst. Die daneben noch vorhandenen Vacuolen der Zellleiber erweisen sich im Sudanpräparat als grosse Fetttropfen. Bei sorgfältiger Untersuchung gelingt es leicht nachzuweisen, dass der erste Anfang der Knötchenbildung eine solche Epithelinfection ist. Es finden sich in Leber und Nebenniere reichlich Stellen, wo nur einzelne Epithelzellen von Bacillen inficirt und die reactiven Vorgänge am Gefässsystem, die Wucherung der Endothelien, die Kapillarverstopfung durch Leucocyten eben angedeutet oder noch gar nicht zu finden sind.

Es handelt sich also um einen evidenten Zellschmarotzer, wie es der Leprabacillus, im beschränkten Umfange auch der Rotzbacillus ist. Doch finden sich auch extracelluläre Bacterienklumpen, bei denen man zweifeln kann, ob eine Art Zoogloeabildung vorliegt oder ob die Bacterien nach völligem Verzehren der Zelle wieder freigeworden sind.

Aehnliche Bilder sind auch von früheren Autoren bei der Pseudotuberkulose der Nager beschrieben worden. Insbesondere wurde auch die intracelluläre Lagerung der Bacillen wiederholt betont. Doch ist nirgends die primäre Epithelinfection so scharf hervorgehoben worden, wie das nach den vorliegenden Präparaten wenigstens für diesen Bacillus geschehen muss. Es fragt sich nämlich, ob der gefundene Bacillus ohne Weiteres mit einem der bisher gefundenen Bacillen der Pseudotuberkulose identificirt werden kann. Das ist nicht möglich. Er stellt eine neue Varietät desselben dar, da er von den bislang bekannten drei Hauptvarietäten mehrfache Abweichungen in Bezug auf Cultur und pathogenes Vermögen aufweist. Am nächsten steht er dem Bacillus von Kutscher und demjenigen von Preisz. Bemerkenswerth ist seine leichte Färbbarkeit mit Haematoxylin, alkalischem Methylenblau und nach Gram, welch letztere er freilich mit dem Bacillus von Preisz u. A. theilt. Besonders charakteristisch bleibt seine starke Virulenz für weisse Mäuse (Tod in 2—5 Tagen) und die Lokalisirung der sehr kleinen Knötchen in Leber, Milz und Nebennieren, während die übrigen Organe frei bleiben. Versuche, durch Fütterung die Thiere zu inficiren und dadurch ähnliche Bilder wie bei dem Kinde zu erzeugen, sind bisher fehlgeschlagen. Auch dadurch unterscheidet sich der Bacillus von der Mehrzahl der früher gefundenen, bei denen die Infection per os besonders leicht gelang.

Wie ist nun bei dem Kinde der auffällige Befund der Knötchen in der Lunge und im gesammten Verdauungstractus zu erklären? Die Thierversuche sprechen, soweit solche Beobachtungen auf den Menschen übertragbar sind, gegen die Entstehung derselben durch haematogene Infection. Die mikroskopische Untersuchung des Nabelbindegewebes und der Nabelgefässe verlief negativ. Der Nabel selbst, an dem die noch nicht demarkirte Nabelschnur ansass, wurde leider nicht für die mikroskopische Untersuchung aufgehoben. Doch spricht der negative Befund an den Nabelgefässen und den sie begleitenden Lymphbahnen durchaus gegen die Annahme, dass die Infection in diesem Falle vom Nabel her erfolgte, wie es Henle für seinen Fall wahrscheinlich machen konnte. Es lag weit näher, an eine Infection per os zu denken, entweder durch die Milch oder durch Aspiration von Vaginalschleim, der nicht selten pathogene Organismen enthielt. Man konnte aber auch eine bereits intrauterin entstandene, durch die Placenta vermittelte Infection vermuthen. Die vom Kollegen Wasmus bereitwilligst gegebene Auskunft über den klinischen Verlauf ergab dafür keine positiven Anhaltspunkte. Freilich wurde bei der Aufnahme der Kreissenden eine Temperatur von 38,9 constatirt, die aber bald nach der Geburt zur Norm abfiel. Am dritten Tage post partum leichte Temperatursteigerung auf 38,1, Wochenbett sonst normal.

Die Annahme einer Infection durch Aspiration wurde nun durch die mikroskopische Untersuchung der Lunge u. d. Verdauungswege unterstützt. In den Lungen stellten die sichtbaren Knötchen keine Proliferationsgeschwülste, sondern kleinste pneumonische Herde dar, in denen sich die Bacillen reichlich nachweisen liessen. Die Herde standen immer zu kleineren Bronchien, nie zu den Gefässen in Beziehung. Die Knötchen im Oesophagus und Darm waren ganz oberflächliche Zelleneinlagerungen, häufig nur die oberen Schichten der Mucosa umfassend, fast nie in die Submucosa hineinreichend. Die Hauptmenge der Bacillen lag oben, nicht in der Tiefe der Knötchen. Nirgends fanden sich Capillarembolien. Am Dünndarm fanden sich umschriebene pseudomembranöse Entzündungsherde mit Bacillen in den Auflagerungen. Alle diese Befunde sprechen, wenn auch nicht unbedingt, für eine Infection per os. Damit stimmt der Thierversuch nicht ganz überein. Hier gelang die Infection per os nicht. Aber, wie gesagt, Thier und Mensch sind nicht ohne Weiteres vergleichbar.

Der Fall ist deshalb so ausführlich mitgetheilt, weil in der Literatur ausser dem Henle'schen Falle nur noch 4 Beobachtungen bacillärer Pseudotuberkulose beim Menschen existiren. Da im Gegensatz zu dem vorliegenden Fall der Nachweis der Bakterien wegen ihrer äusserst schlechten Färbbarkeit in den früheren Fällen sehr erschwert war, oft ganz misslang, so ist der hiermit von Neuem erbrachte Beweis, dass solche Knötchen auch beim Menschen durch Bacillen verursacht sein können, wichtig für gewisse Fälle von Knötchenbefunden beim Neugebornen, wo man wegen mangelnden Bakterienbefundes zur Diagnose Syphilis kommen könnte.

Ich sehe von den vom Kollegen Lubarsch in der vorjährigen Versammlung unserer Gesellschaft eingehend gewürdigten Knötchen, die als besonders stark entwickelte Herde hepatogener Blutkörperchenbildung angesehen werden müssen, ganz ab, sondern spreche nur von den mit nekrotischen Centren versehenen Granulationsgeschwülsten, oder den einfachen Nekrosen in der Leber von Neugeborenen, wo sonst keine Zeichen von Syphilis gefunden werden. In solchen Fällen muss die Möglichkeit einer bacillären Nekrose immer berücksichtigt werden, selbst wenn die Bacillen nicht mehr nachweisbar sind. Ich will nur betonen, dass nach den Erfahrungen der Thierexperimente regenerative Vorgänge, bindegewebige Abkapselungen das Bild sehr stark verändern können. Die Leber eines zweimonatlichen Kindes, welches freilich Pemphigus und vergrösserte Milz aufwies, bei dem aber das Knochensystem intakt war und die klinische Beurtheilung durchaus gegen Syphilis sprach, erlaube ich mir noch der Beurtheilung zu unterbreiten. Es finden sich in der Leber grosse ausgedehnte nahezu ein Viertel derselben einnehmende, wie anämische Infarcte aussehende Herde, in welche feinste weisse Pünktchen eingestreut sind. Mikroskopisch handelt es sich um kleinste Nekroseherde, die in ein Gewebe eingebettet sind, welches lebhaft an syphilitische Cirrhose bei Neugeborenen erinnert. Der Nachweis von Bacillen misslang.

Was nun den Namen dieser Krankheit anbelangt, so habe ich dieselbe Pseudotuberkulose genannt, weil die bei den Thieren beobachteten gleichen Erkrankungen mit diesem Namen belegt worden sind. Ich bin mir aber voll bewusst, dass dieser Name vielfachen Widerspruch herausfordert, zumal wir jetzt eine Gruppe von Bacillen kennen gelernt haben, die dem echten Tuberkelbacillus ausserordentlich gleichen und für deren Krankheitsprodukte der Name Pseudotuberkulose reklamirt werden wird. Auch werden unter dem Namen Pseudotuberkulose ätiologisch sehr verschiedene Dinge zusammengeworfen, so dass die Londoner pathologische Gesellschaft vor zwei Jahren den Versuch machte, etwas Klarheit in diese Frage zu bringen. Der Ausdruck tuberculum soll überhaupt nicht mehr für ein anatomisches Substrat gebraucht werden; wenn er doch noch benutzt wird, soll er nur für die durch den echten Tuberkelbacillus hervorgerufenen Knötchen Geltung haben. Um Missverständnisse zu verhüten, sollen alle früher Tuberkel genannten Gebilde „Knötchen" genannt werden und zwar die durch den Koch'schen Bacillus hervorgerufenen „Tuberkelknötchen", die übrigen „Rotzknötchen", „Aspergillusknötchen" etc. Die Krankheiten sollen als Aspergillosis, Streptotrichosis, Blastomycosis, Tuberculosis etc. bezeichnet werden. Leider fehlt unter diesen Vorschlägen gerade ein Name für die durch unsere Streptobacillen hervorgerufene Krankheit. Streptobacillenknötchen könnte man wohl sagen, aber Streptobacillosis ist ungenau, denn es giebt Streptobacillen, die niemals oder nur ganz ausnahmsweise Knötchen erzeugen, z. B. der Schankerbacillus. Baumgarten hat in dem Bestreben, den Namen Tuberkulose nur für die echten durch den Tuberkelbacillus erzeugten Knötchen zu reserviren, den Ausdruck Pseudotuberkulose auch verworfen, zumal er der Ansicht ist, dass typische riesenzellenhaltige verkäsende Epitheloidtuberkel beim

Menschen nur durch den Tuberkelbacillus hervorgerufen werden. Er schlägt für diese tuberkelähnliche Knötchenerkrankung bei den Thieren den Ausdruck Granulosis micrococcica vor, der jetzt wohl besser durch Granulosis streptobacillosa zu ersetzen wäre. Man könnte in dieser Weise auch von einer Granulosis streptotricha, aspergillosa, tuberculosa, Fremdkörper-Granulose sprechen. Doch hat sich der Ausdruck Tuberkel für diese Form pathologischer Neubildungen so festgenistet, dass er schwer auszurotten sein wird. Während aber die Vorschläge der Londoner patholog. Gesellschaft die Aetiologie bei der Benennung der Krankheiten in den Vordergrund schieben, bliebe bei dem Baumgarten'schen Vorschlag das Recht der pathol.-anatom. Veränderung, die schliesslich für die diagnostische und topographische Bezeichnung das Wesentliche ist, gewahrt. Man spricht nicht von einer Pneumococceninfection der Lunge, des Endocards, sondern von Pneumonia, Endocarditis pneumococcica. Darum wäre auch der Ausdruck Streptobacillosis verfehlt. Will man die Krankheit pathologisch-anatomisch bezeichnen, so bleibt nur der Ausdruck Granulosis oder Tuberculosis übrig. Ob man alle nicht durch den echten Tuberkelbacillus hervorgerufenen Knötchenkrankheiten als Pseudotuberkulose zusammenfassen soll oder nicht, ist eigentlich, wie bereits Woods Hutchinson in der Diskussion der Londoner patholog. Gesellschaft hervorhob, eine hauptsächlich den Kliniker interessirende Frage. Er will nur wissen, handelt es sich um die durch den echten Tuberkelbacillus erzeugte Krankheit mit ihrer ungünstigen Prognose oder um eine der relativ seltenen, durch andere Organismen hervorgerufenen meist günstiger verlaufenden Pseudotuberkulosen.

Der pathologische Anatom, der Bakteriologe wird sich nicht dabei beruhigen. Das Unglück ist, dass der Begriff Tuberkel ein specifischer geworden ist. Soll man nun den Ausdruck Pseudotuberkulose nur auf solche Krankheiten anwenden, wo tuberkelähnliche Knötchen von Pseudotuberkelbacillen hervorgerufen werden oder darf man denselben auch für Knötchenbildungen gebrauchen, deren Erreger noch keinen besonderen Namen erhalten haben, wie z. B. in unserem Falle? Ich glaube, man kann, so lange das Gebiet noch nicht weiter geklärt ist, alle diese Fälle von Pseudotuberkulose, die durch den Streptobacillus der Nagethierpseudotuberkulose oder seine Verwandten hervorgerufen werden, als Pseudotuberculosis streptobacillosa bezeichnen. Jeder wird wissen, was darunter zu verstehen ist. Freilich sind auch hier Verzweigungen an den Bacillen und actinomyecesähnliche Bilder gefunden worden, so dass es sich vielleicht nur um eine dem Rotz nahestehende Unterart der Streptotrixerkrankungen handelt. Dann müsste man von Pseudotuberculosis streptotricha, oder wenn man den Ausdruck Pseudotuberkulose durchaus vermeiden will, von Granulosis streptotricha sprechen. Denn die Knötchenbildung ist das Wichtigste. Der Ausdruck Streptotrichosis sagt zu wenig.

Discussion.

Herr v. Recklinghausen: Der von Bergkammer (Virchow's Archiv) beschriebene Fall von acuter miliarer Tuberkulose bei einem achtwöchigen Kinde ist nach meiner Erinnerung wohl identisch mit dem geschilderten, jedenfalls waren die Knötchen der Leber ebenso reichlich mit färbbaren Bacillen durchsetzt, die damals (1883) als TB. angesprochen wurden.

XXIII.

Herr Kretz-Wien:

Ueber Bakteriämie[1]).

K. theilt nach einem kurzen historischen Rückblick die Infectionen des Blutes in folgende Hauptformen: 1. rein bakteriämische Infectionen wie Typhus recurrens, Malaria, Maltafieber (Blutinfection ohne erkennbaren Primäreffect); 2. secundäre Bacteriämie von erkennbaren primären Läsionen ausgehend; a) attaquenweise auftretend (bei pyogener Affection, Tuberkulose), durch specifische Erkrankung der Gefässwand veranlasst oder durch die Rückwanderung inficirter Leucocyten bedingt (wie bei Gonorrhoe und wahrscheinlich auch bei der Lepra); b) die Localaffection begleitend wie beim Abdominalyphus oder dem Milzbrand. Während nun die metastasirende Form der Blutinfection bei Bacteriämie schon

[1]) Ausführlich mitgetheilt in der Zeitschrift für Heilkunde XXII. 1902.

seitens Ponfick als principiell different von der Metastasenbildung durch Gefässwanderkrankung und Verschleppung von inficirten Thromben erkannt wurde, ist die Blutinfection ohne consecutive Metastasenbildung bisher noch nicht allgemein entsprechend gewürdigt worden, hauptsächlich wohl deshalb, weil sie specielle anatomische Läsionen zumeist nicht setzt; sie ist ein eben so wichtiges wie häufiges Ereigniss, das sich bei vielen Infectionen findet. Sehr merkwürdig sind die Fälle von Bacteriämie bei mehrfachen Infectionen und gehen z. B. bei einigen acuten Exanthemen nicht bloss Krankheitserreger ins Blut über, die an und für sich diesen Uebertritt öfter zeigen, sondern es kommt auch bei Bacterien, die sonst nur ausnahmsweise ins Blut übergehen, zu diesem Ereignisse, wie z. B. Jehle für Scharlach und Masern in Combination mit Influenza, die Erreger derselben typisch im Blute fand. Zieht man nun die bacteriämische Form der Infection mit in den Kreis der Eintheilungsmerkmale der Erkrankungsformen, so ergiebt sich für viele ätiologisch einheitliche Processe eine grosse Vielgestaltigkeit der klinischen und anatomischen Erscheinung; die alten Termini: Sepsis, Pyämie, Miliartuberkulose umfassen nur einen Theil dieser Formen; sie wurden theilweise durch die Neueinführung der Bezeichnungen toxämische und metastasirende Infection den neueren Anschauungen entsprechender gefasst und gestatten durch die Hinzufügung der bacteriämischen Form der Infection eine umfassende, leicht verständliche und scharf begrenzende Eintheilung der verschiedenen infectiösen Erkrankungsformen.

XXIV.

Herr von Hansemann-Berlin:

Ueber die Structur und das Wesen der Gefässinseln des Pankreas.

(Hierzu Tafel VIII und IX.)

Seitdem Paul Langerhans (1) die nach ihm benannten Inseln im Jahre 1869 entdeckte, ist über diese Gebiete eine grosse Literatur entstanden, ohne dass bisher ihre Structur und ihre physiologische Bedeutung sichergestellt worden wären. Auf diese gesammte Literatur brauche ich hier nicht ausführlicher einzugehen, da sie neuerdings ziemlich vollständig von Walter Schulze (2) und von Opie (3, 4, 5) besprochen worden ist. Die Anschauungen über diese Inseln waren aber die denkbar verschiedensten. Langerhans selbst hielt sie für nervöse Elemente, eine Vorstellung, die von späteren Autoren nicht wieder aufgenommen wurde. Saviotti (6), Lewaschew (7), Dogiel (8), Laguesse (9) und Kolossow (10) glaubten, dass die Inseln zum secernirenden Parenchym der Drüse gehörten; Lewaschew will sie sogar von den Drüsenkanälen aus injicirt haben, was jedoch von Anderen geleugnet wird. Auch behaupten einige dieser Autoren, dass sich die Inseln in Drüsenschläuche umwandeln könnten, so dass sie je nach dem Thätigkeitszustand der Drüse verschieden zahlreich vorhanden wären, wobei auch individuelle Schwankungen vorkämen. Ebenso haben Gibbes (12), Harris und Gow (13) und Gianelli (14) behauptet, dass die Inseln dem Parenchym angehörten, sich aber von demselben frühzeitig definitiv trennten und so als embryonale Reste von Drüsenanalagen liegen blieben. v. Ebner (15) und Podwyssotzki (16) betonen den Zusammenhang mit Gefässen, wodurch der Name Glomeruli berechtigt erschien. Bizzozero und Vassale (17) leugneten die drüsige Structur, ohne eine andere Deutung zu geben. Zum Lymphapparat rechneten die Inseln Kühne und Lea (18), Renaut (19), Sokoloff (20), Diekhoff (21), Pischinger (22) und Pugnat (23). Giacomini (11) fand bei Petromyzon Blasen im Pankreas, die mit Cylinderepithel ausgekleidet waren und die er mit den Inseln identificirt.

Was die Function dieser räthselhaften Gebilde betrifft, so stehen sich auch hier zwei Ansichten gegenüber. Die Einen behaupten, dass sich die Inseln bei der Secretion verändern, die Andern, dass sie die Functionswandlungen der übrigen Drüsen nicht mitmachen. Speciell wies Giannelli (14) bei Maulwürfen nach, dass die durch die Biondi'sche Methode nachweisbaren Secretkörner in den Inseln fehlen. Neuerdings haben nun diese Untersuchungen einen neuen Anstoss erhalten. Schulze (2) fand, dass bei Unterbindnng des Pankreasganges beim Meerschweinchen die ganze abgebundene Partie zu Grunde geht und nur die Inseln übrig bleiben. Er vermuthet, dass die Inseln die innere Secretion bedingen und ihre Function den Diabetes verhindere. Ganz gleiche

Resultate hat Ssobolew (24), der auch dieselbe Schlussfolgerung zieht und zwei Diabetesfälle anführt, bei denen die Inseln gefehlt haben sollen.

Am ausführlichsten hat sich Opie mit der Frage beschäftigt. Nach seinen Angaben stammen die Inseln vom Parenchym, lösen sich aber ganz von demselben los und betheiligen sich später nicht an der drüsigen Secretion. Er hat dann die sehr wichtige Beobachtung gemacht, dass im Schwanz des Pankreas die Inseln sehr viel häufiger sind als im Mittelstück, und dass sie im Kopf am spärlichsten vorkommen. Er kommt nun auch zu der Ueberzeugung, dass die Inseln zu der Entstehung des Diabetes in einer bestimmten Beziehung stehen. Bei Unterbindung des Ganges bleiben die Inseln erhalten und es entsteht kein Diabetes. Beim Menschen fand er zwei Formen der interstitiellen Pankreatitis, eine interacinöse, die die Inseln intact lässt und keinen Diabetes erzeugen soll, und eine intraacinöse, die Veränderungen an den Inseln hervorbringen kann und dann Diabetes erzeugen soll. Endlich theilt er einen Fall von Diabetes mit, bei dem ausser Veränderungen der Inseln das Pankreas im Wesentlichen intact gefunden wurde.

Nach dieser kurzen Uebersicht komme ich nun zu meinen eigenen Untersuchungen, die ich schon vor mehreren Jahren begonnen und bis in die neueste Zeit fortgeführt habe.

Um zunächst die Form der Inseln zu studiren, habe ich 85 Fälle von nicht diabetischen Menschen untersucht unter normalen und den verschiedensten pathologischen Bedingungen, ferner die Pankreas' von 2 Orang-Utans, 3 Chimpanse's, Hylobates siamang und laryngeus, von Pavianen, Makaken, Meerkatzen und Capuzineraffen, von der Fledermaus, dem Hund, der Katze, eines Löwen, vom Marder, Iltis und Frettchen, vom Rind, vom Bison americanus und Hammel, vom Schwein und Igel, vom Kaninchen, der Ratte, der Maus, dem Murmeltier, dem Siebenschläfer und der egyptischen Springmaus, von Ente, Huhn und Taube und endlich von Schlangen (Python molurus und reticularis). Es war schon durch die Untersuchungen von Diamare (25) bekannt, dass die Inseln bei den verschiedensten Thiergattungen vorkommen. Mir lag aber besonders daran, diejenige Thierart zu finden, bei der die Inseln in ihrer Structur am deutlichsten sich darstellen. Ich kann also zunächst bestätigen, dass bei allen diesen Thieren die Inseln vorhanden sind, mit Ausnahme der beiden Pythonarten, bei denen mir nicht gelang, irgend etwas zu finden, was in Analogie damit zu setzen wäre. Aber auch wo die Inseln vorhanden sind, sehen sie nicht genau gleich aus. Bei einigen Thieren sind sie gross, bei andern klein, bei einigen lässt sich die Structur leicht auflösen, bei andern schwer. So ist z. B. das Igel-Pankreas ein sehr ungünstiges Object, weil die Inseln sehr klein sind. Ebenso sind sie bei den Vögeln schwer sichtbar. Bei den anthropoiden Affen gleichen sie durchaus denjenigen des Menschen (man vergleiche die Figuren 2 u. 3), bei den Wiederkäuern und beim Schwein sind die Gefässverhältnisse schwer sichtbar, bei den Raubthieren grenzen sie sich besonders gut gegen das Parenchym ab und was dergleichen Differenzen mehr sind.

Die Structur konnte ich am besten sehen an dem Pankreas einer egyptischen Springmaus (Haltomys aegyptiacus) Fig. 1. Man kann sich hier leicht überzeugen, dass dem Gebilde ein Capillarknäuel zu Grunde liegt. Nach Art der Nierenglomeruli sind diese Capillaren weiter als die übrigen Capillaren des Organs. Aber zu diesem Knäuel führt nicht, wie bei den Nieren, ein zu- und ein abführendes Gefäss, sondern es dringen von den Seiten eine unregelmässige Zahl von Capillaren zu dem Knäuel und erweitern sich zu diesem. Man kann die Capillaren von den Pankreasarterien aus injiciren. Aber auch ohne eine solche Injection sieht man die Capillaren meist mit Blut gefüllt. Die Bezeichnung der Inseln als Glomeruli, die auch schon früher angewendet wurde, scheint mir bei einer solchen Structur sehr gerechtfertigt. Da jedoch dieser Name für die Nieren-Glomeruli vergeben ist, so möchte ich ihn hier nicht wieder einführen und es bei der Bezeichnung „Inseln“ oder „Gefässinseln“ belassen. Ich zweifle nicht, dass bei allen Thieren die Structur der Glomeruli principiell dieselbe ist. Nachdem man sich einmal davon überzeugt hat, erkennt man dasselbe bei vielen Inseln aus dem Pankreas der übrigen Thiere. Nur beim Igel und bei den Vögeln ist dies nicht gelungen, doch glaube ich, dass dies nur an der Ungunst der Verhältnisse liegt und dass die Inseln in Wirklichkeit auch hier dieselbe glomerulusähnliche Structur besitzen.

Auf diesem Gefässknäuel sitzt nun das viel umstrittene Epithel. Dasselbe ist mehrschichtig und dringt auch zwischen die Gefässschlingen hinein. Ich bin aber nur zuweilen im Stande, einzelne

Zellen zu unterscheiden. Meist erscheinen dieselben ohne scharfe Grenzen untereinander, fast wie ein Syncytium. Diese Zellen bedecken nicht wie bei den Nierenglomerulis die Schlingen einerseits und die Kapsel andererseits als zwei getrennte Schichten, sondern es besteht nur eine zusammenhängende Lage mehrerer Schichten. Ein Raum zur Aufnahme eines Secretes ist also gar nicht vorhanden. Injectionsmassen dringen auch nicht vom Pankreasgang bis an die Glomeruli vor, falls man nicht durch zu hohen Druck die Lymphspalten eröffnet. Wenn man aber in diese einsticht, dann gelingt es unschwer, die Injectionsmasse bis zu den Glomerulusschlingen zu bringen. Es existirt auch keine eigentliche Kapsel. Vielmehr hängen die Glomeruli, abgesehen von den Gefässen, auch noch durch feine Bindegewebsfasern mit der Umgebung zusammen, die in geringer Zahl aus der Umgebung hineindringen. Alles, was von einem scheinbaren Secretionsraum zu sehen ist, ist Kunstproduct und kommt durch die Schrumpfung der Inseln zu Stande. Dadurch können sich einmal die Gefässe von dem Epithel, oder das Epithel von der Umgebung lösen, oder es können auch Lücken in der Epithelschicht entstehen, so dass dieselbe nun zweischichtig wie ein Drüsenschlauch erscheint.

Das Epithel ist nun in der That am schwierigsten zu deuten. An der Secretion der Drüsenzellen betheiligt es sich sicher nicht. Ich habe an Hunden die Versuche mit Atropin und Pilocorpin wiederholt. Während bei der Pilocarpinwirkung die Secretionszellen sich mit dicken Granulis anfüllen, die nach der Altmannschen Methode schön darzustellen sind, so sieht man an dem Epithel der Inseln nur die allerfeinsten oder gar keine Granula (Fig. 5). Auch bei Atropinwirkung verändern sich diese im Gegensatz zum Drüsenparenchym nicht. Daraus erhellt, dass der Contrast zwischen Drüsenzellen und Inselzellen im activen Zustande ein grösserer ist als im Ruhezustande. Man sieht daher die Inseln deutlicher während der Verdauung, als beim Hungern. Davon habe ich mich an geeigneten Präparaten beim Menschen und auch durch Experimente bei Hunden überzeugt. Während der Inactivität der Drüse scheinen daher bei weniger sorgfältiger Betrachtung eine geringere Zahl von Inseln vorhanden zu sein, als während der Activität. Bei Menschen, wo noch die bekannte Autodigestion des Organs so häufig hinzutritt, kann man dann oft nicht mehr sicher entscheiden, was Insel ist und was nicht. Aus demselben Grunde sind sie bei Murmelthieren deutlicher im wachen Zustande als während des Winterschlafes. Auf diese Momente ist sicher z. T. die Angabe einiger Autoren zurückzuführen, dass die Zahl der Inseln wechsele.

Viel wichtiger aber für die Erklärung dieser unrichtigen Angabe erscheint uns die Beobachtung von Opie über die verschiedene Vertheilung der Inseln. Wenn man einen Schnitt aus dem Kopf des Pankreas untersucht, so kann es einem passiren, dass man in diesem keine einzige Insel findet. Untersucht man dagegen das Schwanzende, so findet man in der Mitte jedes Acinus eine Insel. Das ist nicht nur beim Menschen, sondern auch bei vielen Thieren der Fall (Fig. 4). Darauf ist früher nicht geachtet worden und es ist nothwendig, das in Zukunft zu thun. Die verschiedene Vertheilung der Inseln erklärt sich sehr wohl, wenn man bedenkt, dass der Pankreas aus drei getrennten Anlagen entsteht, wie das Helly (26) nachgewiesen hat.

An dem Pankreas des Siebenschläfers (Glis vulgaris) erschienen mir die Inseln am deutlichsten von dem secretorischen Parenchym getrennt zu sein, so dass sie ganz isolirt, vom Bindegewebe umgeben liegen. Man kann sich aber auch durch Serinschnitte bei den meisten anderen Thieren überzeugen, dass ein Zusammenhang des Epithels der Inseln mit den Drüsenepithelien nicht besteht. Damit ist nun freilich noch nicht erwiesen, dass ein solcher niemals bestand. Um mich darüber zu informiren, habe ich das Pankreas thierischer und menschlicher Foetus von verschiedenen Altern untersucht. Dabei bin ich nun freilich zu ganz anderen Resultaten gekommen, als Opie und einige Andere. Die Inseln treten erst ziemlich spät im Pankreas auf, wenn die drüsigen Bestandtheile schon eine grössere Entwickelung erlangt haben. Dann aber kann man sich überzeugen, dass sie sich aus einer Zellverdichtung des Stromas entwickeln, ganz unabhängig von den Drüsenzellen (Fig. 6). Die Gefässe sind zunächst gewöhnliche Capillaren, die sich erst später erweitern, die Belegzellen haben den Charakter foetaler Bindegewebszellen und nehmen erst den protoplasmareichen Charakter an, wenn die Gefässe sich zum Glomerulus ausbilden. Auch hier habe ich an Serienschnitten mich überzeugt, dass die Inseln nicht mit dem Drüsenparenchym zusammenhängen. Ich bin also der Ansicht, dass die Inseln mesenchymalen Ursprungs sind und dass ihre Belegzellen eine Ausbildung erlangt haben etwa analog den Perithelien mancher Gefässbezirke, oder auch den Epithelien der Nebennieren.

Damit glaube ich dem Thatsächlichen über die Structur der Inseln gerecht geworden zu sein und auch die Gründe für eine Anzahl Irrthümer aufgedeckt zu haben. Warum freilich Langerhans die Inseln für nervöse Elemente hielt, oder warum sie von Anderen für lymphatische Einrichtungen gehalten wurden, das ist mir nicht möglich gewesen zu erklären.

Was nun die Function betrifft, so ist wohl ganz zweifellos, dass aus den Inseln nichts in die Drüsengänge gelangen kann, weil sie mit diesen nicht zusammenhängen und weil sich die Deckzellen nicht an einer bemerkbaren Secretion betheiligen. Wohl aber stehen sie in einer nahen Beziehung zum Gefässsystem einerseits und zum Lymphbahnsystem andrerseits. Dass die Inseln einen von dem übrigen Epithel getrennten Stoffwechsel haben, geht auch aus einer anderen Beobachtung hervor. In einem Fall von Haemochromatose fand ich das Pigment fast ausschliesslich an den Inseln localisirt, während das ganze übrige Pankreas frei davon war (Fig. 7). Man wird also nicht fehlgehen, wenn man annimmt, dass in den Inseln irgend eine Substanz aus den Gefässen in die Lymphbahnen oder umgekehrt befördert wird. Da lag es nun freilich in der Luft, anzunehmen, dass die Function der Inseln in einer besonderen Beziehung zum Diabetes steht. Das wurde bereits von Diekhoff (21) vermuthet. Dann ist dasselbe von Walther Schulze rein theoretisch, von Ssobolew auf Grund zweier Beobachtungen angenommen worden und von Opie auf Grund weniger Fälle, wovon allerdings der eine besonders charakteristisch ist, ausführlich begründet worden. Die betreffenden Mittheilungen sind fast gleichzeitig erschienen.

Leider muss ich nun auf Grund meiner eigenen Untersuchungen diese Ansicht zurückweisen. Ich komme, wie ich das gleich vorwegnehmen will, zu dem Resultat, dass die Veränderungen der Inseln mit dem Diabetes gar nichts zu thun haben oder wenigstens nur in einem lockeren Zusammenhange damit stehen. Ich kann zunächst nicht einmal anerkennen, dass sich das Pankreas ganz so verhält, wie es Schulze und Ssobolew schildern. Meine diesbezüglichen Angaben beziehen sich auf etwa 10 Versuche an Hunden, wenn man das Pankreas etwa in der Mitte mit einem dicken Seidenfaden umschlingt und diesen fest zusammenzieht, so dass der Ductus pankreaticus verschlossen wird, so geht nur ein Theil des Drüsengewebes hinter dem Verschluss des Ductus zu Grunde. Ein Theil aber bleibt dauernd erhalten. Das Drüsengewebe leidet zunächst ziemlich stark, erholt sich aber nachher theilweise wieder bis zu einem gewissen Grade. Noch nach einem Jahr fand ich in dem abgebundenen Theil reichliches Drüsengewebe, von Bindegewebe durchsetzt. Der Ausführungsgang ist für die Existenz der Drüse nicht absolut nothwendig, wie man sich auch am Nebenpankreas ohne einen solchen überzeugen kann. Darauf habe ich schon vor einigen Jahren hingewiesen (27). Die Veränderungen, wie sie Schulze schildert, finden nur in geringer Entfernung von der Ligaturstelle statt. Denn von dieser geht ein intensiver Wucherungsreiz aus, der soviel Bindegewebe entstehen lässt, dass alles Drüsenparenchym erdrückt wird. In diesem Bindegewebe bleiben dann die Inseln oft lange erhalten, andere aber gehen auch fibrös zu Grunde. Die Voraussetzung also, worauf es ankommt, dass bei der Unterbindung die Inseln allein und sämmtlich intact übrig bleiben, kann ich nicht anerkennen.

Dazu kommen nun meine Beobachtungen am Menschen. Sie erstrecken sich auf 34 Fälle von Pankreas-Diabetes, d. h. auf solche, bei denen ausgesprochene Veränderungen im Pankreas gefunden wurden, nach Art, wie ich sie früher schilderte (27). Es entspricht diese Veränderung im Wesentlichen dem, was Opie als intraacinöse Bindegewebswucherung bezeichnet und was ich Granularatrophie genannt habe. In diesen 34 Fällen fehlten die Inseln niemals. In einzelnen, wo durch Granularatrophie oder durch Polysarcie fast das ganze Parenchym vernichtet war, waren natürlich auch die Inseln spärlich. Aber es fanden sich solche auch in diesen Fällen noch und zwar z. Th. ganz intact, ohne erkennbare Veränderung. Nur in 6 Fällen fand ich die Inseln von hyalinem Bindegewebe durchsetzt, wie es Opie im Ganzen zutreffend schildert und abbildet. Aber auch in diesen Fällen waren nicht alle Inseln hyalin, sondern nur eine mehr oder weniger grosse Anzahl, und auch diese sehr verschieden hochgradig. Ich möchte glauben, dass es vom Zufall abhängt, ob sich die interstitielle Bindegewebswucherung bis in die Inseln erstreckt. Auch bei hochgradiger Granularatrophie des Pankreas hat das inter- und intraacinöse Bindegewebe dieselbe hyaline Structur, wie in den Inseln. Es färbt sich bei der Behandlung mit van Giesons Methode bald mehr gelblich und bald mehr leuchtend roth. Einen Fall, wie ihn Opie beschreibt, bei dem nur die Inseln verändert sind, während das übrige Gewebe im Wesentlichen intact blieb, ist mir nicht vorgekommen. Nach der Abbildung von Opie scheint mir das aber auch gar nicht so sehr der Fall gewesen zu sein, denn ich sehe auf seiner Fig. 1 eine ziemlich erhebliche intraacinöse Bindegewebsentwicklung. Die hyaline Veränderung betrifft auch ganz sicher zunächst die Capillaren der Inseln und das hineingewachsene Bindegewebe. Erst secundär werden die Epithelien der Inseln zerstört. Von einer hyalinen Degeneration der Epithelien vermag ich nichts zu sehen (Fig. 8).

Nun muss ich allerdings auf der andern Seite zugeben, dass mir eine solche Veränderung der Inseln bei Bindegewebswucherung ohne Diabetes nicht vorgekommen ist. Ich habe mehrere Fälle von syphilitischer Sclerose, interstitieller Pankreatitis bei Lebercirrhose, im Potatorium und bei Carcinomen des Pankreas untersucht, ohne etwas Aehnliches zu finden. Aber solche Fälle sind überhaupt nicht gerade sehr häufig. Man müsste darauf noch weiter seine Aufmerksamkeit richten. Es steht also bis jetzt noch nicht fest, ob Sclerose der Inseln vorkommt, ohne Diabetes. Das aber scheint mir jetzt schon sicher zu sein, das Pankreasdiabetes entstehen kann ohne Sclerose der Inseln.

Ich bedaure sehr, eine so verlockende Hypothese zerstören zu müssen, ohne im Stande zu sein, etwas Positives an ihre Stelle zu setzen, denn auch nach meinen Untersuchungen bleibt die Bedeutung der Inseln nach wie vor dunkel.

Literatur-Verzeichniss.

1. P. Langerhans, Inaug. Dissertation, Berlin 1869.
2. Walter Schulze, Die Bedeutung der Langerhans'schen Inseln im Pankreas. Waldeyers Archiv Bd. 56. 1900.
3. Opie, On the histology of the islands of Langerhans of the pancreas. Johns Hopkins Bull. Nr. 114. Sept. 1900 p. 205.
4. Derselbe. On the relation of chronic interstitial pancreatitis to the islands of Langerhans and to diabetes mellitus. Journ. of experim. med., Vol. V, Nr. 4. Jan. 15. 1901.

5. Derselbe. The relation of Diabetes mellitus to leasons of the pancreas. Hyaline degeneration of the islands of Langerhans. Ebenda Vol. V. Nr. 5. March 25, 1901.
6. Saviotti, Arch. f. mikr. Anat. Bd. V. 1869.
7. Lewaschew, ebenda Bd. 26. 1886.
8. Dogiel, Anat. Abtheil. des Archivs f. Anat. u. Phys. 1893.
9. Saguesse, Comptes rend. de vol. de biol. V, S. 9. 1893. Journ. de l'anat. et phys. Bd. 30, 1894. Bd. 31, 1895. Bd. 32, 1896.
10. Kolossow, Waldeyers Archiv Bd. 52. 1898.
11. Giacomini, Anat. Congress. Pavia 1900.
12. Gibbes, quaterly journ. of mikrosc. sc. 24. 1884.
13. Harris and Gow, The journ. of Phys. Bd. XV. 1894.
14. Giannelli, Atti della R. Acad. des Fisioccitcis in Siena 1898. Zoolog. Ital. Ann. X, 1898 (citirt nach Diamare).
15. v. Ebner, Waldeyers Archiv Bd. VIII, 1872.
16. Podwyssotzki, ebenda Bd. 21. 1882.
17. Bizzozero u. Vassale, Virchows Archiv Bd. 110. 1887.
18. Kühne u. Lea, Verhandl. des naturh.-med. Vereins zu Heidelberg. Bd. I. 1876. Untersuchungen aus dem phys. Institut zu Heidelberg. Bd. XI. 1882.
19. Renaut, Comptes rend. hebd. de l'acad. des sc. Bd. 89. 1879.
20. Sokoloff, Ref. Jahresbericht über die Fortschr. der Anat. und Phys. Bd. 13. 1884.
21. Diekhoff, Beiträge zur path. Anat. des Pankreas. Leipzig 1894.
22. Pischinger, Inaug. Diss. München. 1895.
23. Pugnat, Journ. de l'anat. et phys. norm. et pathol. Bd. 33. 1897.
24. Ssobolew, Centralbl. für path. Anat. Bd. XI. 1900.
25. Diamare, Internat. Monatsschr. für Anat. u. Phys. Bd. XVI. 1899.
26. Helly, Waldeyers Archiv. Bd. 57. 1901.
17. Hansemann, Zeitschr. f. klin. Med. Bd. 26. Heft 3 u. 4.

Erklärung der Abbildungen auf Tafel VIII u. IX.

Fig. 1. a) Tangentialer Schnitt, b) Schnitt durch die Mitte einer Gefässinsel von Haltomys aegyptiaca.

Fig. 2. Gefässinsel aus dem normalen menschlichen Pankreas.

Fig. 3. „ „ „ „ Pankreas eines Orang Utang.

Fig. 4. Gefässinseln aus dem Schwanzende des Pankreas vom Chimpanzé.

Fig. 5. Gefässinsel mit Umgebung aus dem Pankreas eines Hundes, bei Pilocarpinwirkung.

Fig. 6. Gefässinsel aus dem Pankreas eines menschlichen Foetus von 21 cm Länge.

Fig. 7. Gefässinsel von einem Fall von Haemochromatose.

Fig. 8. Starke hyaline Degeneration einer Gefässinsel bei Diabetes des Menschen.

Diskussion.

Herr Winkler (Wien): Die Frage nach der Bedeutung der Langerhans'schen Inseln wird vielleicht in Zukunft durch die Untersuchung des Pankreas milzloser Thiere eine neue Beleuchtung erhalten; bei milzlosen Hunden sieht man, conforme Verhältnisse bezüglich der Stelle des Pankreas und bezüglich der Verdauung vorausgesetzt, eine auffallende Vermehrung der Langerhans'schen Zellgruppen. Dies ist umso bemerkenswerther, als bei den milzlosen Thieren sowohl das eiweissverdauende als das fettspaltende Ferment des Pankreas wesentlich geschädigt ist und nur das diastatische Ferment erhalten zu sein scheint.

Herr Weichselbaum: Die Ausführungen des Herrn von Hansemann kann ich insofern bestätigen, als ich und Dr. Stangl gefunden haben, dass in den L.-Inseln keine Zymogenkörner vorkommen wie in den Tubuli, und dass auch die schon normalerweise im Pankreas vorhandenen Fettkörnchen in den Inseln ein anderes Verhalten zeigten als in den Tubuli. Bei Diabetes (18 Fälle) schien aber ein Theil der Inseln stets mehr minder deutlich vermindert, degenerirt oder atrophisch, während bei Atrophien des Pankreas ohne Diabetes die Zahl der Inseln nicht vermindert war.

Herr Chiari (Prag): In Bezug auf den Pankreasdiabetes schliesse ich mich nach meinen Erfahrungen den Angaben Weichselbaum's vollständig an. Aber auch ich bin der Meinung, dass darüber noch mehr Erfahrungen gesammelt werden müssen.

XXV.

Herr Borst-Würzburg:

Ein Sacraltumor von hirnartigem Bau,

Zugleich ein Beitrag zur Scheidung der mono- und bigerminalen Mischgeschwülste.

Gestatten Sie mir, einen antesacralen, mit dem Stiel nach der Wirbelsäule gerichteten Tumor zu demonstriren, den Bezirksarzt Dr. Hofmann-Alzenau und Dr. Noll-Hanau einem vierwöchigen Kinde mit gutem Erfolg entfernt hatten.

Der Tumor bestand aus einer fast kindskopfgrossen Hauptcyste, an deren Boden sich ein (theils klein-cystischer, theils mehr solider) Körper pilzförmig einstülpte; an der Basis dieser Vorwölbung setzte sich der Stiel der Geschwulst an.

Bei der äusseren Betrachtung schien die Geschwulst ihrem ersten Untersucher, Herrn Geheimrath Prof. Dr. von Rindfleisch, ein verkümmertes Gehirn zu sein: die mit klarer, leicht blutiger Flüssigkeit gefüllte Hauptcyste zeigte innen eine seichte, meridianartig verlaufende Leiste, welche die Cyste in zwei gleiche Hälften schied, so dass man vermeinte, einen mächtigen Hydrops der Seitenventrikel vor sich zu haben. Der am Boden der Cyste vorgewölbte Körper schien wie eine verkümmerte Nachbildung der Stammganglien; die cystischen Räume desselben konnten als eine Art dritten Ventrikels, Aquaeductus etc. gelten. Besonders frappant war der an den vorgewölbten Theil sich anschliessende Stiel der Geschwulst, welcher eine querverlaufende Zone von schwärzlichem Pigment zeigte, deren Deutung als Substantia nigra eines Hirnstieles in der That sehr verlockend war.

Die mikroskopische Untersuchung schien geeignet, die bei der äusseren Betrachtung gewonnenen Eindrücke zu befestigen. Die Wandung der Hauptcyste zeigte eine äussere Schicht derben, aber gefässreichen Bindegewebes; an der inneren Oberfläche der Cyste war ebenfalls Bindegewebe ausgebreitet, und zwar meist fibrilläre Substanz, nur hie und da jugendliches, zell- und gefässreiches Gewebe; ein Epithel als innerste Begrenzung fehlte; nur an ganz vereinzelten Stellen fand man abgeflachte Deckzellen.

In einer zwischen äusserer und innerer Bindegewebsschicht gelegenen Mittel-Zone war im Bereich der ganzen Cystenwand (auch im vorgewölbten Theil) Centralnervengewebe in den verschiedensten Entwicklungsstadien angehäuft. Bemerkenswerth war eine da und dort auftretende, exquisit gyrusartige Gestaltung dieser Anhäufungen; die Convexitäten der Gyri waren überall vom Lumen der grossen Cyste abgewendet, also nach aussen gekehrt. Der am Boden der Hauptcyste eingestülpte Körper war an seiner Peripherie so gebaut wie die Cystenwand selbst; seine centrale Hauptmasse war von pialem gefässreichem Bindegewebe gebildet und vorwiegend cystisch. Die Cysten waren alle von einreihigem kubischem Epithel bekleidet; vielfach zeigten sie eine Erfüllung mit den zierlichsten Vegetationen vom Typus der plexus chorioidei der Hirnventrikel. Gegen den Stiel der Geschwulst gewann dichtgefügtes fibrilläres Bindegewebe mehr und mehr die Ueberhand; in dies Bindegewebe waren drüsenschlauchartige, theilweise pigmentirte Neuroepithel-Wucherungen, solide, nester- und strangförmige Complexe von Pigmentepithel, Cysten mit pigmentlosem und pigmentüberfülltem Epithel eingeschlossen; daneben traf man auch mikroskopisch kleine Fettläppchen; endlich Gefässe, die mit förmlichen Mänteln von epitheloidzelligem Keimgewebe umgeben waren.

Der Stiel der Geschwulst bestand aus abwechselnden Schichten derben und lockeren Bindegewebes, welche die Typen der Meningen nachahmten; er enthielt eine mit flachem Pigmentepithel ausgekleidete Höhle; nahe seiner Ansatzstelle an die Geschwulst fand man einige periphere Nervenfasern und ein unentwickeltes Spinalganglion. Leider konnte gerade der Stiel nicht vollständig untersucht werden, da er bei der Exstirpation der Geschwulst nicht ganz erhalten blieb.

Was nun die Frage anlangt, ob wirklich ein verkümmertes, ein dem Stammfötus aufgepfropftes Gehirn eines zweiten Fötus, mithin eine Inclusio foetalis, vorliege, so glaube ich, sie mit Nein beantworten zu sollen. Jedenfalls muss ich eine bigerminale Grundlage für die Entstehung der Geschwulst ausschliessen, plaidire vielmehr zu Gunsten einer Entwicklung derselben aus einem einzigen Keime. Trotz gyrusartigem Bau der Nervensubstanz, trotz der Anwesenheit von Pigmentepithel und von Plexus chorioideis — möchte ich die Ableitung der Geschwulst aus dem caudalen Abschnitt des Medullarrohrs versuchen, indem ich der Beziehungen des Tumors zu dem Gebiet der Spina bifida cystica gedenke, bezw. der Myelocystocele oder Myelocystomeningocele.

Um die bekannteren, typischen oder durch secundäre Prozesse mehr oder weniger veränderten Formen dieser Gruppe handelt es sich nach meiner Ansicht nicht.

Bezüglich der Entstehung des eigenartigen Tumors greife ich daher lieber zu der Hypothese, dass in dem betreffenden Fall schwere und sehr frühzeitig aufgetretene Störungen im Bereich des caudalen Abschnittes des Medullarrohrs zu einer mehr selbständigen Entwicklung dieses Abschnittes geführt hätten, im Verlauf deren (in Zusammenhang mit einer cystischen Umwandlung der Medullaranlage und vielleicht Abschnürung derselben) einige der Formenbildungen zur Geltung gekommen wären, die sonst ein ausschliessliches, aber — wie der Fall zeigt — nicht undurchbrochenes Reservatrecht des vorderen Abschnittes des Medullarrohres sind.

(Ausführliche Veröffentlichung erfolgt in Ziegler's Beiträgen zur pathol. Anatomie Band 31.)

Diskussion.

Herr Marchand: Das alleinige Vorhandensein von Theilen des Centralnervensystems mit Zubehör vermag ich nicht für einen Gegenbeweis gegen die bigerminale Entstehung anzuerkennen, da ja alles Uebrige geschwunden sein kann.

Herr Borst: Neben der ausschliesslichen Zusammensetzung der Geschwulst aus Produkten des Medullarrohrs und seiner Hüllen mache ich für ihren monogerminalen Charakter die Beschaffenheit des Geschwulststieles geltend; der Stiel zog gegen die Wirbelsäule und enthielt periphere Nerven, ein Spinalganglion und bindegewebige Blätter, welche die Meningen imitirten — Befunde, die sehr auf eine Beziehung zum unteren Rückenmarks-Abschnitt hinweisen.

XXVI.

Herr Chiari-Prag:

Ueber gliomatöse Entartung des Tractus und Bulbus olfactorius bei Glioma cerebri.

Gliombildung im Bereiche des Tractus und Bulbus olfactorius wird zwar gelegentlich kurz erwähnt, einschlägige Fälle sind aber bisher nicht speciell mitgetheilt worden.

Der von Chiari untersuchte Fall betraf einen 52j. Potator, der durch 7 Jahre epileptische Anfälle gehabt hatte und wegen Dementia secundaria in die Landesirrenanstalt in Prag aufgenommen worden war, woselbst er am 9. Februar 1900 starb. Bei der 30 Stunden nach dem Tode vorgenommenen Obduction zeigte sich ausser universellem Marasmus starke Intumescenz des Gehirns, zumal der rechten Grosshirnhemisphäre. Diese Intumescenz war bedingt durch gliomatöse Entartung der hinteren zwei Drittel des

Gyrus rectus, der Substantia perforata anterior, des Uncus, des hinteren Endes der Gyri orbitales und des vorderen Endes des Gyrus temporalis infimus der rechten Seite, sowie durch einen Fortsatz von Gliommasse an dem medialen Rande des Gyrus hippocampi d. Dabei waren der Tractus und Bulbus olfactorius dieser Seite mehr als 4mal so dick wie der normale Tractus und Bulbus olfactorius der linken Seite, besassen eine höckrige Oberfläche und fühlten sich ziemlich hart an.

An nach Formolfärbung durch das Gehirn geführten Frontalschnitten liess sich erkennen, dass das Gliom auch in die Markmasse des rechten Stirn- und Schläfelappens vorgedrungen war, das Claustrum und den Linsenkern theilweise substituirte und in das Vorderhorn des rechten Seitenventrikels protuberirte. In der Markmasse enthielt es mehrere Erweichungscysten. Der Fortsatz an dem medialen Rande des Gyrus hippocampi d. war von frischeren Blutungen durchsetzt.

Die mikroskopische Untersuchung ergab den Befund eines stellenweise zellenreicheren Glioms, das in der Nachbarschaft des Vorderhorns des rechten Seitenventrikels drüsenartige Hohlräume enthielt, um die die Gliazellen nach Art eines geschichteten cubischen Epithels angeordnet waren. Der Tractus und Bulbus olfactorius der rechten Seite waren vollständig durch faserreiches Gliomgewebe substituirt, und liessen sich von der ursprünglichen Structur nur mehr einzelne Corpora amylacea nachweisen. Der Tractus und Bulbus olfactorius der linken Seite waren ganz normal.

Es handelte sich also in der That um eine gliomatöse Entartung des Tractus und Bulbus olfactorius der rechten Seite, welche nicht als das Product eines Hineinwachsens des Glioms des Gehirns in den Tractus und Bulbus olfactorius, sondern als Effect einer an die gliomatöse Metamorphose des Gehirns sich anschliessenden gliomatösen Entartung des ja auch einen Gehirntheil darstellenden Tractus und Bulbus olfactorius angesehen werden muss.

Die mikroskopische Untersuchung der beiden Nasenhälften ergab kein brauchbares Resultat, indem auch rechts keine deutlichen Riechzellen mehr nachgewiesen werden konnten. (Publicirt in der Deutschen medic. Wochenschr. 1901 Nr. 41).

XXVII.

Herr Saxer-Leipzig:

Ueber merkwürdige Dermoïde[1]).

a) Dermoid der Harnblase, von einer 33jähr. Frau (von Dr. Schultheis-Wildungen durch hohen Blasenschnitt entfernt). Kirschgrosser Tumor, an der Oberfläche mit Haut und langen Haaren bedeckt, an jedem Haar ein kleines Concrement. Im Innern der Geschwulst finden sich verschiedene Gewebsformationen, besonders reichlich Gehirngewebe.

XXVIII.

Derselbe:

b) Ovarium einer 46j. Frau, welches einen grossen Zahn einschliesst. Im Uebrigen erscheint das Ovarium vollkommen normal, zeigt keine Spur von Geschwulst- oder Cystenbildung.

c) Wucherungen embryonalen Centralnervensystems (Medullarrohr) in Teratomen des Ovarium.

Diskussion.

Herr Aschoff: Den Herrn Vortragenden erlaube ich mir zu fragen, ob er seine Befunde im Sinne der Wilms'schen oder der Marchand-Bonnet'schen Theorie verwerthen will. Befunde von Dermoidcysten mit Kopfzapfen in der Brusthöhle sprechen auch für die letztere.

Herr Fraenkel: Das soeben demonstirte Präparat erinnert mich an eine Mittheilung von Falk, der gleichfalls ein Teratoma ovarii beobachtete, das zu ausgedehnter Metastasenbildung im Bauchraum geführt hatte. Der primäre Tumor ist auf der Schultze'schen Klinik exstirpirt worden und die Frau später hochgradig kachektisch zu Grunde gegangen.

Herr Glockner-Leipzig: Vor einiger Zeit habe ich Präparate eines Hodenteratoms mit Metastasen gesehen, welches sowohl im Primär- als auch Secundärtumor Bildungen enthielt, die sehr an die von Herrn Saxer beschriebenen erinnern. In den Schnitten

[1]) Ausführlich mitgetheilt in Ziegler's Beiträgen.

einer Lymphdrüsenmetastase fanden sich ausserdem noch die verschiedensten andern Gewebselemente.

Herr von Recklinghausen: Ich konstatire, dass einzelnen Zeichnungen noch eingeklammert der Zusatz Carcinom hinzugefügt ist und möchte die Frage aufwerfen, ob nicht doch in dem einen Falle von Ovarientumor dieser Name angebracht wäre, ob ferner in anderen Fällen die nervöse Natur des Gewebes mit den Neuroepithelien unbedingt sicher sei.

XXIX.

Derselbe:

Gliome und epitheliale Geschwülste des Central-Nervensystems.

a) Grosses, ganz scharf abgegrenztes Gliom der rechten Grosshirnhemisphäre eines 24jährigen Mannes. Der Tumor war durch Zerfall z. Th. cystisch geworden, die entstandenen Cysten waren theilweise ausgekleidet mit hohem Cylinderepithel vom Charakter des Ependymepithels. Die epithelialen Zellen erschienen ganz zweifellos identisch mit den nicht epithelial angeordneten Geschwulstzellen.

b) Sehr merkwürdige Geschwulst innerhalb der weichen Rückenmarkshäute von einer 22jähr. Frau. Da das Rückenmark selbst ganz unbetheiligt erschien, war zuerst angenommen, dass die Neubildung von den Häuten ausgegangen sei. Die mikroskopische Untersuchung ergab jedoch, dass der Tumor fast durchweg eine exquisit epitheliale Beschaffenheit zeigt und zwar trugen die epithelialen Bestandtheile ungemein charakteristisch die Eigenart des Ependymepithels.

Mikroskopisch erschien die Geschwulstmasse, welche den Duralsack im Bereich des lumbalen und sacralen Abschnittes des Wirbelkanals mächtig ausgedehnt und zu einer hochgradigen Druckatrophie der Knochen geführt hatte, als eine fast zerfliessend weiche Gallerte. Nach der Localisation kann nur angenommen werden, dass das Filum terminale den Ausgangspunkt der Geschwulst gebildet habe.

In der Literatur ist eine histologisch ähnlich gebaute Tumorbildung im Rückenmark von Rosenthal beschrieben worden (Ziegler's Beitr. Bd. 25).

c) Feinpapilläre, reinepitheliale Geschwulst, ausgegangen vom Epithel des linken Seitenventrikels bei einer 45jähr. Frau.

d) Eigenthümliche, reinepitheliale Geschwulst des Infundibulum, anscheinend auch vom Ependymepithel aus entstanden. (Carcinom?) Kleine Metastase im Rückenmark. [Präparat der Marburger Sammlung.]

Diskusssion.

Herr Saxer: Den erwähnten Tumor des Infundibulum habe ich vorläufig als „Carcinom“ bezeichnet, weil einige kleine Metastasen im Rückenmark vorhanden waren.

Herr Kaufmann: Die Mittheilungen des Herrn Collegen Saxer veranlassen mich, einen durch ganz ungewöhnlich scharfe Abgrenzung eigenthümlichen Fall von Gliom des IV. Ventrikels zu erwähnen, der noch in seinen Details mitgetheilt werden wird. Die Geschwulst, welche angeblich 2 Jahre nach einem Trauma entstanden war, füllte den 4. Ventrikel wie ein Guss aus und zeigte sich zusammengesetzt aus einem zellreichen gliösen Gewebe, dessen Anordnung und Zusammenhang mit Gefässen, von denen Fasern in Strahlenkronen ausgehen, mit den typischsten Bildern dieser Art (wie sie z. B. die Abbildung bei Storch mit Weigert'scher Färbung zeigt) übereinstimmte. Die Geschwulst zeigt sich vielfach durchsetzt von epithelialen Hohlräumen, deren unscharfe Abgrenzung gegen das benachbarte, faserig-zellige Gewebe einen unmittelbaren Uebergang von epithelialartigen Zellen in gliöse Massen als durchaus annehmbar erscheinen lässt. Der Tumor hat einen so losen Zusammenhang mit der Umgebung, dass nur wenige Gefässe einen Zusammenhang darstellen. Der erste Gedanke an ein Sarcom musste auf Grund der mikroskopischen Untersuchung (deren Details Herr Dr. Muthmann mittheilen wird) berichtigt werden. Man möchte dazu neigen, eine Absprengung von gliösem Gewebe hier anzunehmen.

XXX.

Herr Beneke-Braunschweig:

Ueber die Adenofibrome der Mamma.

M. H. Gestatten sie mir, meinen Vortrag an die ausgestellten Präparate eines sogen. Cystosarkoma phyllodes, welcher einer Frau operativ entfernt wurde, anzuknüpfen. Der an einer Stelle durch die Haut durchgebrochene Tumor zeigte in reicher Zahl die zuerst von Virchow in solchen Tumoren beobachteten, im Allgemeinen in ihnen sehr selten vorkommenden Plattenepithelperlen, deren Grösse von den minimalsten Dimensionen bis zu Erbsengrösse schwankte, und deren Aussehen, Glanz etc. durchaus den bekannten Perlbildungen der Hirnepidermoide u. A. glich. Sie erwiesen sich mikroskopisch als die Abkömmlinge beliebiger Stellen der gewucherten Adenomgänge; in allen Stadien waren die metaplastischen Umwandlungen der Cylinderepithelien in Plattenepithel nachweisbar und meist folgte unmittelbar dieser Metaplasie die kuglige Einsenkung, welche die Bildung der Epithelperle einleitete. Umgekehrt fanden sich auch Perlen mit schönsten fibrillär gebauten und unter Keratohyalinbildung verhornendem Epithel, von deren äusserer Wand drüsenähnliche Zapfen von niedrigem Cylinderepithel ausgingen.[1]) Aus derartigen Befunden lässt sich m. E. noch nicht darauf schliessen, dass etwa die Geschwulst einer embryonalen Keimanlage ihre Entstehung verdanke; die Metaplasie entspricht wohl nur einer leichten Unregelmässigkeit der blastomatös erkrankten Drüsengangepithelien, deren embryonale Abstammung von dem Ektoderm derartige Anklänge leicht verständlich macht; so beweisend etwa in den Epidermoiden des Gehirns die Perlbildungen für die Keimversprengungen zu sein scheinen, so wenig sicher lassen sie sich für eine solche Annahme bei den Mammatumoren verwenden.[2])

---

[1]) Derartige Bildungen habe ich bisher bei pialen Epidermoiden der Hirnbasis, welche ich auf Abschnürungen vom Mundbuchtepithel zurückzuführen geneigt bin, nicht beobachtet. Ihr Vorkommen in solchen Tumoren würde gegenüber den obigen Befunden in Mammaadenomen für die Abstammung derselben von Schleimhautepithelien besonders beweisend sein können.

[2]) Inzwischen ist von Wilms (Die Mischgeschwülste, 3 Heft, Georgi 1901)

Der Hauptgegenstand meiner Erörterungen ist die Frage nach der Bedeutung der Wucherungen des Epithels einerseits, des Bindegewebes andererseits im sogen. Fibroadenom der Mamma, das ich lieber Adenoma fibrosum nennen möchte, um damit anzudeuten, dass m. E. nicht eine Gleichwertigkeit, sondern ein Abhängigkeitsverhältniss zwischen beiden Componenten der Geschwulst vorliegt.

Bekanntlich spielt das Bindegewebe in den meisten dieser gutartigen Mammatumoren eine ganz auffällige Rolle. Ich glaube, analog der früher [1]) von mir aufgestellten Unterscheidung der Leberadenome in Geschwülste der Drüsenepithelien, der Gallengangepithelien und combinirte Uebergangsformen, auch bei den Mammatumoren die Adenome vom Typus der Endbläschen von den Wucherungen der Ausführungsgänge und von jenen Knotenbildungen, welche Uebergangsformen beider Drüsenabschnitte darstellen, unterscheiden zu können. In diesen Tumorformen findet sich um so weniger

die Gruppe der perlhaltigen Mammatumoren, eben auf Grund des Vorkommens von Plattenepithelien und der Entwicklung von Drüsengängen aus solchen (s. o.), mit Entschiedenheit zu den embryonal angelegten Wucherungen gerechnet worden. So viel Bestechendes die Ausführungen und Vergleiche von Wilms auch haben, so erscheint mir doch gegenüber der fundamentalen Bedeutung dieser Fragen für die Geschwulstlehre und den weitreichenden Schlussfolgerungen, welche der Vf. selbst sofort anknüpft, die grösste Vorsicht geboten. Der Aufbau der Wilms'schen Anschauungen erfordert so viel Hypothesen, ohne doch zuletzt das eigentlich Charakteristische der fraglichen Geschwülste, nämlich ihr charakterloses Wachsthum, ausreichend zu erklären, dass die Erwägung anderer Möglichkeiten für die Erklärung der thatsächlichen, offenbar in diesen Fällen immer ganz gleichartigen Befunde noch am Platze scheint. Ich würde die Auffassung von der Entwicklung jener Neubildungen aus in der Entwicklungszeit zurückgebliebenen Keimzellen nur unter der Voraussetzung einer bestimmten krankhaften Beschaffenheit dieser Zellen — die vielleicht schon ursprünglich die Ursache ihrer Ausschaltung aus der Entwicklung der übrigen Gewebe gewesen sein könnte —, bezw. ihrer Abkömmlinge für berechtigt halten. Mit dieser Voraussetzung aber, d. h. der Anerkennung eines blastomatösen Zustandes der Wucherung, sind wieder so manche Verhältnisse derselben so einfach zu erklären, dass die embryonale Entstehung der Gesammtbildung keineswegs als unbedingt nothwendige Praemisse erscheint. Die Abgrenzung des Werthes der sich hier gegenüberstehenden Hypothesen gehört wohl zu den schwierigsten und undankbarsten Aufgaben der Geschwulstlehre; trotzdem muss sie versucht werden, da die Erkenntniss dieser Dinge ohne Hypothese nun einmal unmöglich ist. (Anmerkung bei der Correctur).

[1]) Ziegler's Beitr. z. path. Anat. etc. IX, 1891.

Bindegewebe, je ähnlicher der Typus der Endbläschen ausgeprägt ist; bei den Milchgangtumoren, der weitaus häufigsten Form, überwiegt seine Masse dagegen oft in so bedeutendem Maasse, dass eher der Eindruck richtiger Fibrome entsteht (Fibroma intracanaliculare). Trotz dieser Differenz kann für die Frage der Bedeutung der Bindegewebewucherung ein principieller Unterschied zwischen den einzelnen Formen der Gesammtgruppe schwerlich gemacht werden. Lässt man dieselben sämmtlich als Adenome, d. h. in der Hauptsache epitheliale Tumoren, gelten, so würde eben nur zu constatiren sein, dass die Wucherungen der Drüsenendbläschen im Allgemeinen weniger zur Combination mit Bindegewebswucherungen disponirt sind als diejenigen der Milchkanäle, eine Erscheinung, welche in dem histologischen Bau der entsprechenden normalen Drüsenabschnitte ihr Analogon findet. Das Wesen der Beziehungen des Bindegewebes zu dem Epithel kann aber in den verschiedenen Formen schon einfach wegen der häufigen Uebergangsbilder aller Stadien nicht principiell different sein.

Es fragt sich nun, ob die fibromähnlichen Bindegewebewucherungen in den sog. Adenofibromen etc. als selbständig blastomatöse, als echte Fibrome angesehen werden dürfen, oder nur als einfache „elephantiastische“ Hyperplasien, ob also bei ihnen, um eine früher von mir eingeführte Unterscheidung zu wiederholen, ein pathologisches, oder physiologisches Wachsthum vorliegt. Im ersteren Falle würden jene Wucherungen echte Mischtumoren sein, da an der echten Geschwulstnatur der Epithelien nicht zu zweifeln ist; wuchern dieselben doch an den Rändern der Knoten regelmässig in offenbar gesteigerter Wachsthumsenergie und in functionell minderwerthiger Ausbildung vorwärts. Wäre in gleicher Weise auch die Bindegewebewucherung blastomatös, so würde eine Combination in der Mamma ganz auffällig häufig sein, welche in den nicht angeborenen Tumoren anderer Organe höchst selten vorkommt. Wissen wir doch, dass die nicht auf Keimversprengung beruhende Blastomatose sich meist auf eine einzige Gewebeform beschränkt, von der aus dann wohl eine physiologische Stromabildung (im weitesten Sinne), nicht aber eine pathologische Blastomatose der Nachbargewebe angeregt wird. Sehr vereinzelt nur finden sich zufällige Combinationen mehrerer Tumorformen im gleichen Organ. (So konnte ich kürzlich ein echtes Adenom der Mamma neben einem reinen Spindelzellensarkom derselben beobachten; an der Berührungsstelle beider Knotenbildungen wurde die gutartige Drüsenwucherung von dem Sarcom vollkommen zerstört.)

Ein so allgemein exceptionelles Verhalten der Mammatumoren ist gewiss ausserordentlich unwahrscheinlich; dieser Gesichtspunkt spricht ebenso wie die schon erwähnte Thatsache der Einheitlichkeit der Mammatumoren mit oder ohne fibromatöse Wucherungen für die Annahme, dass die jeweilige Bindegewebewucherung ein secundärer Process und zwar nichtblastomatöser Natur ist, dessen Entwicklung auf Einflüsse äusserer Art, Traumen, Entzündungen u. ä. einerseits, auf histogenetische Wachsthumsbeziehungen andererseits zurückzuführen ist.[1])

Unter den letzteren spielt der locale Altruismus des Epithels und Bindegewebes die Hauptrolle. Die Mamma zeichnet sich vor allen anderen epithelialen Organen durch eine augenfällige Neigung, derbes Bindegewebe zu produciren, aus. Diese Neigung besteht, offenbar aus Gründen der Vererbung, seit der frühesten embryonalen Entwicklung des Organs. Die kleine kolbige Anlage der Mamma eines 5monatlichen Foetus, deren Abbildung ich Ihnen hier vorlege, zeigt bereits deutlich die dichte cutisähnliche Bindegewebeschicht unmittelbar um den Epithelzapfen herum, welche weiterhin von aussen durch eine kräftige Gefässwucherung eingerahmt wird. Man könnte bei diesem Bilde an die Vorwucherung einer gemeinsamen Keimanlage: Drüsengang plus Stroma, namentlich Membr. propria, denken. Die Präparate späterer Stadien, z. B. beim Neugeborenen, zeigen indessen auf das Klarste, dass ausschliesslich das Epithel der vordringende Theil ist. Sie sehen die dicken Zapfen desselben hier im subcutanen Fettgewebe vordringen; sie schieben sich zwischen den Fettzellen

---

[1]) Die Annahme einer Gleichwerthigkeit des Epithel- und Bindegewebewachsthums hat am schärfsten Klebs (Allgem. Pathol. II. p. 753) ausgesprochen: „Bei den Adenomen der Mamma handelt es sich immer um einen Vorgang, bei dem die Steigerung der Vegetationsthätigkeit eines Gefässe, Bindegewebe und Drüsen enthaltenden Abschnittes, einer Organeinheit, zur Geschwulstbildung führt, deren besondere Verhältnisse dann von dem schliesslichen Ueberwiegen des einen oder anderen Gewebes abhängen. Die eigentliche Ursache derselben bleibt unbekannt wie bei den Geschwülsten überhaupt. . . . Doch ist so viel sicher, dass erst besondere Einwirkungen die Vegetationssteigerung herbeiführen müssen und eine einfache Dislocation von Gewebskeimen zur Erklärung nicht ausreicht.“

an beliebiger Stelle vor, und erinnern in dieser Beziehung unmittelbar an Carcinomzapfen. Freilich tritt dann auch alsbald der Unterschied gegen die letzteren deutlich zu Tage, sie gewinnen eine andere Art von Fühlung mit dem anstossenden Gewebe, welches sich unter dem Anreiz des vordringenden Epithels sofort in ein charakteristisch gebautes Stroma umwandelt: die Fettzellen schwinden meistens, stellenweise unter Auftreten von Lymphocyten in den intercellulären Saftspalten, eine zell- und gefässreiche Membr. propria und Adventitia umgeben den Drüsengang und in offenbar sehr kurzer Zeit bildet sich weiterhin, unter Verwendung und Einbeziehung der zufällig gerade vorhandenen Septen des Fettgewebes, jenes dicht fibröse Gewebe, welches die Drüsengänge als derber Grundstock verbindet und schon in diesen frühen Perioden eine Mächtigkeit erreicht, welche das Gesammtorgan mehr als einen derben Bindegewebeballen wie als eine Drüse erscheinen lässt. Die Entwicklung dieser Stromawucherungen, der Gefässe sowohl als des Bindegewebes, aus dem vorhandenen Material des subcutanen Gewebes lässt sich ebenso sicher beobachten wie die Erscheinung, dass immer erst durch den vorwuchernden Epithelzapfen der Anstoss dazu gegeben werden muss; allerdings ist die Reaction des auf diesem Wege hervorgerufenen Bindegewebes offenbar eine relativ sehr bedeutende, sodass vielleicht demselben eine besondere andauernde Reizempfänglichkeit zugeschrieben werden darf — eine Annahme, die auch die merkwürdige Neigung der Mamma, bei Mastitis, bei Carcinominfiltrationen u. ä. mit besonders starken fibrösen Narbenbildungen zu reagiren, zu erklären im Stande wäre.

Was für die embryonale Entwicklung gilt, darf nun aber gewiss auch mutatis mutandis auf die Tumorentwicklung übertragen werden. Die altruistische Beziehung der Zellenarten, in unserem Falle des Epithels zum Bindegewebe, darf zu den am festesten begründeten, durch zahllose Generationsreihen hindurch detaillirt ausgearbeiteten Functionen des Zellenlebens gerechnet werden; sie ist allen Zellen des zusammengesetzten Organismus so immanent, wie die gegenseitigen Beziehungen der Zellen einer einzelnen Gewebeart, auf denen ihre jeweilige Wachsthumsform beruht, und deren Bedeutung für die Gestaltung selbst hoch maligner Tumoren ich gelegentlich kurz erörtert habe.[1]) Bei der Blastomatose schwinden

[1]) Ueber freien Wachsthum metastischer Geschwulstelemente in serösen Höhlen. D. Arch. f. klin. Med. LXIV. 1899.

nun die einzelnen Zellfunctionen anscheinend um so später, je tiefer sie mit dem Gesammtleben der betr. Zelle gewissermassen verwoben sind; je gutartiger die blastomatöse Erkrankung einer Zelle ist, um so ähnlicher sind demgemäss auch die durch dieselbe im benachbarten Gewebe secundär hervorgerufenen metaplastischen Architekturen der physiologischen Formationen. Unter den Adenomen der Mamma giebt es thatsächlich Fälle, wie ich sie hier ausgestellt habe, bei denen die Randpartien und der Gesammtaufbau den Bildern der fötalen Milchdrüse mit ihren dicken Epithelzapfen zum Verwechseln gleichen. Die Wucherung des Bindegewebes darf in solchen Fällen nach den vorstehenden Angaben wohl ohne Widerspruch als eine secundäre aufgefasst werden, auch wenn sie, der lebhaften Entwicklung des Epithels entsprechend, ungewöhnliche Dimensionen annimmt. Andererseits aber fügen sich auch die starken localen fibrösen Hyperplasien, welche wir hier im Bilde des „Fibroma intracanaliculare“ ausgebildet sehen, und welche eine entschiedene quantitative Differenz gegenüber den physiologischen Anordnungen bedeuten, ohne Schwierigkeit diesem Gedankengang ein. Denn ist auch die altruistische Beziehung zwischen Epithel und Bindegewebe in der Hauptsache in den Tumoren erhalten, so ist es doch leicht verständlich, dass die Blastomatose der Epithelien eine functionelle Schwächung derselben in dem Sinne hervorruft, dass die Feinheit der quantitativen Regulirung des Bindegewebesstromas seitens der herrschenden Epithelien vermindert wird, und dass diese Störung der Regulirung mit der Lebhaftigkeit des Epithelwachsthums, d. h. mit dem Grade der Blastomatose zunimmt. Mögen es Reizwirkungen der Epithelien auf das Bindegewebe sein, mögen etwa durch die krankhafte Epithelwucherung bestimmte Hemmungen der Wachsthumsspannung des Stromas verringert werden oder mögen andere geheimnissvolle Kräfte ihr Spiel treiben, darüber zu urtheilen ist einstweilen nicht möglich. Lässt sich doch nicht einmal ein regelmässiger Parallelismus in dem Sinne constatiren, dass etwa dem Grade der Epithelwucherung auch eine annähernd gleich lebhafte Bindegewebewucherung entspräche. Die Proportionen beider Componenten schwanken in einer Weise, welche eine ganz allgemeine Schlussfolgerung nicht gestattet, sie sind auch offenbar von localen zufälligen Verhältnissen der Gewebespannung, der Verzweigung von Blutgefässen u. ä. abhängig. Namentlich in den späteren Stadien der Tumoren zeigen sich diese Schwierigkeiten; die Wachsthumsenergie bezw. die Gesammt„spannung“ im Bindegewebe vermag dann bisweilen diejenige des Epithels deutlich zu übertreffen, d. h. die Wachsthumserregung kann im Bindegewebe noch zu einer Zeit bestehen, wenn sie in dem zugehörigen Epithel bereits erheblich abgeschwächt ist. Das geht aus den Bildern hervor, welche ich hier ausgestellt habe, und welche in klarster Weise verschiedene Stadien des Vorganges darstellen, dass durch die vorwuchernden und sich gegenseitig beengenden Bindegewebeknollen das zwischen ihnen eingekeilte Epithel vollkommen durch Druckschwund zerstört werden kann, eine Beobachtung, wie sie kürzlich auch durch einen Schüler des Herrn Coll. Borst[1]) mitgetheilt worden ist, und welche wohl in eine gewisse Beziehung zu der schon von Virchow[2]) hervorgehobenen „Vergänglichkeit“ der Geschwulstzelle gebracht werden kann.

Demgemäss lässt sich einstweilen nur sagen, dass die Unregelmässigkeiten des Bindegewebe wachsthumsoffenbar der Ausdruck einer Störung der Regulirung seitens der erkrankten Epithelien sind. Welchen Grad aber diese Unregelmässigkeiten erreichen, das hängt nicht ausschliesslich von diesem Verhältniss ab. Abgesehen von der oben supponirten eigenartigen Reizbarkeit des Mammabindegewebes kommen sicher auch noch äussere Momente hinzu. Hierher rechne ich z. B. die entzündliche Reizung; gerade in dem Fall des perlhaltigen „Cystosarcoma phyllodes“ fand ich Streptococcen in den weiten Adenomkanälen verbreitet, welche gewiss für die auffallend ödematös-haemorrhagische Beschaffenheit und die aussergewöhnlich lebhafte, stellenweise fast sarcomartige Wucherung des Bindegewebes nicht ohne Bedeutung gewesen waren. Traumen, acute wie chronische, können in Frage kommen und das labile Gleichgewicht des Bindegewebes im Sinne lebhafterer Wucherung erschüttern. Weiterhin scheint mir eine locale Stauung in den einzelnen Knollen durch Abknickung oder Compression ihrer Stiele wohl denkbar, sie könnte vielfach für die ödematöse (myxomatöse) Beschaffenheit der Wucherungen, den grossen Reichthum derselben an Gefässen und Saftspalten u. s. w. verantwortlich gemacht werden, wie wir es in gleicher Weise bei den

---

1) Wohlsecker, Adenofibroma peri- et intracanaliculare obliterans mammae. J.-D. Würzburg 1890.

2) Geschwülste I. p. 99.

elephantiastischen Wucherungen des subcutanen Bindegewebes, z. B. der knolligen Tumoren der Vulva, anzunehmen pflegen; der histologische Bau dieser Elephantiasisformen gleicht thatsächlich den Wucherungen des Fibroma intracanaliculare oft vollständig.

Diese Aehnlichkeit drückt sich weiterhin — und das ist neben der Analogie mit dem embryonalen Wachsthum mein zweites Hauptargument für die Deutung der fibrösen Wucherungen als nicht blastomatöser, sandern nur secundär hyperplastischer Bildungen — auch in dem stets dem physiologischen Typus nachgebildeten Bau der bindegewebigen Bestandtheile der Mammaknoten aus. Die vorliegenden Abbildungen und Präparate zeigen Ihnen Typen aus verschiedenen Tumoren; vom ersten Stadium der Verbreiterung des Bindegewebemantels der Drüsengänge bis zur Ausbildung dicker „Fibrome“ und selbst sarkomähnlicher Spindelzellenformen um die Drüsen herum (Cystosark. phyllod.) wiederholen sich im wesentlichen immer die physiologischen Architekturen. Wenn auch der Zellengehalt, sowie die Dichtigkeit des Gewebes je nach der Beimischung von mehr oder weniger ödematös-gallertiger Grundsubstanz erheblich variirt, so bleibt doch die Richtung der Bindegewebezüge, nämlich senkrecht zu dem Verlauf des Drüsencanals, in der Hauptsache immer bestehen; die Züge strahlen in charakteristischer Anordnung pinselförmig von dem adventitiellen Grundstock, aus welchem sie direct entstehen, gegen den Adenomcanal aus, und nur bei hochgradig myxomatös gelockerten, rasch wuchernden Knollen wird diese Structur, welche sich auch in der Riehtung der eingeschlossenen Blut- und Lymphgefässe ausspricht, einigermassen verwischt. Unmittelbar unter dem Epithel vermisst man nie das so charakteristische feine, als Tunica propria bekannte Fasernetz mit seinen den Epithelflächen parallel lagernden Bindegewebszellen, sowie die abschliessende, von Langhans[1]) als Endothellage aufgefassten Zellschicht in mehr oder weniger vollkommener Entwicklung: die Nachahmung des physiologischen Gewebes ist, abgesehen von den quantitativen Proportionen und den durch die mucinösen Beimengungen erzeugten Formvarietäten, durchaus treu. Hierzu kommt endlich noch, dass auch die besonderen Leistungen des Bindegewebes, wie z. B. Resorption von Blutungen, eitrige Infiltration bei Entzündungsherden u. ä. gegebenen Falles durchaus

[1]) Virch. Archiv LVIII. 1873.

in physiologischem Modus sich innerhalb der „Fibrom“knollen abzuspielen scheinen, und dass das Endprodukt der Bindegewebewucherung, nach Erlöschen der blastomatösen Wucherung der Adenomepithelien, eine kernarme fibröse Schwielenmasse, nicht ein progredienter Tumor ist. Alle diese Erscheinungen deuten darauf hin, dass das Bindegewebe selbst in der ausgeprägtesten Knollenform durchaus mit physiologischem Gewebe in Bezug auf alle seine functionellen Leistungen und Anpassungen auf einer Stufe und demnach zu blastomatösem in einem Gegensatz steht.

Die Hervorhebung dieses Verhältnisses, die Einreihung der Bindegewebewucherung in den Mammaadenomen unter die einfach elephantiastischen Hyperplasien ist für die Auffassung dieser Tumoren natürlich nur dann von Wert, wenn die principielle Trennung echt blastomatöser Bindegewebewucherung — also echter Fibrome — von den einfachen, wie auch immer veranlassten Hyperplasien überhaupt anerkannt wird. Wer einen einfach hyperplastischen, chronisch entzündlichen Knoten ein Fibrom nennt, für den müssen meine Ausführungen natürlich gegenstandslos sein. Die grosse Schwierigkeit, die beiden genannten Gruppen im Einzelfalle auseinanderzuhalten, ist bekannt, die Annahme unmittelbarer Uebergänge und Verwandtschaften zwischen chronisch entzündlichen Schwielen und „echten“ Fibromen daher ganz allgemein verbreitet. Die Sache ist um so schwieriger, als auch klinisch die Entwicklung solcher Massen durchaus den Anschein des Tumorwachsthums hervorrufen kann; wiederholt habe ich von Chirurgen als anscheinend progrediente Fibrosarkome excidierte fibröse Knoten erhalten, welche sich bei genauerer Untersuchung nur als die narbigen Residuen bezw. Ausstrahlungen alter Staphylococcenabscesse erwiesen. Wie auch von Pathologen diese Dinge unmittelbar vereinigt werden, geht u. A. aus der jüngst erschienenen, unter Ricker gearbeiteten Dissertation von Fabian[1]) hervor. Wenn letzterer die vollkommen der physiologischen entsprechende Anordnung der fibrösen Elemente seiner „Fibrome“ hervorhebt, so möchte ich den Einwurf nicht unterdrücken, dass die betr. Wucherungen zum Theil nur chronischen Reizen irgend welcher Art (z. B. dem Tragen schwerer Lasten, IV, pag. 22) ihre Entstehung verdankten, nicht aber eigentlich

[1]) E. Fabian, Die Bindegewebehyperplasie im Fibrom und im Fibroadenom der Mamma. I.-D. Rostock. 1901.

blastomatös im Sinne einer biologischen Zellenerkrankung waren. Im echten Fibrom ist meines Erachtens gerade die Atypie, die Regellosigkeit der Faseranordnungen, die zwecklose Verflechtung das wirkliche Zeichen einer Blastomerkrankung der Bindegewebezellen[1]), wobei natürlich diese Erkrankung sehr wohl auf dem Boden chronischer Reizungen irgend welcher Art sich entwickeln kann. Durch diese Trennung wird das Gebiet der echten Fibrome sehr eingeschränkt; aber es empfiehlt sich wohl, die Unterscheidung einmal, soweit es im Einzelfalle überhaupt möglich ist, durchzuführen. Die Abgrenzung z. B. der Aktinomykome von den Fibromen und Fibrosarkomen, zu denen sie früher gerechnet wurden, hat, als der Ausfluss einer klaren ätiologischen Forschung. der Wissenschaft grössten Nutzen gebracht; es ist leicht möglich, ja sogar sehr wahrscheinlich, dass ein grosser Theil der heute als Fibrome bezeichneten Fälle in ähnlicher Weise ätiologisch aufgeklärt und in die Reihe der chronisch-entzündlichen Productionen gestellt werden müssen. Wie nahe es gerade auch bei den Mammatumoren liegt, die entzündliche Natur derselben in Erwägung ihrer Aehnlichkeit mit elephantiastischen Entzündungsprodukten anderer Provenienz anzunehmen, ist nach dem Vorstehenden klar genug, und ich kann nicht leugnen, dass ich immer wieder von neuem bei der Betrachtung meiner Einzelfälle mit dem Gedanken, dass die ganze Wucherung, Epithel plus Bindegewebe, doch vielleicht nur ausschliesslich der Effect einer äusseren Reizung, etwa vom Lumen der Milchgänge her, nicht auch einer besonderen primären Blastomatose der Epithelzellen sein könne, gewissermassen gerungen habe. Diese Schwierigkeit wird nicht eher gehoben werden, bis es der, wie Meckel zu sagen pflegte, „bornirten“ pathologischen Histologie gelingt, Unterscheidungsmerkmale für die chronisch-entzündlichen und die blastomatösen Wucherungen aufzufinden. Solange das noch nicht ausreichend möglich ist, würde es aber jedenfalls bedenklich erscheinen, die Mammatumoren einseitig als einfache Entzündungsproducte anzusehen und dadurch die Einreihung derselben unter die echten epithelialen Blastome zurückzuweisen. Denn damit würde ganz im Allgemeinen der Blastombegriff, der doch heute von einer ganzen Reihe von Autoren im Sinne einer eigenartigen primären

[1]) cfr. Art. „Fibrom“ i. d. Biblioth. d. ges. med. Wissenschaft. (Chir.) Wien 1890.

Verschiebung der biologischen Vorgänge in der einzelnen Zelle umschrieben wird, einfach mit dem Begriff der chronischen Entzündung identificirt, mithin in seiner Sonderstellung erschüttert werden. Gegen einen so radicalen Schritt scheinen mir aber z. Z. zahlreiche Besonderheiten der Blastome gegenüber den entzündlichen Tumoren zu sprechen; die speciell für die Mammaadenome kürzlich ausgesprochene diesbezügliche Warnung Borst's[1]) erscheint mir wohlbegründet.

Hält man aber an der Geschwulstnatur der Mammaadenome fest und erkennt man nach den vorstehenden Ausführungen an, dass die Stromawucherungen derselben secundärer Natur sind und nur durch die besonderen localen Anlagen und accidentellen Momente ihr eigenartiges Gepräge erhalten, so ist es nur natürlich, dergleichen Gedanken auch auf die Adenome anderer Organe zu übertragen. Jedes derselben hat seine specifische Form; bei der Analyse derselben wird der Altruismus der zusammenstossenden Gewebe, speciell die massgebende Einwirkung des Epithels, an dessen Bedürfnisse sich das Stromagewebe überall anpasst, immer im Vordergrund der Betrachtungen stehen müssen. Das Gleiche gilt für andere zusammengesetzte Tumoren, z. B. Myome mit ihrem charakteristischen fibrösen Stroma u. ä. Aus der Fülle der morphologischen Erscheinungen, welche die Beurtheilung der Tumoren so viel schwerer als diejenige der physiologischen Architekturen macht, würde auf diese Weise ein wenn auch oft versteckter Leitfaden zu der Erkenntnis des Gesetzmässigen führen.

XXXI.

Herr P. v. Baumgarten-Tübingen:

Untersuchungen über Hämolyse im heterogenen Serum.

Mikroskopische Untersuchungen über Hämolyse im heterogenen Serum sind zuerst von Landois[2]) in eingehender und umfassender Weise angestellt worden; in seinem 1875 erschienenen Werke

[1]) Berichte über Arbeiten aus dem path. Institut der Univ. Würzburg. IV. Folge. Würzburg 1901.

[2]) Landois, Die Transfusion des Blutes. 1875.

„Die Transfusion des Blutes“ hat er bereits eine so genaue Beschreibung der morphologischen Veränderungen, welche die rothen Blutkörperchen im heterogenen Serum erfahren, geliefert, dass seinen Ermittlungen objectiv kaum etwas wesentlich Neues hinzuzufügen ist. Aber er hat keine bestimmte Erklärung des hämolytischen Vorganges auf Grund seiner Beobachtungen gegeben und hierauf ist es wohl hauptsächlich zurückzuführen, dass seine diesbezüglichen Beobachtungen fast ganz in Vergessenheit gerathen und von den neueren Untersuchern über Hämolyse kaum berücksichtigt worden sind. So habe auch ich, als ich vor mehr als Jahresfrist meine Untersuchungen über Hämolyse begann, diese Beobachtungen Landois' nicht gekannt und erst nachträglich ersehen, dass die Formveränderungen, welche ich an den ins heterogene Serum verbrachten rothen Blutkörperchen constatirte, grösstentheils bereits von Landois festgestellt waren. Wenn ich trotzdem die Untersuchungen veröffentliche, so geschieht es, weil mich dieselben zu einer Theorie des hämolytischen Vorganges geführt haben, die von der jetzt herrschenden Auffassung wesentlich abweicht. Einen Theil dieser Untersuchungen habe ich bereits in der Festschrift für Prof. Jaffé-Königsberg publicirt; mit dem zweiten, wichtigeren Theile desselben, den ich gemeinschaftlich mit Herrn Dr. Paul Dömény aus Wien ausführte, trete ich jetzt an die Oeffentlichkeit. In der ersterwähnten Mittheilung war ich zu dem Resultat gelangt, dass die Hämolyse im heterogenen Serum wesentlich als ein Diffusionsprocess des Hämoglobins aus dem unversehrt zurückbleibenden Blutkörperchenstroma aufzufassen ist. Die Diffusion erfolgt unter dem Einfluss osmotischer Störungen, welche das Serum an den eingebrachten heterogenen rothen Körperchen hervorruft, in ähnlicher Weise, wie ja auch gewisse anisotonische Kochsalzlösungen eine Diffusion des Blutfarbstoffes der eingebrachten Blutkörperchen herbeiführen. Die Anisotonie konnte aber nicht als der alleinige Factor der Hämolyse im heterogenen Serum angesehen werden, da letztere viel rascher und vollständiger eintritt, als die Hämolyse in entsprechenden anisotonischen Salzlösungen. Es musste also die Mitwirkung eines die Resistenz der rothen Blutkörperchen gegen osmotische Störungen herabsetzenden chemischen Stoffes angenommen werden, der, ähnlich wie in den bekannten Hamburger'schen Versuchen Spuren von Säure dies thun, die Diffusion des Hämoglobins in anisotonischen Lösungen begünstigt. Ich sprach die Vermuthung aus, dass dieser Stoff, der in seiner Wirksamkeit offenbar Ehrlich's Immun- oder Zwischenkörper entsprach, mit den „Agglutininen“ des Serums zusammenfalle. Ehrlich's „Complement“ oder „Addiment“ (Buchner's „Alexin“) aber liess sich als besonderer chemischer Stoff entbehren; die ihm zugeschriebenen Wirkungen konnten auf osmotisch wirksame Stoffe des Serums, auf die hierdurch herbeigeführten osmotischen Störungen bezogen werden.

Es fehlte indessen damals noch viel, um die ganze Reihe der von Buchner, Bordet, Ehrlich und Morgenroth festgestellten Erscheinungen der Hämolyse im heterogenen Serum mit Bestimmtheit unter meine Auffassung bringen zu können; durch die neueren, gemeinsam mit Döméñy angestellten Untersuchungen ist jedoch, wie ich glaube, dies Ziel näher gerückt worden.

Es sei mir gestattet, dies hier in aller-Kürze darzulegen.

Wir müssen hierbei von dem Bordet'schen Fundamentalversuch ausgehen, der die neue Aera in der Theorie der Hämolyse im heterogenen Serum angebahnt hat.

Bordet behandelte Meerschweinchen mit wiederholten Injectionen von defibrinirtem Kaninchenblut. Das Serum derartig vorbehandelter Meerschweinchen löst in vitro Kaninchenblutkörper mit grosser Schnelligkeit auf, während normales Meerschweinchenserum diese Eigenschaft nicht besitzen soll. Der Auflösung geht eine starke Agglutination der Erythrocyten voraus. Halbstündiges Erwärmen auf 55 ° vernichtet die hämolytische Function des Serums, während die agglutinirende Fähigkeit erhalten bleibt. Setzt man nun dem durch Erhitzung inactivirten, d. h. lösungsunfähig gewordenen Serum eine gewisse Menge normalen Meerschweinchen-, ja selbst Kaninchenserums hinzu, so wird das inactiv gewesene Serum wieder activ, d. h. es gewinnt seine Eigenschaft, Kaninchenblutkörperchen aufzulösen, zurück. Mit Ausnahme des Punktes, dass wir fanden, dass schon normales Meerschweinchenserum Kaninchenblutkörperchen löst, wenn auch in geringerem Grade, als vorbehandeltes, können wir den Thatbestand des Bordet'schen Grundversuches vollkommen bestätigen. Bordet, sowie Ehrlich und Morgenroth deuten nun die Erscheinungen so, dass zur Hämolyse zwei Substanzen nothwendig seien, ein hitzebeständiger sog. Immunkörper und ein thermolabiles Addiment oder Complement. Bevor ich auf diese Erklärung eingehe, will ich hinzufügen, dass Ehrlich und Morgenroth dem Thatbestand des Bordet'schen Versuches die weitere, für das Verständniss des ganzen Vorganges hochbedeutsame Thatsache anschlossen, dass der sog. Immunkörper von den fremden Erythrocyten angezogen, gebunden wird. Es lässt sich dies, wie die genannten Forscher gezeigt haben, dadurch nachweisen, dass man dem inactivirten Serum entsprechende Mengen heterogener Erythrocyten zusetzt und nach einer gewissen Zeit die Körperchen abcentrifugirt. Das körperchenhaltige Sediment enthält dann den Immunkörper, während die Flüssigkeit frei von demselben ist, wie sich durch Zusatz von sog. Addiment zu ersterem einerseits und durch Zusatz von sog. Addiment und heterogenen Erythrocyten zu letzterer andererseits, erkennen lässt. In ersterer Mischung tritt nämlich dann Hämolyse, in letzterer keine Spur einer solchen ein.

Von seiner berühmten Seitenkettentheorie ausgehend, betrachtet Ehrlich den Immunkörper als abgestossene Seitenkette, oder Receptor dritter Ordnung, als „Amboceptor", der ausser dem die Erythrocyten fangenden Complex auch noch mit einem anderen Complex versehen ist, der durch Fixation geeigneter Fermente Verdauungswirkung vermittelt.

Da nach Ehrlich verdauende Fermente in geringer Menge immerdar im Blute circuliren, so bietet jedes normale Blutserum jenem Amboceptor, dem specifischen Erythrocytenfänger, die Gelegenheit dar, auch noch das nöthige Ferment als „Complement" an sich zu reissen, und damit die Lysis des gefesselten rothen Blutkörperchens zu vollbringen.

Unsere Untersuchungen haben uns nun zu der Ueberzeugung geführt, dass der Ehrlich'sche „Immunkörper" mit den Agglutininen zusammenfällt, die sich in jedem Blutserum mehr oder minder reichlich befinden. Es gelang uns zu zeigen, dass bei dem Ehrlich'schen Bindungsversuch das vordem in der Serumflüssigkeit vorhandene Agglutinin ganz oder nahezu ganz daraus entfernt und in das Centrifugat übergeführt wird und dass für den Fall seiner nicht vollständigen Entfernung aus dem Serum dem letzteren immer auch ein quantitativ entsprechender Rest von hämolytischer Anlage noch verbleibt, d. h. der Fähigkeit, nach Hinzufügung bestimmter Mengen von sog. Complement auf bestimmte Erythrocyten hämolytisch zu wirken. Wir identificiren also auf Grund dieser von uns festgestellten Thatsache Ehrlich's „Immunkörper" mit den Serumagglutininen und glauben damit einen wesentlichen Schritt zur Vereinfachung des Problems gethan zu haben. Irren wir nicht, so sind sowohl Buchner als auch Bordet anfangs geneigt gewesen, den hitzebeständigen specifischen Factor der Hämolyse in die Agglutinine zu verlegen; aber nachdem sich Ehrlich scharf gegen diese Ansicht auf Grund seiner Beobachtungen gewendet, ist dieselbe fallen gelassen worden. Ehrlich's Widerspruch stützt sich, soviel ich sehen kann, hauptsächlich auf seine bekannten Versuche über die Hämolyse im Serum von Ziegen, welche mit Hammelblut vorbehandelt waren. In diesem Serum sollte nach Ehrlich die Lösung der Hammelerythrocyten ohne jede Spur von vorgängiger Agglutination erfolgen. Nachdem Landois in fast allen seinen über sehr zahlreiche Thierspecies ausgedehnten Untersuchungen die Agglutination als Prodromalsymptom der Hämolyse im heterogenen Serum beobachtet hatte und auch wir bisher keinen Fall von Hämolyse ohne Agglutination kennen gelernt, waren wir sehr gespannt, den Ehrlich'schen Ausnahmefall kennen zu lernen, der unsere Theorie zu durchkreuzen schien. Wie nicht anders zu erwarten, fanden wir Ehrlich's Angaben auch in diesem Punkte völlig bestätigt; wenn der Versuch so angestellt wurde, wie ihn Ehrlich ausgeführt, blieb in der That jede Agglutination der Hammelerythrocyten aus, die Hämolyse trat sofort, fast blitzartig, ein. Aber gerade diese ausserordentliche Schnelligkeit der Lysis musste den Gedanken erwecken, dass die Agglutination hier nur wegen des rapiden Ablaufs der Vorgänge nicht zur Wahrnehmung gelangte, thatsächlich aber doch mit im Spiele sein konnte. Diese Vermuthung wurde durch den Versuch bestätigt. Verdünnten wir das hämolytisch wirkende Ziegenserum weit isotonischer Kochsalzlösung, so gelang es uns, zu zeigen, dass bereits in Verdünnungen von 1 : 1, besser noch in Verdünnungen von 1 : 4 eine exquisite Agglutination der nunmehr wesentlich langsamer eintretenden Lysis vorausging. Noch in Verdünnungen von 1 : 10 konnten wir die prodromale Agglutination constatiren. Und auch in diesem Fall schwand mit der Bindung und Entfernung der Agglutinine sowohl aus dem verdünnten als auch dem unverdünnten Serum dessen hämolytische Wirksamkeit. Wir glauben demnach bis auf Weiteres den Satz aufstellen zu können: Die Agglutinine fallen zusammen mit Ehrlich's Immunkörper.

Aber Immunkörper oder Agglutinine allein machen noch keine Hämolyse, dies geht ja über jeden Zweifel daraus hervor, dass im auf 55° erhitzten heterogenen Serum trotz erhalten gebliebener Agglutinationskraft keine Spur von Lösung der eingebrachten Blutkörperchen eintritt. Bestimmte Mengen neutralen, d. h. an sich nicht hämolytisch wirkenden Serums müssen hinzukommen, um das agglutinirend wirkende inactivirte Serum hämolytisch zu machen.

Buchner, Bordet, Ehrlich und seine Schule stimmen nun in der Annahme überein, dass die genannte Wirkung des neutralen Serums darauf beruht, dass in ihm ein Verdauungsferment enthalten ist, welches zusammen mit dem Immunkörper die Hämolyse vollbringt. Der Vorgang der Hämolyse im heterogenen Serum lässt jedoch nichts von einer Verdauung des Hämoglobins oder der rothen Blutkörperchen erkennen. Obwohl ja die Wirkung echter Verdauungsfermente auf die rothen Blutkörperchen aus der Physiologie hinreichend bekannt ist, die uns lehrt, dass durch dieselben eine wirkliche Zersetzung des Hämoglobins, ein Zerfall in Eiweiss und Hämochromogen stattfindet, haben wir es uns doch angelegen sein lassen, eigene Versuche über die Wirkung von Trypsinlösungen auf die rothen Blutkörperchen anzustellen. Darnach kann man sich kaum etwas Verschiedeneres denken, als diese beiden in Vergleich gebrachten Vorgänge: die Hämolyse im heterogenen Serum und die Veränderung der r. Blutkörperchen in der Trypsinlösung. Während die Hämolyse im heterogenen Serum spätestens in 2 Stunden vollendet ist, beginnt im Verdauungsgemische erst nach 5—6 Stunden eine Aufhebung der bisher undurchsichtigen Aufschwemmung sich bemerklich zu machen; während das Blut im heterogenen Serum sich unter schön rubinrother Farbe löst, exquisirt „lackfarben" wird, tritt im Verdauungsgemisch eine schmutzig braunrothe Färbung ein und während im Verdauungsgemisch Blutfarbstoff und Stroma der rothen Blutkörperchen gleichzeitig angegriffen und im Zusammenhang zerstört werden, findet im hämolytischen Serumgemisch eine einfache Trennung des Blutfarbstoffs vom Stroma unter vollkommener Erhaltung dieser Theile statt.

Diese Beobachtungen machen es in hohem Grade wahrscheinlich, dass die Hämolyse im heterogenen Serum nichts mit einem Verdauungsvorgang zu thun hat, sondern ein im Wesentlichen physikalischer Process ist. Sehen wir doch solche einfache Trennungen des Hämoglobins vom Stroma nur bei Einwirkung physikalischer Agentien eintreten, während deletäre chemische Stoffe stets eine Zerstörung der Stromata mitbedingen. Unter den physikalisch wirkenden Agentien können im vorliegenden Falle nur Veränderungen der osmotischen Verhältnisse in Betracht kommen. Das Serum ist eine osmotisch wirksame Flüssigkeit, und es ist a priori sehr wohl denkbar, dass die Blutsera verschiedener Thierspecies verschiedenen Gehalt an osmotisch wirksamen Substanzen besitzen und damit einen verschiedenen osmotischen Druck ausüben; andererseits dürfte auch die osmotische Spannkraft in den rothen Blutkörperchen der verschiedenen Thierspecies eine verschiedene sein. Die Physiologie lehrt uns nun und wir können das jederzeit leicht bestätigen, dass die rothen Blutkörperchen nur in solchen chemisch indifferenten Flüssigkeiten ihren Blutfarbstoff behalten, welche isotonisch für sie sind, d. h. den gleichen osmotischen Druck, wie sie selbst, besitzen, während sowohl in hypoisotonischen als auch in hyperisotonischen Flüssigkeiten, letzterenfalls allerdings nur bei bestimmter Concentration, der Blutfarbstoff aus dem Gehäuse entweicht, in die umgebende Flüssigkeit diffundirt. In hyperisotonischen Flüssigkeiten erfahren die rothen Blutkörperchen zunächst eine der „Plasmolyse“ pflanzlicher Zellen vergleichbare Schrumpfung, der aber später, wenn reichlich Salz aus der salzreichen Flüssigkeit in die Körperchen nachdringt, eine Aufblähung der Körperchen mit Ausstossung von Hämoglobintröpfchen (Plasmoptyse A. Fischer) und totale Entfärbung der rothen Körperchen folgen kann; in hypoisotonischen Flüssigkeiten tritt sofort Aufblähung mit nachfolgender Entfärbung der Körperchen ein. Die directen mikroskopischen Beobachtungen des hämolytischen Vorganges im heterogenen Serum zeigen nun, dass die in letzteres verbrachten rothen Blutkörperchen ganz charakteristische Formveränderungen darin erleiden, die vollkommen denjenigen in anisotonischen Kochsalzlösungen von bestimmter Concentration entsprechen. Meist tritt anfänglich exquisite Schrumpfung (Plasmolyse) der rothen Zellen ein, später erfolgt Aufblähung mit Plasmoptyse und schliesslich totale Entfärbung unter Zurückbleiben der farblosen Schatten; in selteneren Fällen tritt die Aufblähung mit nachfolgender Entfärbung primär auf. Dömény und ich haben in allen von uns untersuchten Fällen feststellen können, dass ein Serum, welches hämolytisch auf die r. Blutkörperchen einer anderen Thierart wirkt, die erwähnten Form- und Volumsveränderungen an den betreffenden Erythrocyten hervorruft. Diese als Ausdruck osmotischer Störungen zu betrachtenden Veränderungen der r. Blutkörperchen erscheinen hiernach ebenso untrennbar mit der hämolytischen Wirkung verbunden wie die Agglutination. Wo osmotische Störung und Agglutination in einem Serum zusammentreffen, da tritt auch sicher Lösung der rothen Blutkörperchen, d. h. Trennung des Farbstoffs vom Stroma ein.

Wie aber soll man nun die Aufhebung der hämolytischen Wirkung durch $^1/_2$ stündige Erhitzung mit unserer Auffassung in Einklang bringen? Da durch diese Procedur die agglutinirende Wirkung nicht verändert wird, so musste durch dieselbe die osmotische Störung zum Verschwinden gebracht werden, wenn unsere Auffassung den Thatsachen gegenüber zu Recht bestehen sollte. Das ist nun factisch der Fall! Wie stark die osmotische Stärung in einem Serum vorher immer gewesen sein mag, nach der Erhitzung verhält es sich wie eine isotonische Flüssigkeit. Die in das erhitzt gewesene Serum eingebrachten heterogenen r. Blutkörperchen verändern ihre Form nicht, sie behalten ihre glatten, runden Contouren und verhalten sich darin wie in einer Conservirungsflüssigkeit. Es ist nun höchst interessant, unter dem Mikroskop zu beobachten, wie trotz ihrer ganz glatten Ränder die r. Blk. in dem erhitzt gewesenen Serum zu Haufen zusammentreten, agglutiniren und wie man in den Haufen jetzt jedes einzelne Körperchen wohlumschrieben erkennen kann, während bei der gewöhnlichen Agglutination die aneinandergelagerten Körperchen zu fast homogen erscheinenden Haufen zusammensintern.

Diese Probe auf ihre Richtigkeit hat unsere Auffassung also bestanden; sie musste aber auch noch die Gegenprobe bestehen, ob denn in dem, den betreffenden r. Blutkörperchen gegenüber osmotisch indifferent gewordenen Serum durch Zusatz neutralen Serums — durch welchen ja das durch Erhitzung inactiv gemachte Serum seine Activität zurückerhält — sich die ursprüngliche osmotische Störung wieder einstellt. Auch das ist der Fall! Wir haben uns, wie bei allen unsern Versuchen, so auch bei diesen genau an die von den Autoren angegebenen Mengen- und Mischungsverhältnisse gehalten, so dass jeder Einwand, dass wir vielleicht andere osmotische Verhältnisse gewählt, als sie die Autoren vor sich hatten, wegfällt. Setzt man die von den Autoren für nöthig gehaltene Quantität frischen neutralen Serums zu dem durch Erhitzung osmotisch unwirksam gewordenen Serum hinzu, so tritt die osmotische Störung, die geschilderte Deformation der rothen Blutkörperchen wieder auf.

Man kann nun die sog. Reactivirung auch durch Zusatz einer hyperisotonischen Kochsalzlösung statt des neutralen Serums erreichen. Setzt man zum inactivirten Serum mit Zusatz von 4 %ger Kochsalzlösung entsprechende Mengen heterogener r. Blk. hinzu, so erfolgt prompte Hämolyse. In diesen Versuchen besteht also das wirksame Addiment aus nichts als einer hyperisotonischen Kochsalzlösung. Noch ein anderer Versuch, der die Abhängigkeit der Hämolyse von der combinirten Wirkung von osmotischer Störung und Agglutination klar veranschaulicht, sei hier erwähnt. Schwemmt man die r. Blk. statt in 0,85 %ger Kochsalzlösung in ihrem eigenen Serum auf und setzt nun dieser ideal isotonischen Aufschwemmung heterogenes Serum im Ehrlich'schen Mischungsverhältniss (4 : 1,3) hinzu, so tritt keine Hämolyse ein; es erfolgt unter diesen Verhältnissen aber auch weder Deformation noch Agglutination der rothen Blk. Steigert man jedoch den Zusatz des heterogenen Serums, so tritt bereits beim Mischungsverhältniss 1 : 1 jene Deformation und Agglutination der rothen Körperchen und zugleich prompte Hämolyse ein.

Um noch weitere Stützen für unsere Auffassung zu gewinnen, musste uns daran gelegen sein, die Hämolyse auch ausserhalb des Blutserums durch die Factoren der osmotischen Störung und der Agglutination zu erzielen. Wir machten zunächst Versuche mit Gummi arabicum, welches das Bild der Agglutination der r. Blk. in optima forma hervorruft; aber trotz Hinzufügung der verschiedensten Grade der Hyperisotonie gelang es nicht, damit Hämolyse zu bewirken. Endlich fanden wir in dem Abrin und Ricin die geeigneten Stoffe. Von denselben war bekannt, dass sie eine classische Agglutination der in sie verbrachten r. Blk. hervorrufen, gleichgültig, von welcher Thierart die r. Körperchen stammen. Dass diese Stoffe aber auch hämolytisch wirken können, war bisher von keiner Seite angegeben worden. Nur in den neuesten „Schlussbetrachtungen“ Ehrlich's fanden wir, als unsere desbez. Versuche abgeschlossen waren, in einer Anmerkung den Hinweis, dass „auch das scheinbar rein agglutinirende Ricin auf das Discoplasma eine die Hämolyse bedingende Einwirkung ausübe. Dieselbe werde bei der gewöhnlichen Versuchsanordnung dadurch verdeckt, dass in den agglutinirten Haufen die Bedingungen für die Diffusion sehr ungünstige seien. Wenn man aber durch Zerschütteln der Häufchen bessere Bedingungen schaffte, so überzeuge man sich leicht von dem Austritte des Hämoglobins.“ Diese Bemerkung des um die Theorie der Hämolyse so hochverdienten Forschers kommen uns sehr erwünscht, denn sie schlagen gewissermassen eine Brücke zu unseren Anschauungen. Nur haben wir Ehrlich's Mittheilung die wichtige Ergänzung hinzuzufügen, dass das Ricin ebenso wie das Abrin die hämolytische Wirkung nur in anisotonischen Lösungen zum Vorschein kommen lässt, in isotonischen Lösungen dagegen, trotz starken Schüttelns, nur agglutinirend wirkt. Es versteht sich von selbst, dass zu diesen Versuchen die Lösungen hyperisotonisch, nicht hypisotonisch gemacht wurden, da ja in letzteren, wenn der Grad der Hypoisotonie einigermassen beträchtlich ist, ohne weiteres Hämolyse eintritt. Der principielle Werth dieser Versuche liegt darin, dass sie zeigen, dass auch andere Agglutinine, als die Blutagglutinine, wenn sie in hyperisotonischen Lösungen auf r. Blk. einwirken, Hämolyse bedingen.

Ricin und Abrin sind Gifte; sie wirken agglutinirend auf r. Bl. und bedingen in anisotonischen Lösungen Hämolyse. Müssen nun deswegen auch die Blutagglutinine Gifte sein? Gewiss nicht! Man gebraucht zwar häufig den Ausdruck: ein hämolytisches Serum wirke „giftig“ auf den Körper des Thieres, dessen Blk. es auflöst. Aber thatsächlich findet man bei der Obduction der in Folge der Injection des hämolytischen Serums zu Grunde gegangenen Thiere, wie die bekannten Untersuchungen von Landois, Ponfick u. A. gezeigt haben und wie wir nur bestätigen können, keine Zeichen einer Giftwirkung, nur die Erscheinungen der Agglutination und der Entfärbung der r. Blk. mit der aus letzterer resultirenden Hämoglobinämie sind vorhanden. Diese Störungen bedingen den Tod wesentlich aus mechanischen Gründen (Gefässverstopfungen, Verlegung der Harncanälchen durch Hämoglobincylinder). Die hämolytischen Wirkungen des Blutserums können daher ebensowenig wie die „bacteriolytischen“ die Annahme des Vorhandenseins giftiger Stoffe im normalen Blutserum begründen, und ebensowenig das Vorhandensein formentativer (verdauender) Substanzen in demselben. Der hämolytische Vorgang ist, wenn wir das Gesagte zusammenfassen dürfen, in erster Linie als ein physikalischer Process zu betrachten, bedingt durch Differenzen des osmotischen Druckes zwischen Blk. und Blutflüssigkeit. Nur in der eigenen Blutflüssigkeit befindet sich die r. Blk. in einer für sie völlig isotonischen Lösung; im Serum fremder Thierarten unterliegen sie osmotischen Störungen, welche theils auf Hyperisotonie, theils auf Hypisotonie des fremden Serums zurückzuführen sind. Die Hyperisotonie und namentlich die Hypisotonie allein können Hämolyse hervorrufen, aber die Hämolyse im heterogenen Serum ist nicht durch sie allein, sondern wesentlich mitbedingt durch den Einfluss der Serumagglutinine, welche zwar an und für sich völlig unfähig sind, Hämolyse zu bewirken, aber doch die r. Blk. in einen Zustand versetzen, dass sie das Hämoglobin schon bei relativ geringen Graden osmotischer Störung aus dem Stroma heraustreten lassen. Neben den Agglutininen noch besondere, zur Hämolyse in ursächlicher Beziehung stehende chemische Körper im Blutserum anzunehmen, dafür erscheint kein stichhaltiger Grund vorhanden. Den aus der Anwendung der Seitenkettentheorie sich ergebenden Auffassungen über die Vielheit, die Specifität etc. der Agglutinine und der Antikörper überhaupt wird nicht widersprochen; nur erscheint nicht nothwendig, die Agglutinine, für uns die Träger der specifisch-hämolytischen Antikörperwirkung, als Amboceptoren aufzufassen, da sich der fangende Complex für die sog. Complemente entbehren lässt, indem die letzteren als besondere chemische Körper in der Blutflüssigkeit nicht nachgewiesen sind und die ihnen zugeschriebene Wirkung einfach durch die nachgewiesene osmotische Störung erklärt werden kann. Da letztere durch Erhitzung auf 55° aufgehoben wird, so zeigt dies allerdings, dass thermolabile Substanzen an der Herstellung der osmotischen Spannkraft des Serums betheiligt sind; aber die Thermolabilität dieser Substanzen beweist nicht, dass ihre Wirkung auf die heterogenen r. Blk. eine chemische, speciell proteolytische ist. Im Verbande mit den übrigen osmotisch wirksamen Substanzen des Serums constituiren sie dessen osmotischen Druck. Ihre Veränderung (Zerstörung) durch Erhitzung wird daher auch den letzteren verändern können. Die Druckänderung braucht nun aber keineswegs so gross zu sein, dass sie durch die Methoden der Gefrierpunktbestimmung und der elektrischen Leitfähigkeit deutlich nachweisbar ist — diese Untersuchungen sind noch im Gange — während die feineren Messapparate der r. Blk. deutlich darauf reagiren.

XXXII.

Herr Ponfick-Breslau:

Ueber congenitale „Myome“ des Herzens und deren Combination mit der disseminirten Form echter Hirnsclerose.

Mit Tafel X.

Diejenige Geschwulstform, über welche ich heute, an der Hand zweier sehr charakteristischer Beispiele, einige Worte sagen möchte, ist allerdings etwas recht Seltenes. Daran kann auch der Umstand nichts ändern, dass zufällig gerade auf der vorjährigen Tagung in Aachen eines unserer Mitglieder sie zum Gegenstande einer kurzen Schilderung gemacht hat. Vielmehr spricht für die Aussergewöhnlichkeit ihres Vorkommens wohl schon genugsam die Thatsache, dass seit der Zeit, da v. Recklinghausen im Jahre 1862 die erste hierher zu zählende Wahrnehmung gemacht hat, bis heute noch nicht einmal ein Dutzend ebensolcher veröffentlicht worden sind. Und doch sind die als „Myome des Herzens“ bekannten Gewächse, welche ich im Auge habe und die Seiffert damals als „Rhabdomyome“ bezeichnet hat[1]), so eigenartig, dass sie weder übersehen, noch auch mit anderen, in das Myocard eingelagerten Fremdsubstanzen so leicht verwechselt werden können.

Indess auch abgesehen davon, dass jeder von uns sicherlich nur höchst sporadisch Gelegenheit erhalten hat, einen derartigen Herzbefund zu Gesicht zu bekommen, möchte ich die mir vorliegenden Specimina zum Ausgangspunkte nehmen für eine Reihe von Fragen allgemeinerer Art, die damals gar nicht berührt und auch in den sonstigen Erörterungen, die sich übrigens immer in recht engen Grenzen gehalten haben, höchstens ganz flüchtig gestreift worden sind.

---

[1]) Verhandl. der Deutschen Patholog. Gesellschaft Band III, 1900, S. 64.

Die erste der von mir gemachten Beobachtungen betrifft einen 7 monatlichen Knaben, der auf der Kinderklinik wegen Lobular-Pneumonie in Behandlung gewesen war, ohne dass sein psychisches Verhalten dort irgend welchen Verdacht erweckt hätte.

Als nächste Todesursache erwies die Section eine theilweise confluirende Lobulär-Pneumonie in den hinteren Abschnitten des r. Ober- wie Unterlappens, die mit den hiervon abhängigen Cyanose-Erscheinungen an den meisten Unterleibsorganen verbunden war. An dieser venösen Stauung nahm auch das r. Atrium in bemerkenswerthem Maasse theil, dessen Höhle unverhältnissmässig stärker erweitert gefunden ward, als die des Ventrikels.

Nach Ausräumung der äusserst reichlichen Cruormassen, welche den Vorhofraum füllen, gewahrt man zu nicht geringer Ueberraschung das Ostium venosum dextrum zu einem guten Theile verlegt durch eine annähernd kugelige Geschwulstmasse mit knollig-höckriger Oberfläche und von grauröthlicher Farbe. Jetzt war es freilich klar, dass ebensowohl jene Dilatation, wie die Cyanos eder Abdominal-Organe nicht so sehr den acuten Hindernissen zuzuschreiben sei, welche die Hepatisation gewisser Lungenabschnitte für den kleinen Kreislauf geschaffen, sondern dass sie in erster Linie abhänge von der ersichtlich schon länger bestehenden Einengung, die der Blutstrom innerhalb des Herzens selber, an der Pforte zur r. Kammer, erfahren.

Indem nämlich der im Mittel 1,7 cm im Durchmesser haltende Knoten, der aus einem ziemlich derben Gewebe besteht, das mediane, theilweise auch das vordere Segel der Tricuspidalis nach hinten drängt, mit denen er indess abgesehen von einigen ganz umschriebenen Punkten nicht verwachsen ist, bewirkt er eine ausserordentliche Verschmälerung des Ostiums in sagittaler Richtung. Nichtsdestoweniger sind die dem Vorhof, wie der Kammer zugewendeten Flächen sämmtlicher Klappenzipfel glatt und glänzend, auch frei von jeder Spur thrombotischer Auflagerung. Mit solchem Verhalten steht das spiegelnde Aussehen in bestem Einklange, welches die zarte Fortsetzung der Serosa darbietet, von welcher der Tumor selber umhüllt ist.

Bei weiterem Durchmustern der Wandungen des r. Ventrikels bemerkt man an dessen Septumfläche eine kaum haselnussgrosse Vorwölbung mit leicht wellig-höckeriger Oberfläche. Sie beruht darauf, dass etwa 0,5 cm unterhalb des Endocards ein grauröthlicher Tumor sitzt, der sich gegen die benachbarten Myocard-Schichten scharf abhebt. Nachdem nunmehr auch die l. Kammer eröffnet und hierdurch die gegenüberliegende Fläche der Herzscheidewand blossgelegt ist, sieht man ihn von dieser Seite her noch ungleich massiger und zugleich fast isolirt sich vordrängen. Verfolgt man diesen über 1 cm hohen Fortsatz, der in das Cavum der l. Kammer in Gestalt eines stumpfen Kegels hineinragt, in die Tiefe der Herzscheidewand, so überzeugt man sich, dass er, diese nach rechts und oben hin schräg durchsetzend, continuirlich zusammenhängt mit demjenigen, welcher vorhin an der Oberfläche des Septums geschildert worden ist. Offenbar hat er also von der l. Kammerseite her seinen Ausgang genommen und ist eben im Begriffe, sich gegen den endocardialen Ueberzug der r. Scheidewandfläche vorzuschieben.

Ein ganz ähnliches Gewächs trifft man sodann nahe der Spitze des r. Ventrikels, nur mit dem Unterschiede, dass das hier befindliche einmal geringeren Umfang besitzt: denn dessen Länge beträgt nur 1,7 cm bei einer Breite von 0,9, Dicke von 0,7 cm. Ausserdem hat es aber eine ganz andere Gestalt, nämlich die eines flachen Kuchens. Auch hier ist es unverkennbar, dass seine ziemlich ebene Oberfläche von einer wenngleich sehr dünnen Endocard-Lage überzogen wird.

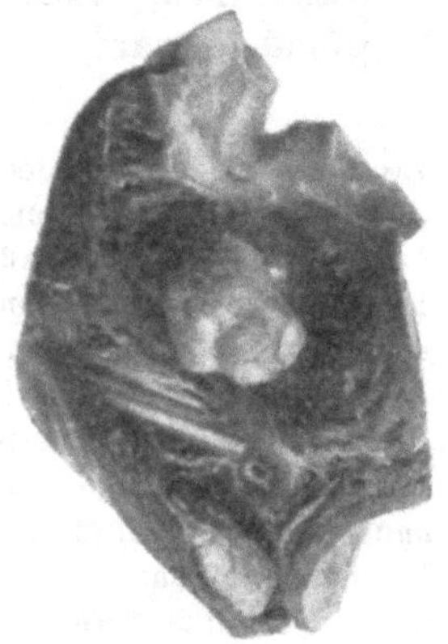

An diesen vergleichsweise immer noch ansehnlichen Tumor schliessen sich, durch schmale Strecken anscheinend normalen Muskelgewebes geschieden, noch einige kleine und kleinste an. Der umfänglichste von ihnen, welcher kaum Linsengrösse erreicht, nähert sich noch mehr der Herzspitze, jedoch ohne unter dem Pericard hindurch sichtbar zu werden. —

Da weder Schädel, noch Dura irgend etwas Abnormes darboten, war ich nicht wenig erstaunt, an dem Gehirn ein äusserst ungleiches Aussehen der Windungen und dem entsprechend auch eine sehr wechselnde Consistenz der einzelnen Bezirke anzutreffen. Zwischen dem Gros normal beschaffener Windungen bemerkt man nämlich an beiden Grosshirn-Hemisphären eine Reihe unregelmässig gestalteter und wulstiger Gyri, die sich überdies durch ihre derbe, beinahe knorpelige Consistenz von den benachbarten scharf abheben. Die so verhärteten Bezirke, innerhalb deren die einzelnen Windungen eher eine Volums-Zunahme erkennen lassen, die sich am schlagendsten in deren stärkerer Prominenz kundgibt, sind über die gesammte Oberfläche zerstreut; nur das Kleinhirn erweist sich als ganz unbetheiligt.

Das Gewicht des Gesammtorgans beträgt 665 gr, wovon auf das Cerebellum 70 gr entfallen.

Die r. Hemisphäre enthält eine Menge knolliger harter Stellen; die grössten, die gewöhnlich aus einer Gruppe verbreiterter, etwas vorgewölbter und missstalteter Gyri bestehen, sitzen theils an der Unterfläche des Stirnlappens, theils an dessen vorderem und oberem, hauptsächlich aber lateralem Umfange. Von oben nach unten vorschreitend begegnet man ihnen in dem 1. und 2., besonders reichlich jedoch im 3. Gyrus frontalis. Da sie in diesem ganzen Gebiete eine Breite von 2—4 und eine Länge von 5 cm erreichen und sich nach hinten bis an die Fossa Sylvii erstrecken, so erscheinen die vereinzelten normalen Gyri, die zwischen ihnen nur noch übrig geblieben sind, wie eingeklemmt zwischen jenen wulstigen und verhärteten. Mehrere ähnliche

Knollen enthält sodann der Lobus parietalis, sowie die erste Windung des Schläfenlappens. Während der übrige Theil der Seitenfläche des letzteren frei ist, entdeckt man an der unteren wiederum einen $1^1/_2$ cm breiten und 2 cm langen Herd, der unmittelbar an den Grosshirnschenkel anstösst.

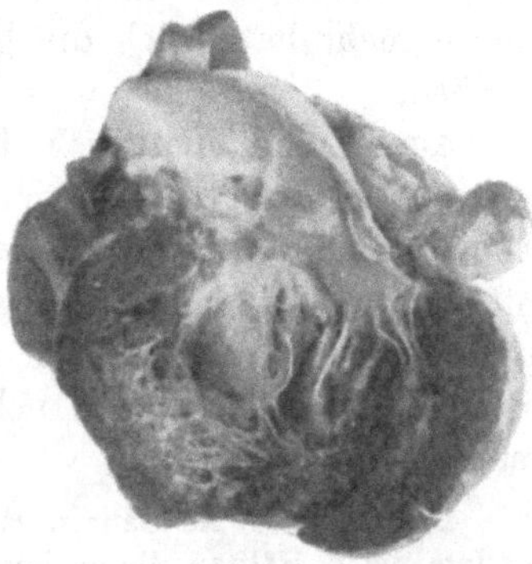

Betrachtet man nun die r. Hemisphäre von der medianen Fläche her, so trifft man hier im Bereiche des Stirnlappens ebenfalls mehrere Herde, die indess gewöhnlich kleiner und durch weitere Zwischenräume normaler Gyri von einander geschieden sind. Und zwar bildet die Mehrzahl von ihnen eine unmittelbare Fortsetzung der von der Oberfläche beschriebenen. Ausserdem bemerkt man nächst dem unteren Rande einen etwa haselnussgrossen Gyrusbezirk von ausserordentlicher Härte, der nach abwärts hin unmittelbar von dem vorderen Abschnitte des Balkenkörpers begrenzt wird, hier und da sogar auf dessen Substanz überzugreifen scheint. Während sich im Bereiche des Parietallappens gar nichts Abnormes nachweisen lässt, stösst man im vorderen Theile des Lobus occipitalis wieder auf einen 2 cm langen und $1^1/_2$ cm breiten Complex mit auffallend glatter Oberfläche. Denn da in dessen Bereich die Furchen, welche sonst die einzelnen Gyri von einander trennen, beinahe völlig verwischt sind, gewinnt es in der That den Anschein, als ob das Ganze eine wirkliche Einheit bildete.

Aehnlich verhält sich die l. Hemisphäre; nur sind hier die Erkrankungsstellen sowohl an sich minder umfänglich, als auch durch ungleich weitere Strecken gesunden Gewebes von einander geschieden.

Im Gegensatze zu der Fülle verdichteter und verhärteter Gyri, die über beide Grosshirn-Hemisphären ausgestreut sind, lassen die des Kleinhirns durchaus normale Beschaffenheit wahrnehmen.

Bei Eröffnung der mässig erweiterten Seitenventrikel zeigt sich, dass sie eine vermehrte Menge klarer gelber Flüssigkeit enthalten und dass nicht nur ihr Ependym, sondern auch das des 3. und 4. Ventrikels allgemein verdickt ist und ein körniges Aussehen darbietet. Zumal auf der Innenfläche der ersteren erhebt sich, von vorn bis hinten fast gleichmässig, eine Menge stecknadelkopf- bis erbsengrosser Höcker, die aus einem gallertig glänzenden, recht derben Gewebe bestehen.

In hohem Masse ähnlich ist der soeben geschilderten Beobachtung eine zweite, die bis ins Einzelne mit ihr übereinstimmt. Sie betrifft ein dreijähriges Mädchen, das an multiplen Furunkeln der Hautdecken gelitten hatte und „unter den Erscheinungen chronischer Sepsis“ an allgemeiner Erschöpfung zu Grunde gegangen war. Je geringfügiger nämlich die Anomalien acuterer Art waren, welche die inneren Organe, einzeln betrachtet, darboten, um so mehr hatte sich die Blutverarmung in den Vordergrund geschoben.

Ausser den hierdurch bedingten Befunden aber deckte die Section mehrere zufällige Veränderungen auf. Obgleich ersichtlich schon geraume Zeit bestehend, hängen sie, mindestens unmittelbar, mit dem letalen Leiden zwar nicht zusammen. Da sie aber, an und für sich betrachtet, danach angethan sind, ein ausserordentliches Interesse in Anspruch zu nehmen, verdienen sie wohl eine eingehendere Beschreibung:

Das Herz ist im Ganzen etwas umfänglicher als normal und zwar besonders die r. Hälfte. Deren leicht erweiterte Höhlen enthalten eine beträchtliche Menge auffallend dünnen Blutes. An der Innenseite der Vorderfläche des r. Ventrikels sieht man, nicht fern von seinem unteren Rande, eine hügelige Erhebung, in deren Bereich statt braunrother Muskelsubstanz ein grauröthliches Gewebe durch das Endocard hindurch schimmert. Angeritzt lässt sich die Serosa von der Oberfläche des über erbsengrossen Tumors als gesonderte Haut abziehen. In ähnlicher Weise, wenn auch minder scharf, grenzt er sich an seiner übrigen Peripherie gegen das Myocard ab. Seine grauröthliche Schnittfläche zeigt eine glasig glänzende Beschaffenheit.

Während sich das Vorkommen der beschriebenen Einlagerung rechterseits auf diesen einen Herd beschränkt, trifft man mehrere ähnliche am Uebergange der vorderen Wand des l. Ventrikels in die laterale. Zwar sind diese beteutend kleiner, einer kaum hanfkorngross. Allein sowohl in Bezug auf Farbe und Consistenz, wie auch auf die Art, wie sie sich gegenüber dem anstossenden Muskelgewebe verhalten, stimmen sie mit jenem rechtseitigen durchaus überein. Sie sitzen ebenfalls nahe unter dem Endocard, ohne es jedoch bis zu solchem Grade wie R. vorzuwölben.

Beide Vorhöfe bieten nichts Abnormes dar, ebensowenig Endocard und Klappenapparat.

Vor der Eröffnung der Schädelhöhle deutet nichts auf eine dort anzutreffende Anomalie hin. Das Schädeldach ist kaum erweitert; die Knochensubstanz von mittlerer Dicke; Dura und Sinus von gewöhnlichem Aussehen.

Dagegen fällt am Gehirn sofort bei der Herausnahme auf, dass beide Hemisphären in annähernd gleichem Maasse der Sitz zahlreicher sclerotischer Herde sind, so wenig sonst die Localisation der einzelnen R. und L. einander entsprechen mag.

Was zunächst die r. Seite anlangt, so sieht man an der vorderen Fläche des Stirnlappens dicht neben der grossen Längsspalte 4—5 unförmliche Wülste sich über das Niveau der Umgebung erheben. Allem Anschein nach sind sie aus dem Zusammenfliessen mehrerer Gyri hervorgegangen. Dicht dahinter, theils lateral-, theil dorsalwärts hiervon ist die Hauptmasse der zweiten Stirnwindung bis zur Praecentral-Furche in einen ähnlichen Complex verhärteter Gyri umgewandelt, dessen grösster, annähernd frontal gerichteter Durchmesser 4,4 cm erreicht bei einer Tiefe von 2,8 cm. Während der Lobus parietalis blos 2, weit unerheblichere Herde umschliesst, stösst man im Lob. occipitalis und zwar in dessen 2. Windung wiederum auf eine ähnliche, 2 cm im Durchmesser haltende Gruppe von Windungen.

Kaum minder ausgeprägt, wenngleich nicht so dicht stehend sind die analogen Stellen, welche man bei der Blosslegung der medianen Fläche wahrnimt. Am reichlichsten trifft man sie wiederum am Lobus frontalis. Hier bilden sie mehrere selbständige Knoten, während sich die dem Lob. parietalis zugehörenden unmittelbar an die vorhin von dessen Oberfläche geschilderten anschliessen. Der Schläfenlappen endlich ist gleichfalls nicht verschont geblieben, obwohl nur mit gewissen Bezirken der zweiten und dritten Windung betheiligt.

Gegenüber einer so ansehnlichen Zahl grober Erkrankungs-Centren tritt die l. Hemisphäre allerdings insofern etwas zurück, als die einzelnen hier nicht den gewaltigen Umfang wie R. erreichen. Immerhin hat ein wulstiger Herd, den man dorsalwärts von dem vorderen Rande des Hinterhaupt-Lappens antrifft, eine Länge von 3, und eine Höhe von 2 cm.

Was zunächst den Lobus frontalis anlangt, so sind hier einmal an der Basis und dem anstossenden Bezirk der medianen Fläche einige, freilich kleinere Gyrusgruppen befallen; sodann aber begegnet man mehreren in der zweiten und dritten Windung, die sich stellenweise bis zum Sulcus präcentralis erstrecken. Ausser dem eingangs erwähnten sehr grossen Herde enthält der Lobus occipitalis noch einen kleineren an seiner spitz zulaufenden hinteren Kante. Was endlich den Schläfenlappen betrifft, so ist ein begrenzter Abschnitt der 2. Windung befallen und mehrere grössere der dritten.

Wie die beiden auf vorstehenden Blättern geschilderten Fälle lehren, handelt es sich um primäre Gewächse am Herzen, wie sie auch die Erfahrensten unter uns sich kaum rühmen können, anders als zu ganz vereinzelten Malen angetroffen zu haben: um Neubildungen ganz eigener Art, die sich aber unter einander so ähnlich sehen, dass schon eine kurze anatomisch-histologische Prüfung genügt, um zu erkennen, dass sie in diese besondere Gruppe einzureihen seien. Zugleich eröffnet sie uns einen Einblick — ich will durchaus nicht sagen in ihr Wesen, aber doch in ihre hauptsächlichen Eigenschaften.

Und zwar bekundet sich diese Uebereinstimmung nicht bloss in der Eigenthümlichkeit ihres Baues und der ganzen Art ihres Auftretens, sondern nicht minder in den allgemeinen Bedingungen, unter denen sie sich entwickeln. Sodann macht sie sich aber auch in gewissen Begleiterscheinungen geltend, die freilich von dem befallenen Organe, dem Herzen, so weit abliegen, dass sie in gar keinem Zusammenhange damit zu stehen scheinen. Letztere besitzen überdies mit dem Wesen des ganzen als primär betrachteten Vorganges so wenig Gemeinsames, dass man zunächst geneigt sein möchte, das Zusammentreffen beider als etwas lediglich Accidentelles aufzufassen.

Was den ersten Punkt, die histologische Zusammensetzung der fraglichen Tumoren, anlangt, so war schon den ersten Beobachtern, von Recklinghausen und Virchow, das Schwammige ihres Baues aufgefallen, welches sie bis zu einem gewissen Grade an das cavernöse Gefüge von Angiomen erinnerte. Bei näherer Untersuchung stellte sich allerdings heraus, dass das hier vorliegende Maschenwerk nicht, wie anderwärts gewöhnlich, durch kanal- oder sackartige Hohlräume hervorgebracht werde, die irgendwelcher sei es nun lymphatischer, sei es blutiger Flüssigkeit als Behälter oder Vehikel dienten. Vielmehr wird nur der Anschein einer solchen Textur hervorgerufen dadurch, dass die embryonalen Muskelzellen, welche den Hauptbestandtheil der Neubildung ausmachen, inmitten eigenartiger Fächer zu lagern pflegen, die den durch das Perimysium internum der Rumpfmuskeln gebildeten Maschenräumen entsprechen.

Was den zweiten Punkt, die Art des Auftretens, betrifft, so ist es charakteristisch, dass die so beschaffenen Herzgewächse immer zu mehreren angetroffen werden.

Im Gegensatze zu dem sonst so oft wahrzunehmenden Nebeneinander älterer und jüngerer Herde, welche demgemäss die mannigfachsten Stadien des Wachsthums erkennen lassen, zeichnen sich die in unseren beiden Fällen vorhandenen Herde, so vielfach sie auch sind, durch ungemeine Gleichartigkeit aus. Unwillkürlich empfängt man so den Eindruck, als ob den einzelnen bald grösseren bald kleineren Knoten annähernd die gleiche Lebensdauer zuzuschreiben sei.

Wenden wir uns nun zu den allgemeinen Bedingungen, unter

denen sie sich entwickeln, so besteht auch insofern eine weitgehende Uebereinstimmung, als beinahe sämmtliche Individuen, bei denen man solchen Gewächsen bisher begegnet ist, innerhalb der ersten Lebensjahre gestanden haben. Zu einem nicht unerheblichen Bruchtheile handelte es sich sogar direct um Neugeborene oder um Kinder, welche diese Periode noch nicht lange überschritten hatten. Mit diesen Erfahrungen steht die Thatsache lediglich im Einklange, dass auch die zwei von mir gemachten Beobachtungen ganz jugendliche Kinder betreffen: zählte doch das eine erst 7 Monate, das andere eben 3 Jahre.

Endlich verdient noch eine entferntere Beziehung jener Herzmyome hervorgehoben zu werden, die, bisher bloss in einzelnen wenigen Fällen zur Kenntniss gelangt, kaum flüchtig Beachtung gefunden hat. Ich meine das Zusammentreffen mit multiplen Eruptionen echter Sclerosis cerebri.

Die erste kurze Mittheilung, in welcher von Recklinghausen über jene räthselhaften Gewächse am Herzen eines Neugeborenen berichtet hat, erwähnt zwar das gleichzeitige Vorhandensein von Hirnsclerose, indess nur obenhin und ganz beiläufig. Demgemäss haben denn auch Diejenigen, welche nach ihm, allerdings in langen Zwischenräumen, ähnliche Herztumoren beschrieben, von seiner thatsächlichen Angabe nicht die geringste Notiz genommen. In gleicher Weise hat sich späterhin Cäsaris-Dehmel, der einzige Autor, welchem die erwähnte Combination viele Jahre danach abermals begegnet ist, darauf beschränkt, das kahle Factum zu verzeichnen. Nicht einmal einen schwachen Versuch hat er gemacht, jene trotz mancher inzwischen erlangter Aufklärung immer noch dunkelen Herzgewächse in inneren Zusammenhang zu bringen mit den gleichzeitig am Gehirn vorgefundenen Veränderungen. Die übrigen Autoren vollends lassen irgendwelche Bezugnahme darauf überhaupt vermissen.

Was nun meine eigenen Beobachtungen anbetrifft, so liegt die erste, in welcher mir das bezeichnete Nebeneinander sofort als eine höchst bemerkenswerthe Thatsache erschien, schon eine Reihe von Jahren zurück. So isolirt indess, wie sie mir für meinen damaligen Erfahrungskreis war, schien sie mir noch keine bestimmten Schlussfolgerungen zu erlauben, ehe sich nicht eine weitere bestätigend oder ergänzend hinzugesellen würde, wo die in Rede stehenden Myome des Herzens wiederum von einer solchen cerebralen Läsion begleitet wären. Ein neuer Fall der gleichen Tumoren im Myocard liess nun freilich geraume Zeit auf sich warten. Allein siehe da: auch bei ihm waren die Gewächse am Herzen, die abermals das typische Verhalten darboten, welches mein erster und sämmtliche anderweit bekannt gewordenen Fälle gezeigt hatten, mit ganz ähnlich disseminirter Sklerose beider Grosshirn-Hemisphären vergesellschaftet. Und zwar handelte es sich auch bei ihm nicht um die Form von Verdichtung und Schrumpfung der grauen Substanz, welche eine ganze Hemisphäre ergreift und allmählich vernichtet, während sie die andere durchaus frei lässt, sondern um jene Form, die gerade durch die Regellosigkeit ihrer Verbreitungsweise und das annähernd gleichmässige Befallensein beider Hemisphären gekennzeichnet ist.

Gestützt auf diese beiden Beobachtungen stehe ich heute nicht länger an, einen inneren Zusammenhang zwischen den am Herzen und den am Gehirn wahrgenommenen Erscheinungen zu behaupten. Freilich halte ich ihn keineswegs für so bedingungslos, dass beide etwa constant miteinander verbunden wären. Denn selbst wenn man annehmen wollte, dass in der allerdings ja noch spärlichen Casuistik der multiplen congenitalen Herztumoren ein oder das andere Mal der cerebrale Befund sei es übersehen, sei es mitzutheilen versäumt worden, so giebt es zweifellos doch auch sorgsam untersuchte und vollständig referirte Fälle genug, wo zwar die gleichen Gewächse am Herzen vorhanden gewesen sind, dessenungeachtet aber das Gehirn ganz normale Beschaffenheit gezeigt hat. Ebensowenig lässt sich umgekehrt bestreiten, dass es ausgesprochen disseminirte Hirnsklerosen giebt, ohne dass deshalb das Herz der Sitz irgendwelcher Neubildungen zu sein brauchte.

Allen Anzeichen nach haben wir es also mit einer Coïncidenz zu thun, die zwar keineswegs zufällig, sondern bis zu einem gewissen Grade wohlbegründet ist, die sich jedoch weder ausnahmslos geltend macht, noch in umgekehrtem Sinne zutrifft.

Fassen wir zum Schlusse die neu gewonnene Erkenntniss in wenigen Worten zusammen, so handelt es sich um eigenthümliche Gewächse des Herzens, die in der Regel, vielleicht immer, congenitaler Natur sind, die sich ferner durch einen ungemein typischen Bau und die nicht minder bestimmte Neigung zu multipler Eruption auszeichnen. Zugleich aber um Neubildungen, die zwar nicht regelmässig, aber doch so oft von multipler Sklerose der Grosshirn-Hemisphären begleitet werden, dass sich an einer inneren Beziehung zwischen beiden keinesfalls zweifeln lässt.

Weitere Untersuchungen, mit denen ich noch beschäftigt bin, sollen dazu dienen, die auf den ersten Blick befremdliche Frage einer Lösung näher zuführen, welcher Art diese seltsame Verknüpfung sei und durch welche Bindeglieder vermittelt sie sich anbahne.

Discussion.

Herr v. Recklinghausen (Strassburg): Die den Ganglienzellen ähnelnden grossen Körper innerhalb des Geschwulstgewebes scheinen modificirte Muskelfasern zu sein, wie sie in den angeborenen Myomen des Myocardiums gefunden werden und ich namentlich auch in einem Präparate, das H. Stilling beobachtete, jüngst noch gesehen habe.

Erklärung der Abbildungen auf Tafel X.

Fig. 1. Uebersichtsbild über eine Randpartie des Herztumors.

Fig. 2. Maschenwerk aus dessen Centrum mit den grossen spinnen- oder wurzelähnlich verzweigten Zellen.

XXXIII.

Herr Ernst-Zürich:

a) Isolirte Conglomerat-Tuberkel der Leber.

Zu den 6 Fällen, die in der Litteratur verzeichnet sind, zwei von Orth, 1 von Clement, 2 von Simmonds, 1 von Zehden, bin ich im Stande, 2 neue hinzuzufügen. Hinsichtlich ihrer Dimensionen überragen sie sogar die bisher bekannten. Der erste, welcher in verschiedenen Durchmessern 7—10 cm misst, also mindestens faustgross ist, schliesst unmittelbar an ein grosses Packet tuberkulöser Portaldrüsen an, sodass beide Antheile zu einer Geschwulst verschmelzen. Bekanntlich sind Orth's Fälle, wie ich glaube mit

Unrecht, angezweifelt worden, der erstere von Zehden und von Birch-Hirschfeld als Gumma, der zweite von Zehden als Carcinom gedeutet. Unsere Diagnose der tuberkulösen Natur des Knotens stützt sich auf den Befund tuberkulöser Veränderungen der Mennigen, der Lunge, des Darms, der mesenterialen, epigastrischen portalen und bronchialen Drüsen; ferner auf Langhanssche Riesenzellen, die neuerdings von Baumgarten in ihrem diagnostischen Werth für Tuberkulose gegenüber Syphilis wieder höher angeschlagen werden. Der Bacillennachweis glückte in diesem Falle nicht, möglicherweise wie in dem von Zehden wegen der Einwirkung des Formalin.

Im 2. Falle dagegen, von 5—7 cm Durchmesser, gelang der Bacillennachweis, weil er. sofort am frischen Präparat vor der Formalinbehandlung versucht wurde. Der Knoten lag in diesem Falle in der Kuppe der Leber unter dem Zwerchfell und war central erweicht zu einer Höhle. Verwachsungen zwischen Lunge, Zwerchfell und Leber liessen die Frage aufwerfen, ob die Infection vielleicht von der Lunge direkt die Leber erreicht haben könne.

Damit wären der Litteratur ein 7. und 8. Fall oder nach Abzug des von Zehden beschriebenen, der mit vielen erbsgrossen, aber ohne einen ganz grossen Knoten streng genommen nicht recht hierher gehört, ein 6. und 7. Fall gewonnen.

(Ausführliche Beschreibung mit photographischen Tafeln in der Züricher Dissertation von Ernst Sigg.)

XXXIV.

Derselbe:

b) Verbreitung des Carcinoms in Lymphbahnen der Nerven.

Die Neigung des Krebsgewebes, in Lymphbahnen sich zu verbreiten, ist allbekannt. Die frühe Betheiligung der regionären Lymphknoten, Krebszellenstränge in peribronchialen und perivasculären Lymphbahnen, die Lymphangoitis carcinomatosa pleurae sind geläufige Beispiele. Die sogenannten plexiformen Carcinome werden heute so aufgefasst, dass sie in die Lymphspalten eingebrochen, sich dort verbreiten und daher ihren geflechtartigen Charakter bekommen. Verhältnissmässig wenig sind aber die Lymphbahnen der Nerven in ihrer Bedeutung für die Weiterverbreitung krebsiger Zellen beachtet worden. Gelegentliche Andeutungen finden wir bei Klebs, der ein Carcinoma conjunctivae in die Scheiden des Orbitalnerven eindringen, bei Thoma, der ein Unterlippencarcinom entlang den Unterkiefernerven sich fortpflanzen, und ein Uteruscarcinom im Grenzstrang sich verbreiten, und bei Pillet, der das Recidiv eines Mammacarcinoms von der Achselhöhle aus in den Nervus medianus einbrechen sah.

Etwas einlässlicher wurde das Verhalten des Krebses den Nerven gegenüber an folgenden Fällen untersucht:

1. An einem Oesophaguscarcinom, das in dem Nervus recurrens Verbreitung fand. Das Beispiel ist auch von praktischer Wichtigkeit, da nicht zu selten Stimmbandlähmung mit Aphonie zeitlich das erste Symptom eines Speiseröhrenkrebses ist und den Schlingbeschwerden vorausgeht.

2. An einem Carcinoma recti mit carcinomatöser Infiltration der Nervenscheiden.

3. An einem Recidiv eines Uteruscarcinom, das den Plexus sacralis angegriffen hatte.

4. An einer Struma carcinomatosa mit Einwucherung in den Nervus vagus.

5. An einem Pancreascarcinom mit Betheiligung der Nerven.

Als wichtigste Veränderung fand sich Verdickung des Perineurium, dessen Lymphspalten klaffende Lichtungen erhielten, wodurch die blättrig lamelläre Structur desselben stärker hervortrat. Die klaffenden Lichtungen aber sind ausgelegt mit regelmässigen Säumen epithelialer Krebszellen, so dass die mit Epithel flankirten Lücken fast an Drüsenschläuche erinnern; wenigstens auf Schnitten, denn räumlich hat man sich dieselben nicht als Schläuche, sondern als flächenhaft ausgedehnte Spalten zwischen concentrischen Lamellen vorzustellen. Wie Drüsenzellen- und namentlich Cylinderzellencarcinome zuweilen in Lymphdrüsen oder Metastasen noch Drüsenschläuche mit Lichtung und kranzförmigem Wandbelag bilden, so halten die Zellmassen auch hier mit grosser Zähigkeit das Vermögen der Epithelformationen, Ueberzüge zu bilden, fest, und verrathen so einen hohen Grad von Selbstdifferencirung mit Anpassung an vorhandene räumliche Verhältnisse.

Wo neben einander intakte und carcinomatöse Spalten sich fanden, da konnte ab und zu an ersteren ein Endothelbelag erkannt werden und man gewann eher den Eindruck, dass diese Wandzellen bei den letzteren, den carcinomatösen Spalten, verdrängt werden und schwinden, gegenüber früheren Anschauungen von einer activen Betheiligung derselben im Sinne einer Art Contactinfection (R. Maier, C. O. Weber und noch Klebs). Zum zwingenden Beweis indessen konnten die Bilder nicht verwendet werden.

Das Epineurium zeigte analoge Verhältnisse, gegenüber dem Perineurium höchstens mit dem geringfügigen Unterschied, dass jene Spalten mit epithelialem, das heisst krebsigem Wandbelag nicht gar so parallel regelmässig und concentrisch, sondern unregelmätsiger angeordnet waren, auch im Allgemeinen nicht so deutliche Lichtungen besassen wie die perineuralen.

Auch das Endoneurium war nicht verschont. Und da war von Interesse, dass durchaus nicht etwa das Perineurium und Epineurium vorher schon krebsig verändert sein mussten, ehe das Endoneurium dran kam, sondern gerade im ersten Fall fanden sich reichlichere epitheliale Nester und Schläuche innerhalb der secundären Nervenfaserbündel. Im 3. Fall aber nahm auch die endoneurale Wucherung des Krebses ungefähr dieselbe Ausdehnung an, wie die perineurale. So entstanden mit Krebsepithel flächenhaft ausgekleidete Spalten, oft in radiärer Richtung mit einander zusammenhängend, die das secundäre Nervenfaserbündel völlig zerklüfteten, in 2—3, einmal sogar in 7 verschiedene Bündel, gewissermassen tertiäre Nervenfaserbündel spalteten. Diese abgespalteten Bündel erhielten dann vieleckige Form oder bildeten runde, in sich geschlossene Kabel von Fasern.

Der Beweis, dass es sich wirklich um Lymphbahnen handle, deren sich der Krebs hier zu seiner Weiterverbreitung bedient, stützt sich auf die nicht zu verkennende Aehnlichkeit dieser Bilder mit Ranvier's Ergebnissen der Silbergelatine-Injection in die Nerven. Reihen von Platten und Lamellen des Perineurium wurden dabei durch schwarze Linien getrennt, weil die Leimmasse in die Lymphspalten zwischen die einzelnen schaligen Lamellen der concentrischen Schicht (= Perineurium) eingedrungen war. Dadurch, dass die Spalten ausgeweitet wurden, erschienen sie auch deutlicher. Die Räume zwischen den Lamellen waren mit einer Endothelschicht bekleidet, was besonders anf Querschnitten eruirt wurde. Einstichinjection von Berlinerblau in den Ischiadicus vermochte die Farbe bis in die Lumbaldrüsen zu treiben.

Ist dadurch die Ansicht, dass der Krebs im Nerven die Lymphbahn aufsuche, befestigt, so darf man umgekehrt das Studium der Krebsbahnen verwenden zur Kenntniss der Lymphvertheilung im Nerven, etwa so es wie Ludwig Vogel, von Recklinghausen's Schüler, für Leber und Niere bei retrograder lymphatischer Verbreitung von Tumoren versucht hat. Es ist eine solche anschauliche Demonstration um so erwünschter. als wir über Nervenlymphbahnen nicht allzuviel wissen. Sappey lässt uns im Stich, und ausser Ranvier geben nur noch Axel Key und Retzius Auskunft. Ein gewisser Widerspruch zwischen Ranvier's Injections-Ergebnissen und unseren Befunden ist etwa darin zu sehen, das nach R. kein Zusammenhang zwischen epineuralen und endoneuralen Bahnen sich nachweisen liess, während in unseren Fällen Epi-, Peri-, Endoneurium in gleicher Weise vom Carcinom angegriffen waren, freilich nur ein scheinbarer Widerspruch, da Krebs nicht wie Injectionsmasse auf offene Bahnen angewiesen ist und natürliche Grenzen respectirt, sondern wohl von den einen Spalten in die andern durchwachsen kann.

Reihen von Schnitten, die alternirend mit Kernfärbungen und nach Weigert's Methode behandelt waren, lehrten, dass der Nerv unter der Krebsinvasion leidet. Wo Carcinom eindrang, schwand das Mark. Schmerzen, trophische Störungen, Lähmungen, in solchen Fällen da und dort beobachtet, dürfen vielleicht darauf bezogen werden.

Die Untersuchung zeigt aufs Neue, wie das Verständniss normaler anatomischer Verhältnisse durch die Beobachtung des pathologischen oft gefördert wird, da viele Structuren dabei nicht zerstört und verwischt, sondern im Gegentheil verdeutlicht werden. Die pathologische Histologie hat oft den Werth einer anatomischen Methode. (Ausführlich und mit Tafeln versehen in der Züricher Dissertation des Frl. R. Gurewitsch.)

XXXV.

Derselbe:

c) Isolirte Verkalkung der membrana elastica der Arterien.

Mag man vielleicht auch allgemein als selbstverständlich annehmen, dass die elastische Innenhaut der Arterien im Leben glatt verlaufe und erst im Tode durch Wegfall des Blutdrucks und Contraction der musculösen nnd elastischen Arterienwand jene gekräuselte und geschlängelte Gestalt auf dem Durchschnitt annehme, die wir in allen Präparaten und bildlichen Darstellungen zu sehen gewohnt sind, so ist ein directer Beweis und eine anschauliche Demonstration dieser Thatsache doch vielleicht nicht so ganz überflüssig, denn wir beweisen ja oft hinterher, was wir schon lange stillschweigend annahmen.

In einem Falle, der nach unseren bisherigen Erfahrungen gar nicht häufig zu sein scheint, war die elastische Haut ganz isolirt verkalkt, was sich an der eigenartigen Reaction auf Hämatoxylin und Hämatein zeigte. Wo die elastica doppelt war, da hatte der Kalk die äussere Lamelle ergriffen. Diese Veränderung fand sich nur streckenweise, mit Unterbrüchen. Genau so weit als die Elastica verkalkt war, hatte sie schnurgeraden Verlauf und haarscharf ging sie an beiden Seiten über in nicht verkalkte und darum gekräuselte und geschlängelte Linien. Das ist doch nur so zu erklären, dass jene verkalkten Abschnitte in der gestreckten Lage und Gestalt die Kalksalze aufgenommen haben und dadurch versteift und erstarrt, ihre damalige Form beibehalten haben, während die elastisch und weich gebliebenen, geschmeidigen Strecken der postmortalen Contraction und Verengerung folgend, die faltige krause Beschaffenkeit erhielten. Dass aber auch die verkalkten Stücke unter dem Einfluss der Contraction standen, zeigen stellenweis zerknitterte, zerbröckelte, eingeknickte Partien, die nach dem Aussehen der Bruchstücke einen spröden brüchigen, glasartigen Stoff verrathen. Winklige scharfe Knickung und Zickzacklinien im Gegensatz zur abgerundeten Schlängelung. Die Richtigkeit dieser Deutung wird dadurch bestätigt, dass unter starkem Druck mit

Formalin gefüllte kindliche Arterien, die nachher zur Verminderung der Schrumpfung und Retraction ganz langsam in steigendem Alkohol und Celloidin eingelegt, oder ohne solche Vorbereitung nach Gefrierenlassen geschnitten wurden, ebensolche gerade gestreckte Elastica zeigten. Zum Ueberfluss — wenn man so will — kann also der gestreckte Verlauf der Elastica demonstrirt werden.

(Die ausführliche Mittheilung geschieht nebst andern Arterienbefunden durch J. Matusewicz in Zieglers Beiträgen Band XXXI).

XXXVI.

Derselbe:

d) Verschiedene Arten der Knochenresorption durch Metastasen maligner Geschwülste.

Speciell am Schädel wurde der Knochenschwund untersucht bei Metastasen folgender primärer Geschwülste: Papillärer Plattenepithelkrebs des Bronchus, Schilddrüsensarkom, Oesophaguscarcinom, Sarcom der Mediastinaldrüsen, Cylinderzellencarcinom des Bronchus, Es wurden 3 verschiedene Arten festgestellt: 1. lacunäre Erosion mit Howshipschen Lakunen und Osteoklasten darin, 2. Fehlen von Riesenzellen, aber doch gelegentliches Vorkommen von Lakunen, in welche Geschwulstzellen vordrangen und gleichsam die Stelle von Osteoklasten versahen; 3. lamelläre Abspaltung, also in einem gewissen Sinne glatte Resorption, da dabei Lakunen fehlen. Die abgespaltenen Lamellen zerbröckeln zu structurlosen Schollen und endlich zu Knochensand. Dieser Modus ist bisher nicht beachtet worden, er gehört weder zur lacunären noch zur sogenannten glatten Resorption Busch's. Statt Busch's Unterscheidung in lacunäre und glatte Resorption, die deshalb nicht ganz glücklich ist, weil die Resorptionsfläche selten wirklich glatt ist, wird vorgeschlagen, an der Eintheilung v. Rustizky's in Resorption mit Riesenzellen und ohne solche festzuhalten. v. Rustizky hatte aber alle malignen Tumoren in die erste Kategorie verwiesen, was wir nicht bestätigen konnten, denn — mag das nun bei dem allerdings etwas spärlichen Material Zufall sein oder sich späterhin noch weiter stützen lassen — die ausgesprochenen

Carcinome bewerkstelligen die Resorption mittelst Riesenzellen im Sinne der Osteoklasten Koellikers, die charakteristischen Sarkome dagegen ohne solche. Es scheinen also Sarcomzellen an sich knochenresorbirende Eigenschaften zu besitzen, während Carcinomzellen fremder Hülfe bedürfen. Es würde dies Verhalten dem verschiedenen Grade der Verwandtschaft der betreffenden Zellgattungen mit dem Knochengewebe wohl entsprechen. Die erwähnte lamelläre Abspaltung wurde beim Sarkom gefunden (also auch ein Modus ohne Riesenzellen). Bei der vielumstrittenen Bedeutung der Osteoklasten (vergl. Koelliker, Ziegler, Wegner, Pommer, Strelzoff) und mit Rücksicht auf das noch zu spärliche Untersuchungsmaterial wird der Befund mit Vorsicht zu deuten sein.

(Ausführliches in der Züricher Dissertation des Herrn Willy von Muralt).

XXXVII.

Herr Schmorl-Dresden:

Zur Kenntniss der Harnconcremente.

Mit 2 Figuren auf einer Beilage.

Durch die grundlegende Arbeit Ebstein's ist die Lehre von der Morphologie der Harnsteine zu einem Abschluss gebracht worden. Ebstein hat überzeugend nachgewiesen, dass die Harnsteine sich aus einem organischen Gerüst aufbauen, in welches die eigentlichen Steinbildner eingelagert sind. Er ist der Ansicht, dass das organische Gerüst, das Product eines Katarrhs der Harnwege ist; wodurch dieser Katarrh hervorgerufen wird, ist noch nicht festgestellt. Für die Annahme, dass Mikroorganismen die Ursache seien, hat Ebstein, abgesehen von den Phosphatsteinen, die sich ja nicht selten im Anschluss an bakterielle Entzündungen der ableitenden Harnwege entwickeln, keine Anhaltspunkte bei seinen Untersuchungen gefunden. Es dürfte daher vielleicht nicht ohne Interesse sein. wenn ich über zwei Beobachtungen berichte, welche lehren, dass Concremente in den ableitenden Harnwegen vorkommen, welche fast ausschliesslich aus Bakterien bestehen.

Zu Seite 243.

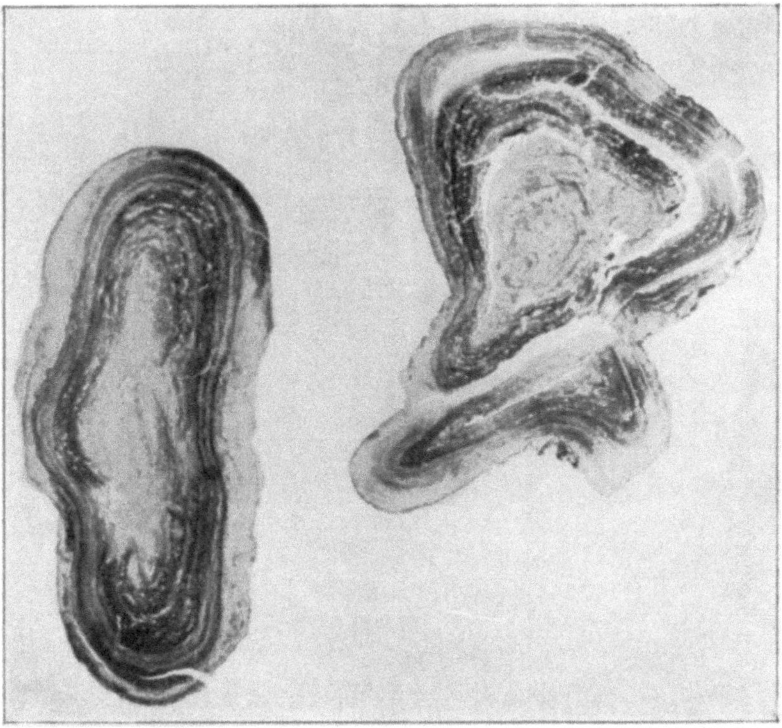

Die erste derartige Beobachtung machte ich als Nebenbefund bei der Section einer 58jährigen Frau, welche an einer durch den Aspergillus fumigatus verursachten Schimmelmykose der Lungen verstorben war. Im rechten Nierenbecken, welches eine beträchtliche Erweiterung aufwies, fanden sich etwa 60 Concremente, von denen ich Ihnen noch einen grossen Theil demonstriren kann. Es sind stecknadelkopf- bis kirschgrosse Gebilde von graugelblicher Farbe mit deutlicher Facettirung und einem eigenthümlichen matten, fettigen Glanz an der Oberfläche. Bei flüchtiger Betrachtung glaubte ich zunächst, dass Uratsteine vorliegen möchten, bei näherem Zusehen aber erwies sich diese Annahme als nicht zutreffend, da die Steine von weicher, wachsartiger Consistenz waren. Die weitere Vermuthung ging dahin, dass Cystinsteine vorliegen möchten, welche ja gerade dadurch ausgezeichnet sind, dass sie leicht zerdrückbar sind. Allein auch diese Vermuthung war falsch, wie die mikroskopische und chemische Untersuchung ergab. Denn es liess sich kein Cystin nachweisen. Es zeigte sich vielmehr, dass die kleinsten Concremente, die zunächst frisch zur mikroskopischen Untersuchung verwendet wurden, fast ausschliesslich aus kleinsten Stäbchenbakterien bestanden, die in ein aus feinen Fasern bestehendes Gerüst eingebettet waren. Es wurden nun Culturen angelegt; dabei zeigte sich, dass die Stäbchen der Gruppe des Bacterium coli angehörten, mit dem sie in ihrem culturellen, morphologischen und sonstigen biologischen Verhalten übereinstimmten. Einen genaueren Einblick in die Struktur dieser eigenthümlichen Gebilde erhielt man erst an Schnitten, die von mehreren grösseren und kleineren in Paraffin eingebetteten Concrementen angefertigt wurden. Es zeigte sich zunächst, dass, wie Sie das an diesen bei schwacher Vergrösserung aufgenommenen Photogrammen [1]) sehen, die Steine eine deutliche concentrische Schichtung erkennen lassen, und dass, was allerdings an den Bildern nicht so scharf hervortritt, die am meisten peripher gelegene Schicht sich mit kernfärbenden Farbstoffen sehr intensiv färbte, während die central gelegenen Schichten nur hier und da intensiv gefärbte Stellen erkennen lassen, während der grösste Theil nur schwach bez. ganz ungefärbt ist bez. sich mit diffus färbenden Farbstoffen intensiv tingirt. Die Schichtung ist

---

[1]) Nach einem mit Hämatoxylin und Eosin gefärbten Präparat. Fein Aporhw. 16 mm ohne Ocular.

bedingt durch mehr oder minder dicke, starr aussehende Lamellen, welche zwiebelschalenartig übereinander liegen, diese Lamellen geben weder Fibrin- noch Schleimreaction; sie bestehen aus einem eiweisshaltigen Material. An manchen Concrementen findet sich im Centrum ein Hohlraum, der theils leer, theils mit feinkörnigem Material erfüllt ist. Die am meisten peripher gelegene Zone, die, wie erwähnt, sich mit kernfärbenden Anilinfarben sehr intensiv färbt, setzt sich aus sehr dicht liegenden, ziemlich grossen, plumpen Bakterien zusammen, die der Gram'schen Färbung nicht zugängig sind; dieselben liegen theils isolirt, theils finden sich etwas längere Fäden, an denen die Zusammensetzung aus einzelnen Bacillen meist deutlich erkennbar ist. Die Hauptmasse der Bakterien ist radiär angeordnet, doch werden auch regellos liegende Bacillen nicht vermisst. Die Bakterienschicht wird nach der Oberfläche zu noch von einer dünnen homogenen Lage überzogen, welche sich mit Eosin intensiv färbt und ganz vereinzelte Bakterien einschliesst. Nach der centralen Schicht zu ist die Bakterienlage nicht ganz scharf abgegrenzt, sondern sie geht ganz allmählich in die ungefärbten Partien über, so zwar, dass viele Bakterien nur wenig intensiv, andere gar nicht gefärbt erscheinen. Bei Doppelfärbungen mit Methylenblau und Eosin erkennt man, dass die mehr central gelegenen Bakterien sich blass mit Eosin gefärbt haben, und es ist an solchen Präparaten weiterhin ersichtlich, dass auch zwischen den central gelegenen, zwiebelschalenartig geschichteten Lamellen ausserordentlich zahlreiche, dichtgedrängte, mit Eosin blassrosa gefärbte Bacillen vorhanden sind, welche man wohl wegen ihres färberischen Verhaltens als abgestorben ansehen kann; neben den abgestorbenen Bacillen stösst man hier und da auch in den centralen Partien auf kleine unregelmässig umgrenzte Häufchen von blaugefärbten (lebenden) Bakterien.

An einigen und zwar besonders etwas grösseren Concrementen ist nicht eine einfache concentrische Schichtung vorhanden, sondern man bemerkt in den centralen Theilen mehrere nebeneinander liegende kleinere, concentrisch geschichtete Körper, die von einer gemeinsamen Schale umhüllt werden, ein Bau, der ja auch bei Phosphat- und Oxalatsteinen bekannt ist. Zellige Bestandtheile liessen sich nur sehr spärlich in den periphersten Schichten nachweisen, sie liegen theils zwischen den dicht stehenden Bakterien, theils in der die periphere Bakterienschicht überziehenden oberflächlichen homogenen Lamelle und waren ihrer Form nach als Leucocyten anzusprechen.

An keinem der in grösserer Zahl untersuchten Concremente war eine Incrustation mit Kalksalzen oder mit den sonst im Harn vorkommenden anorganischen oder organischen Salzen nachzuweisen, es erscheint dies um so auffälliger, als im Nierenparenchym, welches die für eine hydronephrotische Schrumpfung mässigen Grades charakteristischen Veränderungen aufwies, sich hier und da Verkalkungsherde fanden. An der Schleimhaut des Nierenbeckens war das Epithel grösstentheils wohl in Folge postmortaler Vorgänge abgestossen, es fand sich nur noch hier und da, liess aber keine Veränderungen erkennen. Im subepithelialen Bindegewebe fanden sich, abgesehen von einer mässigen Hyperämie, ganz vereinzelten Rundzelleninfiltrate. Ureter und Harnblase waren vollkommen intakt.

Es handelt sich demnach um Nierenbeckenconcremente, welche im wesentlichen aus theils noch lebenden, theils abgestorbenen Bakterien bestanden, welch' letztere in ein concentrisch angeordnetes Gerüst von eiweisshaltigem Material eingeschlossen waren, und die, wie aus der peripher gelegenen Schicht noch lebender Bakterien hervorgeht, noch im Wachsthum begriffen waren. Ein Anhaltspunkt für die Genese derselben liess sich aus der mikroskopischen Untersuchung nicht gewinnen. Auch die Anamnese und klinische Beobachtung, die sich nur auf wenige Tage beschränkte, giebt keine Fingerzeige in dieser Richtung, insbesondere ist nicht zu eruiren gewesen, ob die Trägerin der Concremente früher an einer Cystitis oder Pyelitis gelitten hat, oder ob die beschriebenen Concremente mit dem Harn entleert worden sind.

Am wahrscheinlichsten ist es mir, dass sie auf dem Boden einer früher bestandenen bakteriellen Entzündung des Nierenbeckens sich entwickelt haben und zwar schliesse ich dies aus einer Beobachtung, bei der sich genau dieselben Concremente fanden, bei der sich aber die Entwickelung derselben genau verfolgen liess.

Die Beobachtung betrifft eine 81 jährige Frau, welche am 4. Mai 1901 bei vollem Wohlsein plötzlich an einer profusen Blasenblutung erkrankte, an die sich eine leichte Cystitis anschloss. Ueber Schmerzen wurde nicht geklagt. Der Urin ist trüb, besonders am Morgen, während er sich in den Abendstunden aufhellt. Die Blutung hört allmählich auf, doch klagte Patientin später über

Schmerzen in der rechten Inguinalgegend, ein Tumor ist nicht zu finden. Im Urin fanden sich die später noch genau zu beschreibenden Körnchen und Concremente, am 10. Juli ging ein bohnengrosses Concrement unter heftigen Schmerzen ab. † am 14. Juli an senilem Marasmus.

Der erste mir zugesandte Urin zeigte eine stark saure Reaktion, die auch bei späteren Untersuchungen constant nachzuweisen war, er war getrübt, von blutig rother Farbe und enthielt im Sediment mässig zahlreiche feine punkt- bis mehr hirsekorngrosse, weiss- bis gelbweiss gefärbte Körnchen, die in mir den Verdacht erweckten, dass eine Aktinomykose vorliegen möchte. Bei der mikroskopischen Untersuchung fanden sich sehr reichliche, gut erhaltene rothe und weisse Blutkörperchen, desquamirte Blasenepithelien, aber keine Geschwulstbröckel oder Bestandtheile, welche auf eine Erkrankung der Nieren hindeuteten. Die erwähnten weissen bez. gelbweiss gefärbten Körnchen erwiesen sich als Bakterienhaufen, welche an ihrer Peripherie von einem schmalen, durchscheinenden, etwas glänzenden homogenen Saum umgeben wurden. Kolbenbildung, wie sie für Aktiomykose charakteristisch ist, war nicht zu erkennen, wohl aber liess sich eine radiäre Anordnung der central gelegenen Mikroorganismen nachweisen, besonders an Präparaten, bei denen solche Körnchen vorsichtig zerdrückt worden waren. Im Ausstrichpräparat waren die Körnchen vollständig zerstört, es fanden sich nur äusserst zahlreiche, mässig grosse plumpe Bacillen, die hier und da zu zweien und dreien zusammen lagen und kurze Fäden vortäuschten. Um einen möglichst genauen Einblick in die Struktur der Körnchen zu gewinnen, wurden dieselben auf der Centrifuge gesammelt, in Formalin bez. in Sublimat fixirt und nach Einbettung in Paraffin in Schnitte zerlegt. An mit Methylenblau und Eosin gefärbten Präparaten zeigten die Bakterienhaufen bei schwacher Vergrösserung eine Struktur, welche mit der des Micrococcus ascoformans die grösste Aehnlichkeit darbot. Ein central gelegener tiefblau gefärbter Herd wurde von einem hellroth gefärbten, homogenen Saum umgeben, an dem sich peripherwärts ein aus dichtgelagerten Zellen bestehender Mantel anschloss. Andere etwas grössere Bakterienhaufen zeigten ein rosettenförmiges Aussehen mit roth gefärbter Peripherie, andere wieder eine kokardenartige Struktur, so zwar, dass im Centrum ein rothgefärbter Fleck vorhanden war, der von einem tiefblau gefärbten Bakterienkranz umgeben wurde, welch' letzterer wieder von einem schmalen rothen Hof umsäumt wurde. Die blaugefärbten Theile setzten sich aus dicht gelagerten, meist radiär gestellten Bacillen zusammen, die in Folge der Härtung etwas kleiner erschienen als im frischen Ausstrichpäparat. Der periphere Hof bestand aus homogenen Massen, während das Centrum bei den kokardenartigen Herden sich aus roth gefärbten Bacillen, die mitunter noch feine blaue Körnchen enthielten, sich aufbauten, also en miniature dasselbe Aussehen zeigten, wie es bei der ersten Beobachtung die grösseren Concremente erkennen liessen.

Kulturversuche von steril aufgefangenem Urin, in dem die Körnchen mit sterilem destillirtem Wasser ausgewaschen und zerdrückt wurden, ergab, dass es sich auch hier um einen zur Coligruppe gehörigen Mikroorganismus handelte.

In einer fünf Tage später übergebenen Urinprobe fanden sich nur noch spärliche gelbweisse Körnchen, dagegen mässig zahlreiche gelbweiss bis braun aussehende hirsekorn- bis stecknadelkopfgrosse, runde Gebilde mit glatter Oberfläche und von mässig fester Consistenz, von denen ich Ihnen hier noch einige vorzeigen kann. Bei später übergebenen Urinproben verschwanden die kleinsten Körnchen völlig, dagegen traten jetzt grössere bis pfefferkorngrosse, braungelbe, zerdrückbare Concremente auf, welche meist kugelrund waren; sub finem vitae verschwanden auch diese[1]). Leider war eine Sektion nicht möglich.

Bei der miskroskopischen Untersuchung der grössten Concremente ergab sich genau derselbe Befund, wie ich ihn bei dem ersten Fall geschildert habe: ein concentrisch, zwiebelschalenartig geschichtetes Gerüst, in dessen centralen Theilen grösstentheils abgestorbene Bacillen lagen, während in der Peripherie eine mässig breite Schicht von noch gut färbbaren Bacillen vorhanden war, die auch hier oberflächlich von einer homogenen bacillenfreien Schicht überzogen wurden.

Von den nur aus Bakterien bestehenden kleinen Körnchen bis zu den pfefferkorngrossen Concrementen liessen sich in diesem Falle alle Uebergänge nachweisen.

---

[1]) Wie ich nachträglich von dem behandelnden Arzt erfahren habe, besass das kurz vor dem Tode abgegangene bohnengrosse Concrement eine feste, aus Uraten bestehende Schale. Leider ist mir dasselbe nicht zur Untersuchung übergeben worden.

Wir haben uns demnach die Genese der hier unter Einfluss einer bakteriellen Cystitis entstandenen Concremente in der Weise vorzustellen, dass zunächst ein Bakterienhaufen vorhanden ist, der sich durch oberflächliches Wachsthum vergrössert, dabei gelangen die central gelegenen Bakterien unter ungünstige Ernährungsbedingungen und sterben allmählig ab.

Ueber den Ursprung der eiweisshaltigen, das concentrisch geschichtete Gerüst bildenden Lamellen vermag ich Sicheres nicht auszusagen; ob dasselbe als Ausscheidungsprodukt der Bakterien anzusehen ist, ob es aus absterbenden Zellen hervorgeht, welche in der homogenen periphersten Schicht mitunter eingelagert sind, oder ob es von der Schleimhaut der Harnwege geliefert wird, muss ich dahin gestellt sein lassen, ich halte es für möglich, dass sämmtliche erwähnte Faktoren daran betheiligt sind, möchte aber mit Rücksicht darauf, dass Bakterien in ihrem eigenen Ausscheidungsprodukte gewöhnlich nicht zu gedeihen vermögen und im Hinblick darauf, dass wir in der peripherst gelegenen homogenen Schicht die jüngst gebildete Lamelle des Gerüstes zu suchen haben, mehr der Anschauung zuneigen, dass den beiden letzterwähnten Faktoren der Hauptantheil an der Bildung des Gerüstes zukommt. Warum es in diesen beiden Fällen zur Bildung so eigenthümlicher Bakterienconcremente gekommen ist, vermag ich nicht zu sagen. Bei andern Fällen von Cystitis und Pyelitis, welche durch Bacillen der Coligruppe hervorgerufen werden, scheinen dieselben, soviel ich aus der Litteratur ersehen habe, bisher noch nicht beobachtet zu sein. Auch Ebstein, wohl einem der besten Kenner der Harnconcremente, ist nichts über das Vorkommen derselben, wie ich einer brieflichen Mittheilung entnehme, bekannt. Ebstein wies in dieser Mittheilung auf die in seiner Monographie erwähnten Faserstoffsteine hin, wie sie von Astley-Cooper, Brodie, Englisch, Helter, Hodgin, Prout und Willis beschrieben sind, dieselben zeigen in ihrem äusseren Verhalten entschieden grosse Aehnlichkeit mit den in Rede stehenden Concrementen. Da die Mittheilungen über Faserstoffsteine aus einer Zeit stammen, wo noch wenig über das Vorkommen von Bakterien im menschlichen Körper bekannt war, so wäre es nicht unmöglich, dass es sich vielleicht bei dem einen oder dem andern der Faserstoffsteine um ähnliche Concremente gehandelt hat, wie ich sie im Vorstehenden beschrieben habe. Bei den zu jener Zeit zur Verfügung stehenden optischen Hilfsmitteln konnten die kleinen Stäbchenbakterien sehr wohl der Beobachtung entgehen, das allein sichtbare Gerüst wurde von dem Beobachter als Faserstoff angesehen. Es ist das eine Vermuthung, die ich nicht zu begründen vermag, zumal mir die betreffenden Originalhandlungen nicht zugängig waren.

Am Schlusse möchte ich noch erwähnen, dass ich, angeregt durch den Befund abgestorbener Bakterien im Centrum der in Rede stehenden Concremente auch im organischen Gerüst von Urat-, Oxalat- und Phosphatsteinen nach solchen gesucht habe. Wenn nun auch meine diesbezüglichen Untersuchungen in der erwähnten Richtung negativ ausgefallen sind, so haben sie doch in anderer Hinsicht einige erwähnenswerthe Punkte bezüglich der Uratconcremente zu Tage gefördert. Ebstein hat sich bei der Darstellung des organischen Gerüst's der Uratsteine einer Lithioncarbonatlösung später anstatt dieses stark quellenden Lösungsmittels der Harnsäure einer Boraxlösung bedient, welche er in der Wärme auf die Concremente einwirken liess. Ich habe, ausgehend von der Thatsache, dass Harnsäure und ihre Salze von Formalin gelöst werden, was man recht schön beim Harnsäureinfarkt der Neugeborenen und mitunter auch bei gichtischen Ablagerungen beobachten kann, zur Darstellung des organischen Gerüst's der Uratconcremente das reine Formalin anzuwenden versucht und habe damit, wenn ich dasselbe in der Wärme bei 37° auf die Steine einwirken liess. ein durchaus befriedigendes Ergebniss gehabt; handelte es sich um Steine, welche ausser Uraten noch einen anderen Steinbildner (Oxalsaurer Kalk, Phosphorsaurer Kalk etc.) enthielten, so setzte ich dem Formalin Salpetersäure in geringer Menge zu und bin auch hier zu einem befriedigenden Resultat gekommen. Das auf diese Weise dargestellte organische Gerüst ist fast garnicht gequollen und ist in Folge der Formalinbehandlung ausgezeichnet conservirt. Im Gerüst der Uratsteine, welches ich in Paraffin einbettete, ist es mir bei einer grösseren Anzahl von Concrementen gelungen, mehr oder minder reichliche leidlich gut erhaltene zellige Bestandtheile nachzuweisen, die ihrem morphologischen Verhalten nach theils als Leukocyten, theils als Epithelien anzusprechen waren. Ebstein ist der Nachweis, dass zellige Elemente sich am Aufbau der Urate betheiligen, nicht gelungen, was wohl auf die von ihm angewandte Technik zurückzuführen sein dürfte. Uebrigens lassen sich die Zellen nur in feucht aufbewahrten Concrementen gut nachweisen.

In getrockneten Uratsteinen habe ich mehrfach vergebens darnach gesucht. Durch den Nachweis zelliger Bestandtheile in Uratsteinen erhält die Ebstein'sche Ansicht, dass bei der Genese der Harnsteine ein epithelialer Katarrh der Harnwege eine wesentliche Rolle spielt, eine weitere Stütze.

Diskussion.

Herr Eug. Fraenkel. Herrn Schmorl's experimentelle Beobachtungen über die Einwirkung starker Formalinlösungen auf Urate habe ich in unliebsamer Weise bei Sammlungspräparaten gemacht. Uratsteine in Harnblasen, welche in Kayserling'scher Lösung conservirt waren, wurden nach einiger Frist ganz weich. Derartige Präparate dürfen also nicht in Kayserling'scher Lösung aufbewahrt werden.

Bezüglich der im Eiter vorhandenen, vielfach als für Actinomycose charakteristisch gehaltenen gelben Körnchen muss jedenfalls immer die mikroskopische Controle vorgenommen werden, da es ganz gleich aussehende Körperchen giebt, die lediglich durch Bacillen gebildet werden, die in ein aus Eiterzellen gebildetes Gerüst eingebettet sind.

Herr v. Recklinghausen (Strassburg). Ich darf wohl auf fibrinöse Gerinnsel in einem Falle von Pyelitis mit phlebitischen Abscessen (Retrograder Transport, Virchow's Archiv 105) hinweisen, die Abgüsse der Ureteren darstellen, aus Blutungen der Beckenschleimhaut; ferner habe ich öfters im Centrum von Urat- und Beckenconcrementen, welche den vorliegenden gleichen, Blutklümpchen mit richtigen Blutkörperchen oder Stromata (mittels Glycerin) nachweisen können, desgleichen Epithel und hyaline Massen.

Herr Orth: Ich habe schon vor Jahren die lösende Wirkung des Formalin auf Uratsteine angegeben und erwähne, dass man durch unvollständige Erweichung kleiner Grieskörner nach leichter Quetschung sehr schön sieht, wie das organische Gerüst concentrische, der Concrementbildner radiär-faserige Anordnung besitzt.

Herr Schmorl: Ich habe leider die Notiz des Herrn Orth über die Einwirkung von Formalin auf die Uratsteine übersehen. Ob es sich bei dem organischen Gerüst um Fibrin handelt, lasse ich dahingestellt. Fibrinreaktion gab es nicht.

XXXVIII.

Herr Edwin Klebs-Hannover:

Diplococcus semilunaris, ein Begleiter der Tuberkulose.

Während uns die pathologischen Anatomen nicht ohne grosses Geschick gezeigt haben, dass grosse Zerstörungen in den Lungen (Baumgarten) durch eine besondere Anordnung der Tuberkel-Infection herbeigeführt werden können (massenhafte Injection von Tuberkelbacillen in die Harnblase), kann es dem die Entwickelung der Tuberkulose bei den Lebenden Verfolgenden nicht verborgen bleiben, dass diese oder eine andere Modification tuberkulöser Infection die Art des klinischen Krankheitsverlaufs nicht zu erklären im Stande ist.

Der schnelle Umschlag relativ leichter, oft lange ertragener tuberkulöser Infectionszustände nöthigt zur Annahme einer neuerlichen infectiösen Ursache. Daher das Festhalten der Kliniker an dem Gedanken der Mischinfection.

Ich erlaube mir nun, Ihnen einen Organismus vorzulegen, welcher als ein nahezu stetiger Begleiter der Tuberkulose auftritt und bisher nicht genügend gewürdigt zu sein scheint, den ich als Diplococcus semilunaris bezeichne.

Beschreibung.

Vorkommen:

a) in scrophulösen Lymphdrüsen;

b) in der Haut Tuberkulöser (vielleicht auch Nichttuberkulöser in geringerer Menge). Beziehung zu den Tuberkuliden und Eczemen latent Tuberkulöser;

c) im Sputum;

d) auf den Tonsillen.

Eigenschaften: erzeugt Phlegmonen, innerlich Lungenaffectionen (lobuläre, verkäsende Pneumonie), bei tuberkulösen Thieren rasche Abmagerung, zum Tode führend. Beim Menschen constante Vermehrung bei rapider Fortentwickelung der Prozesses, wodurch die Heilmethode mitbestimmt werden muss.

Diskussion.

Herr v. Baumgarten: Ich möchte mir erlauben zu bemerken, dass ich niemals die Mitwirkung der pyogenen Mikroorganismen an den Zerstörungsprocessen in der phthisischen Lunge bestritten habe; es wäre das ja auch gar nicht möglich, da die Untersuchungen phthisischer Lungen ja die zahlreichsten Mischinfectionen zeigen. Meine heutigen Demonstrationen über experimentelle Lungenphthise sollten nur zeigen, dass der Tuberkelbacillus die weitgehendsten Zerstörungen des Lungengewebes für sich allein vollbringen kann. Im Uebrigen kann ich Herrn Collegen Klebs auch experimentell bestätigen, dass die pyogenen Mikroorganismen nicht nur keine Gegner, sondern sogar die gefährlichsten Bundesgenossen der Tuberkelbacillen sind.

Herr Orth: Wenn man über das spricht, was der Tuberkelbacillus machen kann, so wird man natürlich nicht in den Vordergrund stellen, was er nicht macht. Ich erkenne vollkommen die grosse Bedeutung der Mischinfection bei der Lungenschwindsucht an; es kam mir aber darauf an, festzustellen, dass auch der Tuberkelbacillus allein Lungenschwindsucht machen kann.

XXXIX.

Herr Dürck-München:

Ueber Pest.

Meine Herren! Unsere Kenntnisse über das anatomische Verhalten der Pest, welche noch vor 10 Jahren nur äusserst mangelhafte waren, sind im Laufe der letzten Jahre namentlich durch die erfolgreiche Thätigkeit der österreichischen und der deutschen Pestexpedition ganz wesentlich bereichert und vervollkommnet, um nicht zu sagen erst begründet worden. Die Ursache hiefür liegt wohl in dem Umstande, dass diese mörderische Seuche, welche aus Europa seit der Mitte des 18. Jahrhunderts so gut wie verschwunden war, seit dem Jahre 1894 plötzlich mit ungeahnter Heftigkeit in mehreren chinesischen Häfen aufflammte, welche mit den europäischen Handelsemporien in fortgesetzter lebhafter Verbindung stehen, und seit dem Jahre 1896 sogar die wichtigste Hafenstadt Indiens, Bombay, in intensivster Weise heimsuchte, so dass hiedurch eine erneute

Invasion Europa's sehr in den Bereich der Möglichkeit gerückt schien und, wie Sie wissen, ja auch thatsächlich, wenn auch bis jetzt zum Glück nur sporadisch erfolgt ist.

Wenn nun auch durch die Thätigkeit der genannten Commissionen das Dunkel, welches über das Wesen der Krankheit und über deren anatomische Erscheinungsformen gebreitet lag, gelichtet ist, so erscheinen erneute Untersuchungen über die Pest doch immer noch recht wünschenswert, einmal weil die Zahl der bisher rationell ausgeführten Sectionen immerhin eine beschränkte ist, namentlich im Verhältniss zur Mannigfaltigkeit der Erscheinungsformen und besonders deshalb, weil es nach den Berichten der indischen Pestärzte den Anschein hat, als ob sich der Charakter der Seuche in den letzten Jahren etwas verändert hätte.

Ich hatte Gelegenheit, im vergangenen Frühjahr in Bombay (und zwar hauptsächlich in dem unter der Leitung des liebenswürdigen Parsiarztes Dr. Chocksey stehenden Arthur-Road-Hospital) die Krankheit in allen Formen studiren und 16 Fälle genau obduciren zu können. Die Mortalität an der Epidemie betrug während dieser Zeit 92 % der Erkrankten: die Seuche war die bösartigste, welche in Bombay seit den fünf Jahren ihres Entstehens aufgetreten war.

Ein Umstand, welcher die diesjährige Epidemie besonders auszeichnete, war das Ueberwiegen der sogen. septicämischen Pestformen, d. h. derjenigen, bei welchen ein Uebergang der Pestbacillen ins Blut schon während des Lebens constatirt werden konnte.

Dass die Erreger der Pest hauptsächlich von der äusseren Haut her ihren Eintritt in den Körper finden und Verletzungen derselben ihre vorzüglichste Eintrittspforte bilden, kann wohl als feststehende Thatsache betrachtet werden, ebenso schwer aber ist es in der Praxis, im einzelnen Falle diese Eintrittspforte ausfindig zu machen, da der Körper der Hindus, welche grösstenteils mit gänzlich entblössten Extremitäten zu gehen pflegen und bei denen auch die sonstige Toilette meist eine recht dürftige ist, mit grösseren und kleineren Verletzungen und Excoriationen geradezu übersät zu sein pflegt. Es gelingt wohl in einzelnen Fällen einmal im Wurzelgebiet einer befallenen Lymphdrüsengruppe eine verdächtige Hautabschürfung zu entdecken, aber es ist geradezu unmöglich, jedesmal angeben zu wollen, wo das Gift etwa seinen Zugang zum Körper gefunden haben könnte.

Den Hauptsitz der Erkrankung bildet in der überwiegenden Mehrzahl der Fälle das Lymphgefäss-System; eine einzelne Lymphdrüse oder ein Paket von solchen stellt den „primären Bubo“ dar. Das Bild desselben ist ein ungemein wechselndes, auch bei den tötlich verlaufenen Fällen. Manchmal sind mehr als faustgrosse Lymphdrüsenpakete vorhanden und auch alle adnexen Drüsen sind mächtig geschwellt, die Umgebung der Bubonen ist unförmlich durch ein serös-sanguinolentes Oedem entstellt oder weithin blutig suffundirt, im nächsten Falle wiederum kann es selbst am Sectionstisch schwierig sein, einen Bubo überhaupt aufzufinden, eine kaum bohnengrosse Inguinal- oder Mandibulardrüse stellt die einzige Veränderung des gesammten lymphatischen Apparates dar. Das letztere ist namentlich dann der Fall, wenn es sehr frühzeitig zu einem Einbruch des Virus in die Blutbahn und zu einer Ueberschwemmung des ganzen Organismus mit Pestbacillen, zur Pestsepticämie kommt. Auch auf dem Durchschnitt ist das Aussehen der Bubonen ein ungemein wechselvolles, und wenn Sie einen Blick auf die hier ausgestellte Sammlung von Präparatentypen werfen wollen, so werden Sie finden, dass kaum zwei derselben sich vollkommen gleichen. Sie sehen hier die leichte Schwellung mit geringer grauroter Injection, dort eine voluminöse markige Intumescenz, hier mischen sich derselben einzelne gelbliche Punkte, eine beginnende Eiterung, bei oder die Eiterherde confluiren zu grösseren cavernösen Hohlräumen, welche die Kapsel zersprengen und nach aussen oder in das benachbarte Gewebe durchbrechen können. Oft sind es nicht eitrige, sondern festere, wie käsig aussehende, graugelbliche Herde, die der Schnittfläche ein fleckig marmorirtes Aussehen verleihen, vor allem aber vermögen Blutungen in den verschiedensten Stadien und Graden der Entwicklung den Bubonen, und zwar den primären sowohl wie den secundären ein ausserordentlich buntes, vielfarbiges und wechselndes Aussehen zu geben. Vom einzelnen punktförmigen, scharf umschriebenen Blutaustritt bis zur ausgedehnten hämorrhagischen Gewebszertrümmerung sind hier alle Uebergangsformen vertreten. Besonders bei den iliacalen und retroperitonealen Drüsen kommt es manchmal zu sehr ausgebreiteten subperitonealen, schwarzrot durchscheinenden Ergüssen. Brechen Eiterungen nach aussen durch, so kommt es mitunter zu totalen Exfoliationen der ganzen Drüsenpakete und ihrer Umgebung und ich erinnere mich, Fälle gesehen zu haben, in denen z. B. nach Durchbruch eines inguinalen

Bubo's die Weichteile der Leistengegend wie in einem anatomischen Präparat in einer doppeltfaustgrossen Höhle frei zu Tage lagen. Freilich handelt es sich in den Fällen von Vereiterung wohl ausschliesslich um eine Misch- oder besser gesagt Secundärinfection mit Eiterbacterien.

Uebrigens ist auch der Gehalt der Bubonen an Pestbacillen ein recht wechselnder: ich habe Fälle untersucht, in denen es selbst im primären Bubo mit den grössten Schwierigkeiten verknüpft war, Pestbacillen im mikroskopischen Bild überhaupt zu Gesicht zu bekommen, andererseits kann man wohl sagen, dass es schwerlich eine andere Infectionskrankheit geben dürfte, bei welcher die ursächlichen Erreger sich zu so colossalen Massen anhäufen können als gerade bei der Pest; es kommt da bisweilen zu förmlichen tumorähnlichen Bildungen, die so gut wie ausschliesslich aus wolkigen Haufen und dichten Lagern von Pestbacillen bestehen, so zwar, dass dieselben schon makroskopisch im Präparat je nach der Färbung als dunkle Flecken und Nester hervortreten.

Ich möchte hier erwähnen, dass die tinctorielle Darstellung der Pestbacillen im Gewebsschnitt aus conservirten Stücken manchmal nicht unerheblichen Schwierigkeiten begegnet und dass die gebräuchlichen Bacterienfärbungen für diesen Zweck meist recht unbefriedigende Resultate ergeben. Die besten Dienste hat mir von allen versuchten Mitteln noch das Carbolthionin mit nachfolgender Differenzirung durch schwach mit Salpetersäure angesäuerten Alkohol geleistet. Es ist diese schlechte Färbbarkeit der Pestbacillen im Gewebe übrigens von allen bisherigen Untersuchern hervorgehoben worden.

Wechselvoll und vielgestaltig wie das makroskopische Bild ist auch das histologische Verhalten der primären Bubonen und der secundär erkrankten Lymphdrüsen: Exsudative und celluläre Vorgänge wechseln miteinander ab, Nekrose oder Eiterung sind die Ausgänge und die nebenherlaufenden grösseren oder kleineren Blutungen tragen vollends dazu bei, die Beurteilung zu erschweren. Das hervorstechendste Merkmal der frisch pestös infiltrirten Lymphdrüse ist im makroskopischen Bild die hochgradige Erweiterung aller Lymphsinus und ihre Ausfüllung mit grösstenteils wohl neugebildeten Zellen. Schon die Lymphgefässe der Kapsel und mehr noch die Randsinus sind gewöhnlich stark verbreitert und mit sehr verschieden gestalteten Zellen gefüllt. Hauptsächlich fallen unter diesen grosse rundliche, protoplasmareiche Zellindividuen mit grossen, bläschenförmigen Kernen auf, ihr Zellleib ist oftmals von Vacuolen oder von körnigen Detritusmassen erfüllt, ihre Oberfläche festonartig ausgezackt. Diese Zellen sind wohl ursprünglich Wanderzellen oder deren Abkömmlinge, z. T. Endothelien oder Abkömmlinge von fixen Bindegewebszellen. Da ihnen die Fähigkeit corpusculäre Substanzen in ihren Zellleib aufzunehmen zukommt, so erscheint es wohl am zweckmässigsten, dieselben mit dem v. Recklinghausen'schen Ausdruck als „contractile Zellen" zu bezeichnen. Wir begegnen denselben nicht nur im primären Bubo und den nächst gelegenen Lymphdrüsen, sondern in allen im Wurzelgebiet des Affectes liegenden Lymphknoten. Ihre Ansammlungen sind oftmals sehr bedeutende, die Follikel dieser Lymphdrüsen meist ganz klein oder gar nicht mehr sichtbar. Auf einem gewissen Stadium gewinnt das Bild die grösste Aehnlichkeit mit einer typhös infiltrierten Mesenterialdrüse im Beginn der markigen Schwellung und auch noch später, wenn bereits fortschreitender Zerfall und beginnende Nekrose eingetreten ist, bleibt diese Aehnlichkeit bestehen. Sehr oft freilich werden diese Zellcomplexe durch die früher oder später einsetzenden Blutungen auseinander gesprengt, welche die Lymphsinus mit roten Blutkörperchen überschwemmen, zwischen denen die contractilen Zellen dann nur mehr vereinzelt nachweisbar sind.

Neben diesen cellulären Vorgängen spielen sich immer mehr oder weniger in den Vordergrund tretend Exsudationen ab und zwar in zweierlei Form: einmal in Form eines homogenen, offenbar aus einer serösen, eiweisshaltigen Flüssigkeit hervorgehenden Niederschlages und zweitens in Gestalt von Fibringerinnungen. Der erstere liegt in kleineren und grösseren scholligen Stücken und Klumpen, meist von wabenartigen Hohlräumen durchsetzt und mit festonartig ausgezackten Rändern versehen in den Sinus, zum Teil erstreckt er sich auch in bandförmigen Zügen und als grobmaschiges Netzwerk zwischen die Zellen hinein, welch letztere dann wie ausgeschmolzen in seinen Hohlräumen liegen; die Fibrinreaction ergibt dieser Niederschlag wenigstens in seinen feineren Zügen nicht, nur an den grösseren Schollen werden die centralen Partien oft nicht völlig entfärbt. Daneben sind vielfach z. T. recht ausgedehnte Fibringerinnungen vorhanden, manchmal so reichlich entwickelt, wie z. B. in den peritrachealen Lymphdrüsen bei diphtheritischen Affectionen. Ein dichtes feinmaschiges und zartfädiges Fibrinnetz umspinnt die Zellen in den Sinus und dringt nicht selten auch in die Follikel hinein. Ausserdem finden wir ganz gewöhnlich auch die Blutgefässe innerhalb der befallenen Lymphdrüsen von Fibrinthromben erfüllt.

Ueberblicken wir noch kurz die Veränderungen in den übrigen Organen, so interessiren uns nächst dem lymphatischen Apparat hauptsächlich die Lungen als der Sitz mannigfacher pathologischer Vorgänge bei der Pest: Einen ganz einwandfreien Fall von primärer Pestpneumonie zu seciren hatte ich nicht Gelegenheit, insofern als sich in allen Fällen, mit nur einer einzigen Ausnahme, auch wenn dieselben im Leben als primäre Pneumonien imponirt hatten, bei genauerer Untersuchung infiltrirte Lymphdrüsengruppen fanden, welche wohl als primäre Bubonen angesprochen werden mussten. Ich habe überhaupt den Eindruck, als ob wirkliche primäre Affectionen des Respirationstractus höchst selten wären, jedenfalls seltener als klinischerseits gemeinhin angenommen wird, da kleine Bubonen der axillaren, cervicalen und mandibularen Lymphdrüsen der Untersuchung recht leicht entgehen können. Zweifellos ist es, dass das Virus den Lungen sehr häufig auf dem Lymphwege zugeführt wird und dann erst secundär dort zu pneumonischen Verdichtungen führt.

Eine ganz gewöhnliche Erscheinung, die wir fast in keinem der obducirten Fälle vermissten, ist das Auftreten einer diffusen Bronchitis. Dass dieselbe durch die Pestbacillen selbst veranlasst sein kann, zeigen neben dem Culturverfahren die mikroskopischen Präparate, in welchen man zwischen den Leukocyten und desquamirten Epithelien grosse Haufen von Pestbacillen sieht. Nächstdem kommen am öftesten umschriebene Blutungen und lobuläre Infiltrationen vor, namentlich in den Randpartien der Unterlappen. Auch die letzteren haben meist einen hämorrhagischen Charakter und gewinnen durch die Einsprengung kleiner gelblicher Herde ein marmorirtes Aussehen. Weit seltener sind lobäre pneumonische Verdichtungen, in denen ebenfalls eine grobfleckige, graurote, hellgelblichgraue und in den hämorrhagischen Partien dunkelschwarzrote Färbung erkennbar ist. Manchmal erscheint die Schnittfläche stellenweise leicht granulirt, die Pleura zeigt voluminösen Fibrinbeschlag. — Im mikroskopischen Bild haben wir hier wesentlich zellige und zwar eitrige Pneumonien vor uns, welche jedoch mitunter wenigstens stellenweise einen so starken Fibringehalt zeigen können, dass fast der Eindruck einer croupösen Pneumonie in einzelnen Gesichtsfeldern erweckt werden kann. Auch hierbei pflegt die Anhäufung von Pestbacillen manchmal eine ganz colossale zu sein, so dass die Alveolarräume mit wolkigen Massen von solchen förmlich ausgestopft erscheinen und ebenfalls oft schon makroskopisch im gefärbten Präparat als dunkle Flecken erkennbar sind. Bei der Betrachtung eines solchen Präparates kann man sich gut denken, warum besonders die Pneumoniefälle wegen ihrer hochgradigen Infectiosität für ihre Umgebung gefürchtet sind, besonders wenn man sieht, wie so ein auf seinem Lager festgebundener delirierender Pneumoniker unaufhörlich einen wahren Sprühregen von Sputum nach allen Seiten um sich wirft und in jedem Tröpfchen desselben viele Millionen von Bacillen enthalten sind.

Daneben aber kommt noch eine andere Form von pneumonischen Verdichtungen vor, welche herdweise über die Lungen verbreitet sind und schon durch ihre Form und Anordnung ihre Entstehungsweise aufs deutlichste verraten: die embolischen Pestpneumonien. Sie besitzen, wie sie sehen, die grösste Aehnlichkeit mit Rotzknoten der Lunge oder auch mit gewissen Formen von disseminierten tuberkulösen Pneumonien. Es sind grössere und kleinere, rundliche, weiche gelbliche Herde, stets umgeben von einem dunklen hämorrhagischen Hof; an manchen Stellen confluiren sie zu ausgedehnteren, etwa wie eine käsige Pneumonie aussehenden Infiltrationen. Die aufgestellten Präparate stammen von einem 25jährigen Individuum mit linksseitigem primären Inguinalbubo, welches erst am 15. Krankheitstage zu Grunde ging, nachdem ihm vorher nicht weniger als 1500 ccm Pestserum innerhalb 8 Tagen unter die Haut gespritzt worden waren und zwar zuerst 900 ccm Lustig'sches und dann 600 ccm Roux'sches Heilserum.

Noch eine andere Form von Pestpneumonie, welche ich zu untersuchen Gelegenheit hatte, möchte ich ihnen heute vorlegen. Es ist der einzige Fall von anscheinend primärer Pneumonie, welcher mir unterkam. Es fand sich hier eine chronische, schon vorgeschritten carnificirte, sehr harte Pneumonie des ganzen rechten Oberlappens, durchsetzt von multiplen bronchiectatischen cavernösen Einschmelzungen. Gleichzeitig fanden sich bei demselben Individuum eine verrucöse Endocarditis an der Mitralis, eine frische eitrige Leptomeningitis der Convexität und Basis und eine hämorrhagisch-parenchymatöse Nephritis, an den Lymphdrüsen war keine Veränderung auffindbar. Die mikroskopisch-culturelle Untersuchung ergab im Blut Pestbacillen, in der endocarditischen Efflorescenz Pestbacillen und Pneumococcen, in der Lunge, in den pneumonischen Herden nur Pestbacillen, in den Einschmelzungshöhlen Pestbacillen und Pneumococcen.

Von sonstigen Organveränderungen wäre zunächst noch zu nennen die Milz. Sie ist stets stark geschwellt, oft von recht beträchtlichen Dimensionen, aber niemals, wenn es sich nicht um Mischinfectionen handelt, besonders weich oder gar breiig, sondern mehr brüchig, die Schnittfläche stets etwas körnig und von einer eigentümlichen dunkelgrauen Farbe. Zuweilen finden sich eitrige Infarctherde.

Auch in der Leber sind gelegentlich multiple grössere und kleinere Abscesse vorhanden, welche zahllose Pestbacillen bergen.

Die Nieren sind fast stets beträchtlich parenchymatös geschwellt, oft dicht von Blutungen durchsetzt, das Glomerulusepithel desquamirt, die Harnkanälchen-Epithelien schollig zerklüftet und teilweise nekrotisch.

Bekannt sind die multiplen subserösen und submucösen Blutungen im Magen-Darmkanal.

Diskussion.

Herr Weichselbaum: Ich bin erfreut, zu sehen, dass Herr Dürck die Befunde von Dr. Albrecht und Dr. Ghon bestätigen konnte. Bei dieser Gelegenheit will ich über einen diagnostisch wichtigen Fall kurz berichten, indem in diesem Jahre ein Sputum ins Wiener pathologische Institut behufs Untersuchung geschickt worden war, in welchem fast ausschliesslich und in grosser Menge Bacillen gefunden wurden, die Pestbacillen zum Verwechseln ähnlich waren. Freilich zeigte dann der Cultur- und Tierversuch, dass es sich nicht um Pestbacillen handelte, aber man ersieht aus diesem Falle, wie vorsichtig man bei der Pestdiagnose sein muss.

Herr von Baumgarten: Ich halte für einen noch ungelösten Punkt in der Aetiologie der Pest die Frage nach der Eingangspforte der Pest. Allgemein wird die Haut als die hauptsächliche Eingangspforte bezeichnet, aber die Beweise hiefür erscheinen mir nicht genügend. Speciell gegenüber Herrn Prof. Weichselbaum möchte ich erklären, wie ich vollständig verstehe, dass auch die zugehörigen Lymphdrüsen erkranken, falls eben die Haut inficirt wird. Ich vermisse nur die genügenden Beweise für jene primäre Infection der Haut.

Herr Eug. Fraenkel: In Bezug auf die Färbbarkeit der Pestbacillen in Gewebsschnitten möchte ich die Anwendung des Unna'schen polychromen Methylenblau und Differenzirung mit Tanninorange oder Tannin-Säurefuchsin, womit sich auch andere schwer färbbare Bakterien gut darstellen lassen, angelegentlich empfehlen. In Bezug auf das mikroskopische Verhalten der Schnitte im Gewebe darf ich auf die Mikrophotogramme meines Atlas, den ich herumgebe, verweisen.

Herr von Recklinghausen: Der japanische Arzt Aoyama, der sich bei einer Section einer Pestleiche inficirte, hatte am Ort der Verletzung in der Haut ganz unbedeutende, leicht übersehbare Rötungen; wenn die Lymphdrüsen erkranken, ist das Quellengebiet der zuführenden Lymphbahnen mit allergrösster Wahrscheinlichkeit die Pforte für die Aufnahme des Noxe. Die Lymphdrüsen geben für das Wachsthum offenbar einen besonders günstigen Boden.

Herr Chiari: Ich habe Gelegenheit gehabt, Lymphadenitis in der axilla nach kleinsten Fingerverletzungen, die selbst keine merkbare Reaction zeigten, zu sehen und bin überzeugt, dass auch andere Anatomen über solche Secirsaals-Erfahrungen verfügen.

Geschäfts-Sitzung der Deutschen Pathologischen Gesellschaft,

gehalten in der Realschule zu St. Pauli in Hamburg

am Donnerstag, dem 24. September 1901 Mittags 12 Uhr.

Anwesend die Herren:

Aschoff, v. Baumgarten, Beneke, Bostroem, Chiari, Eugen Fränkel, v. Hansemann, Marchand, Orth, Ponfick, v. Recklinghausen, Schmorl, Sternberg, Ströbe, Virchow, Zahn, Ziegler.

1. Nach einem kurzen Rückblicke über den Verlauf der Tagung spricht der Vorsitzende, Herr Rudolf Virchow, den Referenten Herren v. Baumgarten, Orth und Weichselbaum den Dank der Geslleschaft aus für die Uebernahme der Referate und deren lichtvolle Erstattung.

2. Der Schriftführer, Herr Ponfick, giebt eine Uebersicht über die Zahl der Mitglieder, welche in diesem Augenblicke gerade auf 151 gestiegen ist.

3. Der Schatzmeister, Herr Marchand, berichtet über den Stand der Kasse. Danach schliesst diese mit einem Ueberschusse von M. 2244,07 ab.

Nach Prüfung der Rechnungen wird ihm die satzungsmässige Entlastung ertheilt.

4. Auf Antrag des Schatzmeisters wird für die Drucklegung der „Verhandlungen" die Summe von M. 2000,— bewilligt. Sollte es, etwa im Interesse der Herstellung bunter Tafeln, nothwendig werden, diesen Betrag zu überschreiten, so bedarf der Schriftführer hierzu der Genehmigung des Vorstandes.

5. Die vom Vorstande beantragte Aenderung der Satzungen wird genehmigt und zwar zu:

§ 13, Al. 2 (statt bisher § 14, Al. 1): „Ausserdem tritt jeweils der „Einführende der Sektion für pathologische Anatomie“ der künftigen Naturforscher-Versammlung dem Vorstande bei.“

Ferner zu § 13, Al. 3. „Neben den genannten Mitgliedern wird ein Ersatzmann gewählt, der im Falle des Ausscheidens eines Mitgliedes nachrückt.“

6. Vor der Neuwahl des Vorstandes ersucht Herr Rudolf Virchow, von seiner Wiederwahl diesmal Abstand zu nehmen. Herr v. Recklinghausen und Herr Chiari bitten den Vorsitzenden, auf diesen Vorsatz zu verzichten, die Wahl vielmehr wiederum anzunehmen.

Aus der Abstimmung gehen als durch Stimmenmehrheit gewählt hervor die Herren:

Rudolf Virchow, Vorsitzender,
v. Recklinghausen, Stellvertr. Vorsitzender,
Ponfick, Schriftführer,
Marchand, Schatzmeister,
Chiari,
Orth,
Ziegler.
Als Ersatzmann: v. Baumgarten.

7. In Bezug auf die Veranstaltung von Referaten wird auf Antrag des Vorstandes folgender Beschluss gefasst:

„Die gegenwärtige Art, in combinirten Sitzungen Referate zu veranstalten, erachten wir als nicht vortheilhaft für die Interessen der Gesellschaft. Desshalb soll der Einführende, sowie dasjenige Mitglied des Geschäfts-Ausschusses der Naturforscher-Versammlung, welches Mitglied der Pathologischen Gesellschaft ist, angewiesen werden, sich im Geschäfts-Ausschusse in solchem Sinne auszusprechen.“

8. Der Vorstand giebt die Erklärung ab,

„dass er sich in Ausführung des § 3 möglicherweise veranlasst sehen werde, unbeschadet der ordentlichen eine ausserordentliche Tagung unmittelbar vor oder nach der 1902 in Karlsbad tagenden Versammlung Deutscher Naturforscher und Aerzte anzuberaumen.“

Die Versammlung nimmt hiervon in zustimmendem Sinne Kenntniss.

In einer gesonderten vertraulichen Sitzung beantragt Herr v. Recklinghausen im Namen des Vorstandes,

„dem Vorsitzenden, Herrn Rudolf Virchow, zu seinem am 13. Oktober bevorstehenden 80. Geburtstage die Glückwünsche seitens der Deutschen Patholog. Gesellschaft in einer kunstvoll ausgestatteten Adresse auszusprechen und persönlich darzubringen.

Der Text der letzteren, mit deren Ueberreichung Herr von Recklinghausen betraut wird, lautet folgendermaassen:

Herrn RUDOLF VIRCHOW

zum 13. Oktober 1901.

Ist auch die deutsche pathologische Gesellschaft jünger an Jahren, und nimmt sie auch in der medizinischen Welt eine bescheidenere Stellung ein als andere kollegiale Vereinigungen, namentlich als die grossen Kongresse der Kliniker, so rühmt sie sich doch des besonderen Vorzugs, den grössten Pathologen der Gegenwart ihr Oberhaupt zu nennen. In diesem stolzen Bewusstsein darf sie heute nicht fehlen unter den Jubilierenden, Ihnen den huldigenden Gruss zu entbieten als dem stets rüstigen Beherrscher der gesammten Wissenschaft vom kranken, wie vom gesunden Menschen.

Verdankt Ihnen doch die deutsche pathologische Gesellschaft ihre erste Entstehung und Organisation, damit auch die rührige Entwicklung, die sie in den fünf Jahren ihrer Existenz bisher genommen hat! Ihnen, hochverehrter Meister, verdankt sie im Besonderen sowohl das Statut, als das sichere Programm, den anatomischen Gedanken als die Richtschnur aller medizinischen Betrachtung und Forschung festzuhalten, Ihnen aber auch die weise Regel, bei der üppig wuchernden Masse der Beobachtungen strenge, doch wohlthuende Kritik zu üben und kaltes Blut zu bewahren in dem unaufhörlichen Wandel der medizinischen Doktrinen des Tages!

Möge unser sehnlichster Wunsch in Erfüllung gehen, dass wir uns noch viele Jahre Ihrer thatkräftigen Führung zu erfreuen haben! Mit dem Namen Virchow an ihrer Spitze kann alsdann der deutschen pathologischen Gesellschaft das fröhliche Gedeihen nicht ausbleiben. Dies zu schauen möge Ihnen, dem betagten und doch so jugendfrischen Meister und Lehrer, zugleich uns, Ihren dankbaren Jüngern, ein gütiges Schicksal gewähren!

Mit dem festen Vorsatz, in den von Ihnen gezogenen Bahnen zu wandeln, ruft ihrem ständigen Vorsitzenden aus dankbarem und verehrungsvollem Herzen jubelnden Glückwunsch zu

die Deutsche Pathologische Gesellschaft.

Satzungen
der Deutschen Pathologischen Gesellschaft.

Zweck.

§ 1.

Die deutsche pathologische Gesellschaft verfolgt den Zweck, bei dem stetig wachsenden Umfange der Forschung einen Mittelpunkt für gemeinsame wissenschaftliche Arbeit zu bilden und zur Vereinigung der Fachgenossen beizutragen.

Tagungen.

§ 2.

Um in diesem Sinne einen persönlichen Gedankenaustausch herbeizuführen, veranstaltet die Gesellschaft für ihre Mitglieder periodisch wiederkehrende Tagungen und im Bedürfnissfalle ausserordentliche.

An den hierbei stattfindenden Sitzungen sich zu betheiligen, ist auch Nichtmitgliedern, welche durch ein Mitglied eingeführt sind, gestattet. Jedoch haben diese nicht das Recht, mit abzustimmen.

§ 3.

Die ordentlichen jährlich abzuhaltenden Tagungen werden in zeitlicher und örtlicher Verbindung mit den „Versammlungen der deutschen Naturforscher und Aerzte" abgehalten.

Ausserordentliche Tagungen werden, je nachdem sich das Bedürfniss dazu herausstellt, durch den Vorstand angeordnet und zwar entweder in Berlin oder in einer anderen, im deutschen Sprachgebiete gelegenen Stadt, falls sich darin die für Demonstrationen erforderlichen Mittel und Werkzeuge beibringen lassen.

§ 4.

Für die ordentlichen Tagungen trifft der Vorstand die Vorbereitungen unter Mitwirkung des „Einführenden" der gleichnamigen Sektion der jeweiligen Naturforscher-Versammlung.

Der Vorsitzende und der Einführende unterzeichnen gemeinsam die Einladung zu dieser Vereinigung und treffen vorläufige Bestimmung über die Reihenfolge der dafür angemeldeten Vorträge.

§ 5.

Für ausserordentliche Tagungen trifft der Vorsitzende die Vorbereitungen im Verein mit dem Schriftführer der Gesellschaft.

Sitzungen.

§ 6.

Die während der ordentlichen Tagung stattfindenden wissenschaftlichen Sitzungen der Gesellschaft fallen mit denen der Naturforscher-Versammlung zeitlich zusammen.

Sondersitzungen greifen nur insoweit Platz, als Gegenstände zu verhandeln sind, welche sich auf die Organisation und Verwaltung der Gesellschaft beziehen, jedenfalls also zum Zwecke der jährlich wiederkehrenden Vorstandswahl.

§ 7.

Den Beschlüssen dieser Sondersitzungen sind ferner vorbehalten alle Veränderungen, welche bezüglich

a) des Jahres-Beitrages,

b) der Satzungen,

c) des Fortbestandes der Gesellschaft

etwa beabsichtigt werden.

Die betreffs dieser Punkte zu stellenden Anträge sind zugleich mit der Einladung zu der bevorstehenden Sitzung anzukündigen.

Veröffentlichung der Verhandlungen.

§ 8.

Die Tagesordnung für die einzelnen wissenschaftlichen Sitzungen wird vom Vorsitzenden im Verein mit dem jeweiligen Einführenden der Sektion festgestellt und alsdann im Tageblatt jedes Mal bekannt gemacht.

Nicht angemeldete Vorträge dürfen in die Tagesordnung nicht eingeschoben werden[1]).

§ 9.

Für die Herausgabe der in den Sitzungen gehaltenen Vorträge und gepflogenen Verhandlungen sorgt die Gesellschaft mittels einer

---

[1]) Zusatz, beschlossen in der Geschäfts-Sitzung zu München am 21. Sept. 1899.

selbständigen Veröffentlichung, ohne damit die gewohnte Aufnahme eines Auszuges in die Berichte der Naturforscher-Versammlung auszuschliessen.

Ueber die Veröffentlichung solcher Vorträge, welche Nichtmitglieder gehalten haben, bleibt dem Vorstande, je nach Befinden, nähere Rücksprache mit dem Redner und die endgültige Entscheidung vorbehalten.

Die Schriftleitung der herauszugebenden Verhandlungen liegt dem Schriftführer ob, falls nicht ein besonderer Redakteur vorgesehen wird.

§ 10.

Jene jährlich wiederkehrende Veröffentlichung, ein Bericht, über die in der jeweiligen Tagung gehaltenen Vorträge und Erörterungen, erscheint als besondere Schrift und steht jedem Mitgliede zu ermässigtem Preise zu.

Mitgliedschaft.

§ 11.

Die Mitgliedschaft wird erworben durch schriftliche Anmeldung bei dem Schriftführer und Zahlung des Jahresbeitrages von zehn Mark, welche in der ersten Hälfte des Kalender-Jahres zu erfolgen hat.

Ein Mitglied, welches trotz zweimaliger Mahnung seitens des Schatzmeisters länger als ein Jahr im Rückstande bleibt, gilt als ausgeschieden und wird aus der Liste der Gesellschaft gestrichen

Mittels Nachzahlung tritt es aber ohne Weiteres wieder ein.

§ 12.

Nur Mitglieder sind berechtigt, in den Sitzungen der Gesellschaft das Stimmrecht auszuüben.

Vorstand.

§ 13.

Der Vorstand setzt sich zusammen aus:

a) Vorsitzendem,
b) stellvertretendem Vorsitzenden,
c) Schriftführer,
d) Schatzmeister,
e—g) 3 anderen Mitgliedern.

Neben den genannten 7 Mitgliedern wird ein Ersatzmann gewählt, der im Falle des Ausscheidens eines Mitgliedes nachzurücken berufen, aber schon jetzt berechtigt ist, an den Beratungen theilzunehmen.

Ausserdem tritt jeweils der „Einführende der Sektion für pathologische Anatomie" der künftigen Naturforscher-Versammlung dem Vorstande bei.

§ 14.

Für den Fall vorübergehender Behinderung des Schriftführers ist der Vorsitzende berechtigt, für die jeweilige Einzelsitzung einen Stellvertreter zu ernennen.

§ 15.

Die Mitglieder des Vorstandes nebst dem Ersatzmann werden in einer besonderen Sitzung der jährlichen ordentlichen Tagung von den Anwesenden mittels schriftlicher Abstimmung gewählt.

Jede Wahl gilt auf ein Jahr und zwar mit Einschluss der nächsten ordentlichen Tagung.

Die alsdann ausscheidenden Mitglieder sind sofort wieder wählbar [1]).

§ 16.

Dem Vorstande bleibt nicht nur die Regelung seiner eigenen Thätigkeit, seiner Verhandlungs- und Abstimmungsweise vorbehalten, sondern auch die Schaffung einer Geschäftsordnung für die Sitzungen der Gesellschaft.

§ 17.

Ferner liegt ihm die verantwortliche Verwaltung des Gesellschafts-Vermögens ob, sowie deren Vertretung nach aussen, auch in gerichtlicher Hinsicht.

Für sämmtliche in letzteren beiden Richtungen geschehenen Schritte ist er verpflichtet, in der nächsten Tagung die Genehmigung der Gesellschaft einzuholen, sowie über alle wichtigeren Vorgänge, etwaige Verhandlungen, welche er in deren Interesse mit Anderen gepflogen hat, und Aehnliches Bericht erstatten.

---

[1]) Ursprünglich stand hier der Zusatz: „Nur der Vorsitzende kann als solcher nicht von Neuem in den nächstjährigen Vorstand gewählt werden," wurde aber auf Antrag des Herrn v. Recklinghausen (1897) einstimmig zu streichen beschlossen.

Uebergangsbestimmung betreffs der für die Sitzungen zu schaffenden Geschäftsordnung.

§ 18.

Ueber die endgültige Geschäftsordnung für die Sitzungen soll in der nächstjährigen Tagung Beschluss gefasst werden.

Jedoch wird schon jetzt grundsätzlich anerkannt, dass die pathologische Sektion der Naturforscher-Versammlung die Tagesordnung dafür bestimmt und über die Reihenfolge der Vorträge entscheidet.

Mitglieder

der

Deutschen Pathologischen Gesellschaft*).

Aufgestellt Ende 1901.

Vorstand:

Rudolf Virchow, Berlin. I. Vorsitzender.
F. v. Recklinghausen, Strassburg i/Els. II. Vorsitzender.
E. Ponfick, Breslau, Schriftführer.
F. Marchand, Leipzig, Schatzmeister.
H. Chiari, Prag.
J. Orth, Göttingen.
E. Ziegler, Freiburg i/Br.
P. v. Baumgarten, Tübingen, Ersatzmann.

Mitglieder:

1. Albrecht, Heinrich, Privatdocent und Assistent am patholog. Institut. Wien IX.
2. Arnold, J., o. Prof. d. path. Anat., Geh. Hofrath. Heidelberg, Geissbergstrasse 1.
3. Aschoff, L., Prof., Privatdocent d. path. Anat. u. 1. Assistent. Göttingen.
4. Askanazy, M., Privatdocent der patholog. Anat. und 1. Assistent. Königsberg.
5. Aufrecht, Director der inneren Abtheilung des Städt. Krankenhauses, Geh. San.-Rath, Magdeburg.
6. Babes, O., o. Prof. u. Director des Instituts für Pathologie und Bacteriologie. Bukarest.
7. Bardenheuer, Prof., Geh. San.-Rath, Dirig. Arzt am Bürger-Spital. Köln.

---

*) Der Doctor-Titel ist weggelassen worden.

8. v. Baumgarten, P., o. Prof. d. path. Anat. Tübingen.
9. Benda, C., Privatdocent, Prof., Prosector am Städt. Krankenhaus Am Urban. Berlin, Kronprinzen-Ufer 30.
10. Bendz, H., o. Prof. d. path. Anat. Lund.
11. Best, Privatdocent der Ophthalmologie. Giessen.
12. Beneke, R., Prof., Privatdocent d. path. Anat. (Göttingen), Prosector am Städt. Krankenhaus. Braunschweig.
13. Blanchard, R., Prof. à la Faculté de médecine. Paris, 226 Boulevard St. Germain.
14. Block, Bates, E., Atlanta, Georgia USA. Peachtree-Str. 550.
15. Boddaert, R., o. Prof., Dir. d. med. Univ.-Klinik. Gent, Coupure 46.
16. Bollinger, O., o. Prof. d. path. Anat., Obermedicinalrath. München, Goethestrasse 54.
17. Borrmann, R., Privatdocent, Assistent am patholog. Institut. Marburg.
18. Borst, M., Privatdocent d. path. Anat. Assistent. Würzburg.
19. Bostroem, E., o. Prof. d. Path. Anat., Geh. Med.-Rath. Giessen.
20. Bouchard, Ch., Prof. à la Faculté de méd. Paris, 174 Rue de Rivoli.
21. Busse, O., Privatdocent d. path. Anat. Assistent. Greifswald.
22. Chiari, H., o. Prof. d. path. Anat. an der deutschen Universität, Hofrath. Prag.
23. Delbanco, E., Hamburg, Ferdinandstr. 71.
24. Dietrich, A., Assistent am path. Institut. Tübingen.
25. Dinkler, Prof., Leit. Arzt am Luisen-Hospital. Aachen.
26. Dürck, H., Privatdocent und Assistent am path. Institut, Prosector am Städt. Krankenhaus r. d. Isar. München, Nussbaumstr. 2a.
27. Eberth, C., o. Prof. d. path. Anat., Geh. Med.-Rath. Halle a. S.
28. Ebstein, W., o. Prof. der inneren Medicin, Geh. Med.-Rath. Göttingen.
29. v. Eiselsberg, Frh., o. Prof. der Chir., Director der 2. chir. Klinik. Wien.
30. Eppinger, H., o. Prof. d. path. Anat. Graz, Goethestr. 8.
31. Ernst, P., o. Prof. d. path. Anat. Zürich.
32. Ewald, C. A., Prof. der inneren Medicin, Dirig. Arzt am K. Augusta-Hosp., Geh. Med.-Rath, Berlin.
33. Fleischhauer, San.-Rath. Düsseldorf.
34. Foà, Pio, o. Prof. d. path. Anat. Turin, Corso Valentino 40.
35. Fraenkel, E., Prosector des neuen allgem. Krankenhauses. Hamburg-Eppendorf.
36. Friedrich, O. L., a. o. Prof., Director der chirurg. Poliklinik. Leipzig, Haydnstr. 10.
37. Fritsch, H., o. Prof. d. Gynäkologie, Geh. Med.-Rath. Bonn.
38. Fujinami, A., Kyoto, Japan.
39. Ghon, A., Privatdocent u. Assist. am. path. Institut. Wien IX.
40. Glockner, Assistent a. d. Univ.-Frauenklinik. Leipzig, Stefanstr. 7.
41. Grawitz, P., o. Prof. d. path. Anat. Greifswald.
42. v. Hansemann, D., Prof., Privatdocent, Prosector a. städt. Krankenhaus Friedrichshain. Berlin, Grunewald, Winklerstr. 27.

43. Hauser, E., o. Prof. d. path. Anat. Erlangen.
44. Heller, A., o. Prof. d. path. Anat., Geh. Med.-Rath. Kiel.
45. Henke, E., Privatdocent und 1. Assistent am path. Institut. Breslau, Lützowstr. 4.
46. Homén, E. A., o. Prof. d. path. Anat. Helsingfors.
47. Hueter, Prosector am städt. Krankenhause in Altona.
48. Jores, L., Prof., Privatdocent d. path. Anat. Bonn.
49. Israël, O., a. o. Prof. und Assistent am path. Institut zu Berlin. Charlottenburg, Knesebeckstr. 1.
50. v. Jürgensen, o. Prof. d inneren Medicin. Tübingen.
51. v. Kahlden, C., a. o. Prof. d. path. Anat. Freiburg i. Br.
52. Kast, o. Prof. der inneren Medicin, Geh. Med.-Rath. Breslau, Neue Taschenstr. 32.
53. Katsurada, F., Prof., an d. Kais. Japan. medic. Academie Okayama, Japan.
54. Kaufmann, E., o. Prof. d. path. Anat. Basel.
55. Klebs, E., Prof. Hannover, Lange Laute 20.
56. Knauss, R., Prosector am Katharinen-Hospital, Stadtarzt. Stuttgart.
57. Kockel, R., a. o. Prof. d. gerichtl. Medicin. Leipzig, Dorotheenstr. 2.
58. König, Fr., o. Prof. d. Chirurgie, Geh. Med.-Rath. Berlin NW., Brücken-Allee 35.
59. Koester, o. Prof. d. path. Anat., Geh. Med.-Rath. Bonn.
60. Kraemer, C., Canstatt.
61. Kraus, Fr., o. Prof. d. inneren Medicin. Graz, Rechbauerstr. 10.
62. Krehl, L., o. Prof. d. inneren Medicin. Tübingen.
63. Kretz, R., Docent f. path. Anat., Prosector. Wien IV, Theresianumgasse 8.
64. Kromayer, Privatdocent d. Dermatologie. Halle a. S., Poststr. 8.
65. Kuestner, o. Prof. Geh. Med.-Rath. Dir. d. Frauenklinik. Breslau.
66. Kuhn, C. H., o. Prof. d. path. Anat. Amsterdam, Oostende 15.
67. Langerhans, P., Prof., Privatdocent d path. Anat. und Prosector am städt. Krankenhaus Moabit. Berlin, Brücken-Allee 11.
68. Langhans, Th., o. Prof. d. path. Anat. Bern.
69. Lassar, O., a. o. Prof. d. Dermatologie. Berlin NW., Carlstr. 19.
70. Lesser, A., a. o. Prof. der gerichtl. Medicin. Breslau, Kaiser Wilhelmstrasse 90.
71. v. Leyden, E., o. Prof. der inneren Medicin, Geh. Med.-Rath, Berlin W., Bendlerstr. 30.
72. Liebreich, O., o. Prof. der Pharmakologie, Geh. Med.-Rath. Berlin, Neustädt. Kirchstr. 9.
73. Litten, M., a. o Prof. der inneren Medicin. Berlin, Lützowplatz 6.
74. Löwit, M., o. Prof. d. allg. Pathologie. Insbruck.
75. Lubarsch, O., Prof., Vorst. d. path. Abth. d. Hyg. Instituts. Posen.
76. Lübimoff, N., Prof. d. path. Anat. Kasan.
77. Lüpke, Prof. a. der thierärztl. Hochschule. Stuttgart.
78. Mallory, F. B., Assistent-Prof. of Pathol. Harvard med. School. Boston U. S.

79. Manasse, Privatdocent. Strassburg i. Els., Thomasstaden 6.
80. Marchand, F., o. Prof. der path. Anat., Geh. Med.-Rath. Leipzig, Salomonstr. 5.
81. Marckwald, Prosector am städt. Krankenhaus. Barmen.
82. Martin, A., o. Prof. d. Gynäkologie. Greifswald.
83. Martinotti, G., o. Prof. d. path. Anat. Bologna.
84. Meltzer, S. J., Arzt. New-York, 66 East 124 Street.
85. v. Mikulicz-Radecki, o. Prof. d. Chirurgie, Geh. Med.-Rath. Breslau.
86. Morpurgo, B., Prof. d. allgem. Pathol. Siena.
87. Muir, R., Prof., University Glasgow.
88. Müller, F., o. Prof. der inneren Medicin, Basel, Mittlere-Strasse 39.
89. Naunyn, o. Prof. der inneren Med. Strassburg i. E.
90. Nauwerck, C., Prof., Prosector am Städt. Krankenhaus. Chemnitz.
91. Neisser, A., a. o. Prof., Director der dermatol. Klinik, Geh. Med.-Rath. Breslau.
92. Neumann, E., o. Prof. d. path. Anat., Geh. Med.-Rath. Königsberg i. Pr.
93. Nothnagel, Prof. der inneren Medicin, Hofrath. Wien, Rathausgasse 18.
94. Orth, J., o. Prof. d. path. Anat., Geh. Med.-Rath. Göttingen.
95. Ostertag, Prof. an der Thierärztlichen Hochschule. Berlin NW., 6.
96. Paltauf, R., o. Prof. der path. Histologie und allg. Pathol. Wien II, Lackirergasse 1.
97. Pappenheim, Hamburg, Georgiplatz 4.
98. Pfannenstiel, Prof., Dirig. Arzt des Elisabethiner Krankenhauses, Breslau, Museumstr. 11.
99. Plimmer, H. G., Lecturer on Pathology and Bacteriology, St. Mary's Hospital, 28 St. Johns Wood Road, London.
100. Pommer, G., o. Prof. d. path. Anat., Innsbruck.
101. Ponfick, E., o. Prof. d. path. Anat., Geh. Med.-Rath. Breslau, XVI, Novastrasse 3.
102. Prudden, Mitchell, T., Department of Pathology, College of Physicians and surgeons, New-York, 437 West 59. Street.
103. Quensel, U., Laborator d. path. Anat. a. Carolinischen Instit. Stockholm.
104. v. Recklinghausen, F., o. Prof. d. path. Anat. Strassburg i. E.
105. Reddingius, R. A., o. Prof. d. path. Anat. Groningen.
106. Ribbert, H., o. Prof. d. path. Anat. Marburg i. H.
107. v. Rindfleisch, E., o. Prof. d. path. Anat., Geh. Rath. Würzburg.
108. Rischpler, A., Karlsruhe, Kaiserstr. 187.
109. Rosenthal, W., Assistent am path. Institut. Erlangen.
110. Ruge, C., Prof., San.-Rath. Berlin W., Jägerstr. 61.
111. Saltykow, S., Assistent am path. Institut. Groningen.
112. Saxer, Fr., Privatdocent d. pathol. Anat. und Prosector am patholog. Institut. Leipzig.
113. Schede, M., o. Prof. d. Chirurgie, Geh. Med.-Rath. Bonn.
114. Schlagenhaufer, Prosector am k. k. Elisabeth-Spital. Wien XIV, 8
115. Schmaus, H., a. o. Prof. und 1. Assistent am path. Institut. München, Herzog Heinrichstr. 38.

116. Schmidt, M. B., a. o. Prof. und 1. Assistent am path. Institut. Strassburg i. E.
117. Schmorl, G., Med.-Rath, Pros. am Städt. Krankenhaus. Dresden.
118. v. Schrötter, H., Wien IX, Mariannengasse 3.
119. Schütz, Prof. an der Thierärztlichen Hochschule, Geh. Reg.-Rath Berlin, Luisenstr. 56.
120. Schwalbe, E., Privatdocent, Assistent am path. Institut. Heidelberg.
121. Seiffert, M., Privatdocent, Pros. d. Kinderkrankenhauses. Leipzig.
122. Senator, H., a. o. Professor der inneren Medicin, Geh. Med.-Rath. Berlin NW., Bauhofstr. 7.
123. Shattock, Joint Lecturer on Pathology and Bacteriology St. Thomas Medical School. Pathological Curator of the Hunterian Museum, Royal College of Surgeons, Lincoln's Inn Fields. London.
124. Simmonds, Prosect. am Krankenh. St. Georg. Hamburg, Johns-Allee 50.
125. Soltmann, O., o. Hon. Prof. u. Med.-Rath, Director d. Kinderkrankenhauses. Leipzig, Dorotheenstr. 4.
126. Stern, R., a. o. Prof., Director der medicin. Poliklinik. Breslau.
127. Sternberg, C., Prosector-Adjunkt am Patholog.-Bacteriolog. Institut im Rudolf-Spital. Wien III.
128. Stilling, H., o. Prof. d. path. Anat. Lausanne.
129. Stintzing, o. Prof. d. inneren Med. Jena.
130. Stroebe, H., Prosector am städt. Krankenhause. Hannover.
131. Sundberg, C., Prof. d. Pathologie. Stockholm.
132. Thoma, R., em. Prof. d. path. Anat. Magdeburg, Gr. Diesdorferstr. 208.
133. Thorel, Ch., Prosector am städt. Krankenhause. Nürnberg.
134. Tillmanns, a. o. Prof. der Chirurgie, Med.-Rath, General-Oberarzt à la suite. Leipzig, Wächterstr. 30.
135. Trendelenburg, o. Prof der Chirurgie, Geh. Med. - Rath. Leipzig, Königstr. 33.
136. Unna, P. G., Dermatolog. Hamburg.
137. Virchow, R., o. Prof. der pathol. Anat., Geh. Med.-Rath. Berlin W., Schellingstr. 10.
138. Waldeyer, o. Prof. der Anat., Geh. Med.-Rath. Berlin, Lutherstr. 35.
139. Walz, Oberndorf a. Neckar.
140. Weichselbaum, A., o. Prof. der pathol. Anat., Hofrath. Wien X, Porzellangasse 15.
141. Weigert, C., Prof. und Geh. Med.-Rath. Senckenberg's path. Institut Frankfurt a. M.
142. Weintraud, Prof., Director der inner. Abtheil. d. städt. Krankenhauses. Wiesbaden.
143. Werth, o. Prof. der Gynäkologie, Geh. Med.-Rath. Kiel.
144. Wilms, W., Privatdocent, Assistent a. d. chir. Klinik. Leipzig.
145. Winkler, C., Priv.-Doc. und Assistent am patholog. Institut Breslau, Augustastr. 89.
146. Wölfler, A., o. Prof. der Chirurgie der deutschen Universität Prag, Tonnengasse 2.

147. **Wright**, J. H., Director of the Laboratory of the Massach. General Hospital. Boston, U. S.
148. **Wysokowicz**, W., o. Prof. d. path. Anat. Kiew.
149. **Zahn**, F. W., o. Prof. d. path. Anat. Genf.
150. **Ziegler**, E., o. Prof. d. path. Anat., Geh.' Hofrath. Freiburg i. Br.
151. v. **Ziemssen**, o. Prof. d. inneren Med., Geheimrath. München, Lindwurmstr. 2.

Durch den Tod ausgeschieden:

1. **Boheman**, H., Stockholm. † 20. April 1901.
2. v. **Wyss**, H., Zürich. † September 1901.
3. **Schuchardt**, C., Stettin. † 28. October 1901.
4. **Key**, Axel, Stockholm. † 27. December 1901.

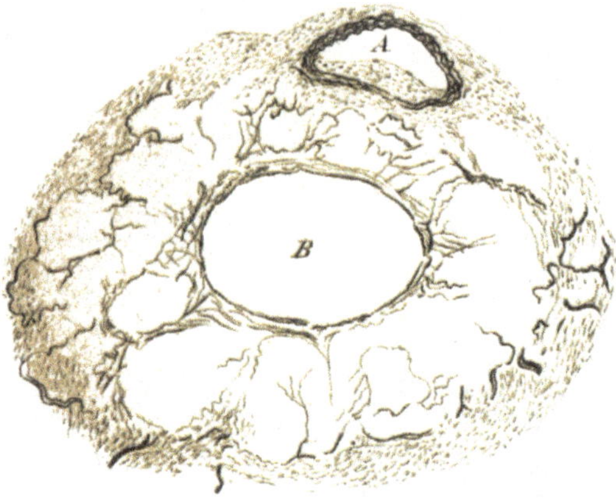

1.

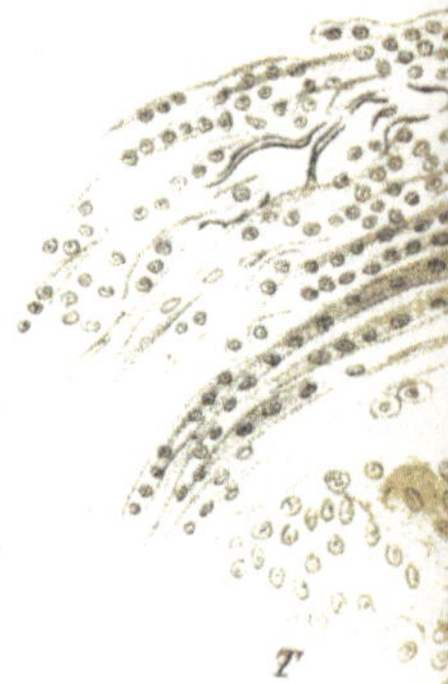

3.

2.

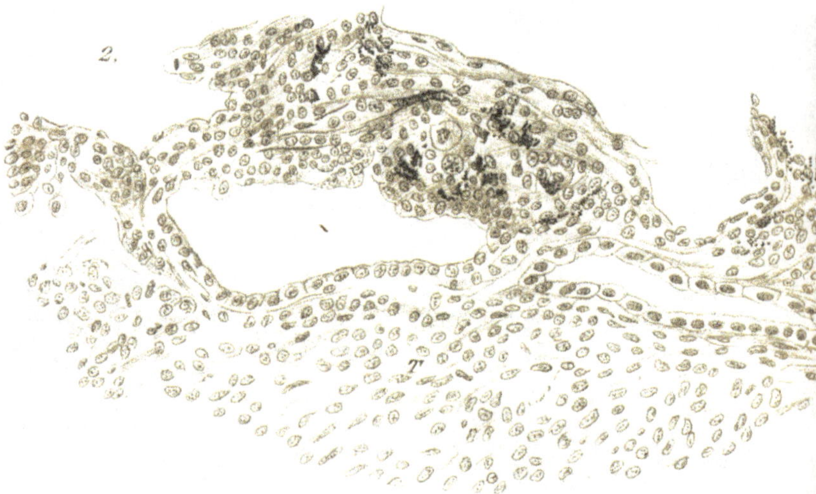

Taf. I

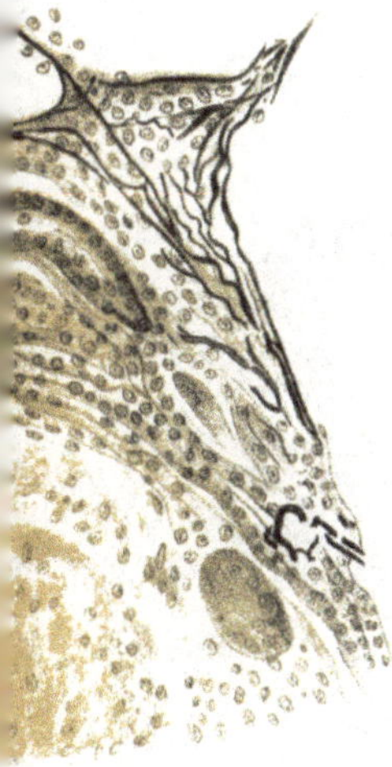

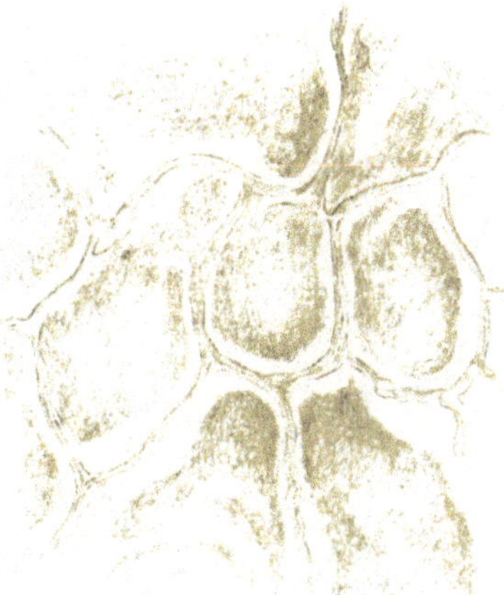

4.

5.

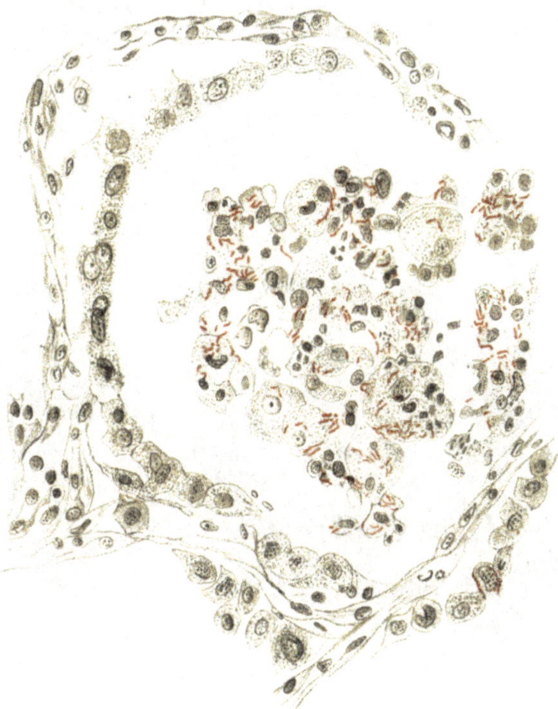

L. J. Thomas, Lith. Inst., Berlin S.53.

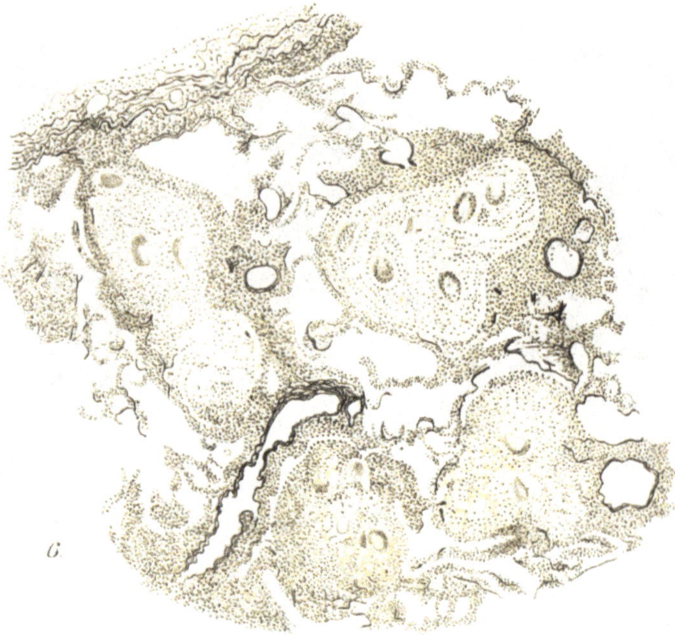

6.

8.

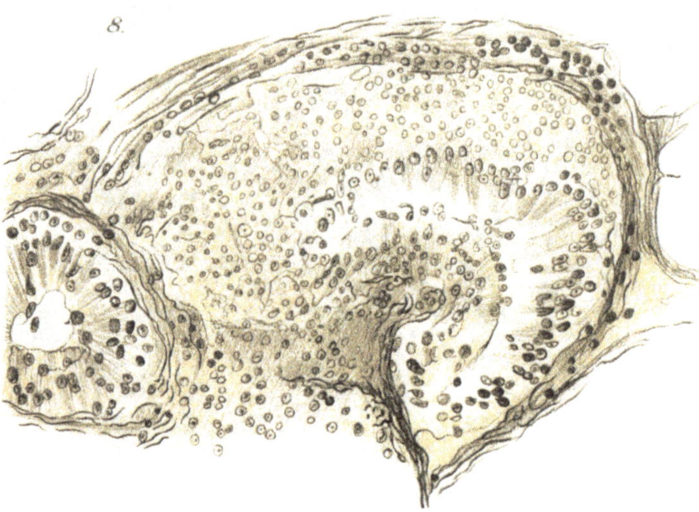

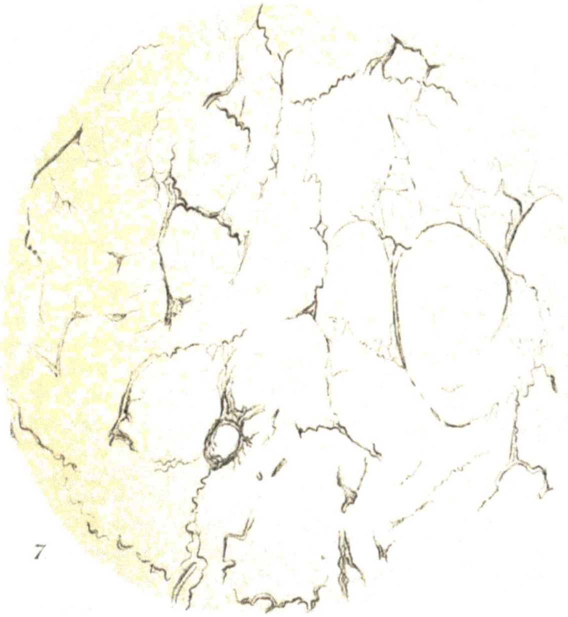

7

9

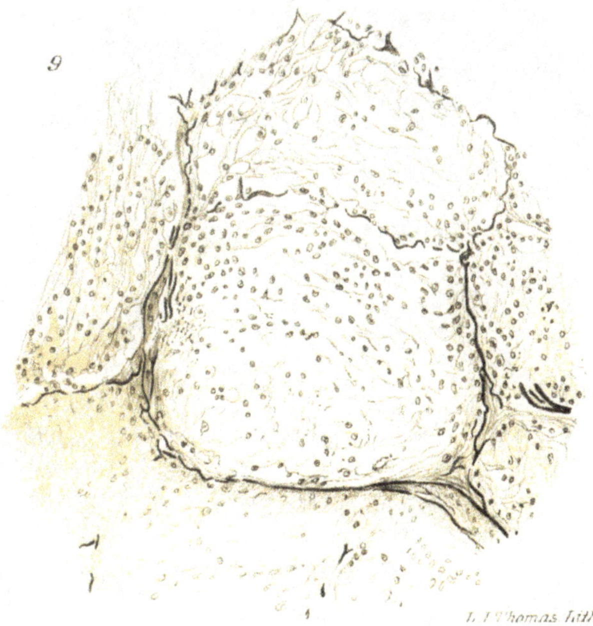

L. J. Thomas. Lith. Inst. Berlin S.

Fig. 1.

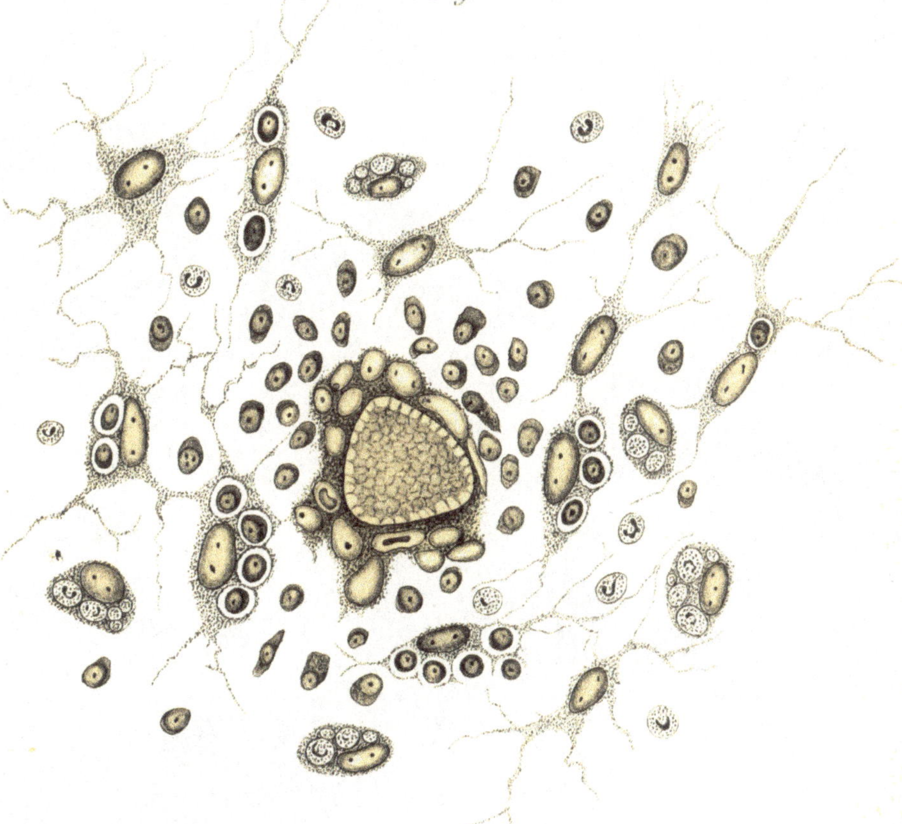

Fig. 2.

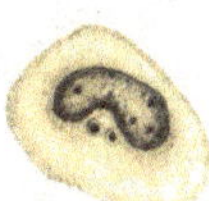

Fig. 3.

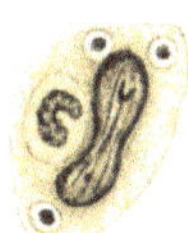

Fig. 4.

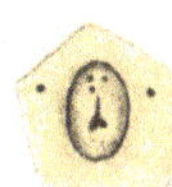

Fig. 5.

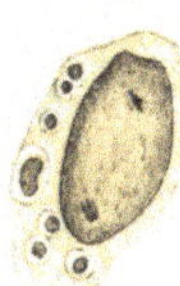

Fig. 6.

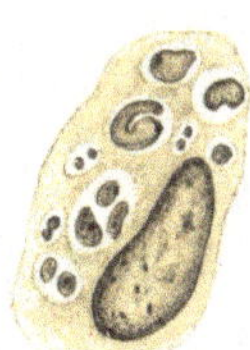

E. J. Thomas, Lith. Inst. Berlin S. 53.

Fig. 1.

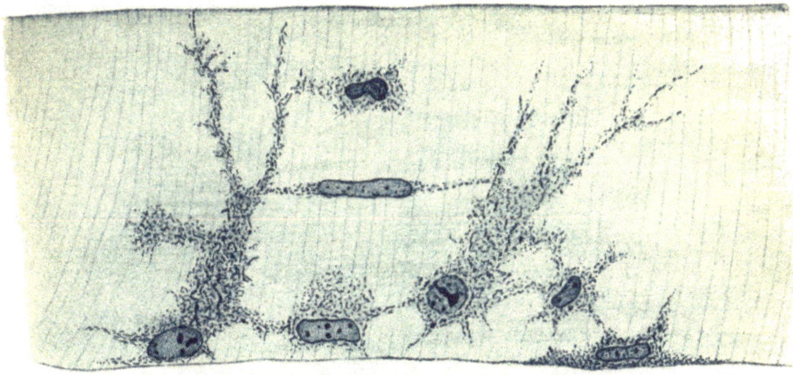

Fig. 2.

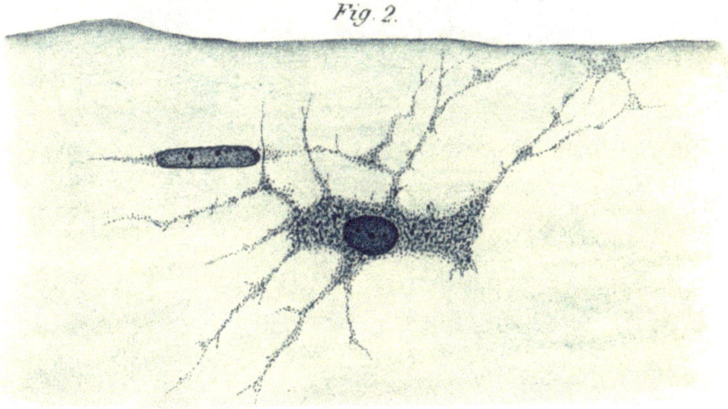

Fig. 3.

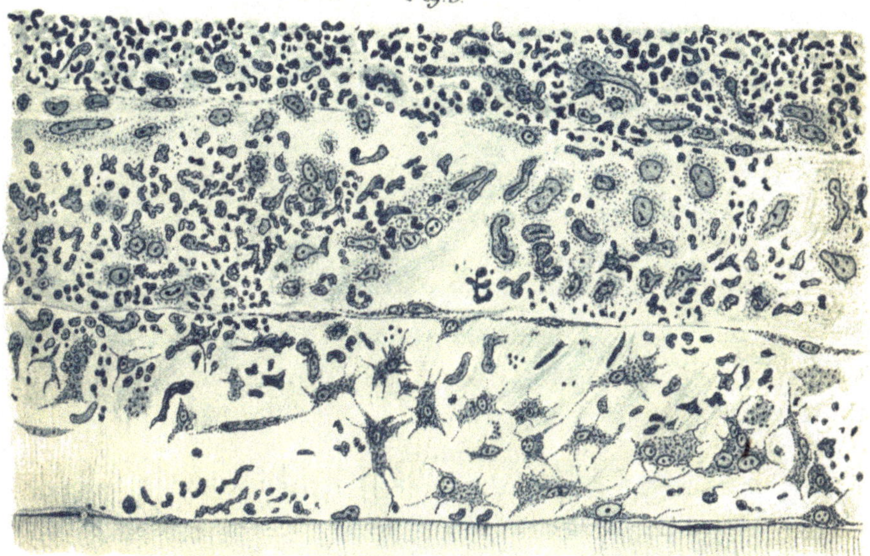

L. J. Thomas, Lith. Inst. Berlin S. 53

Fig. 3.

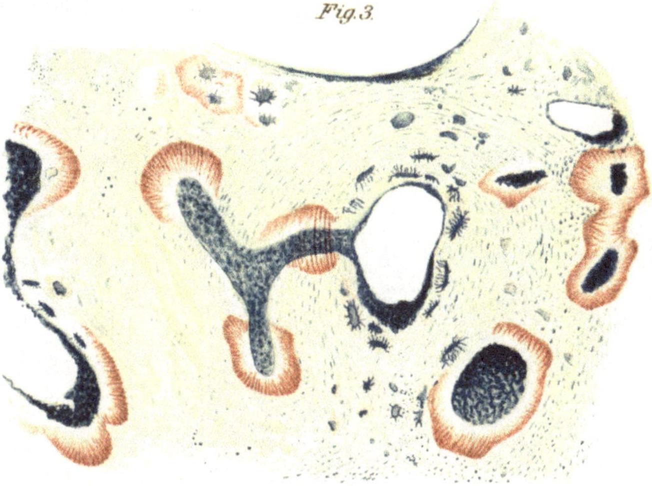

Fig. 1.

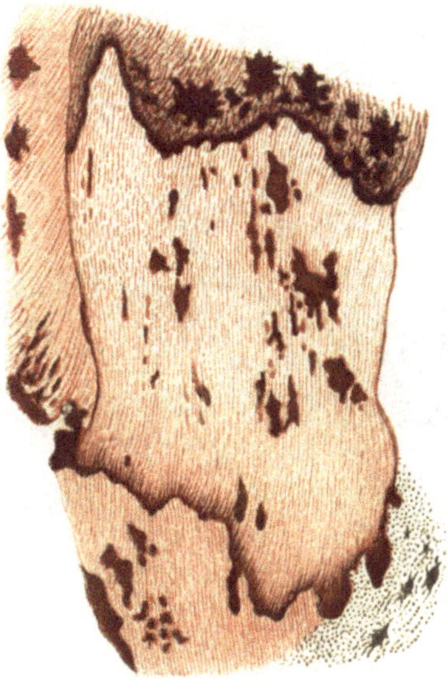

Fig. 2.

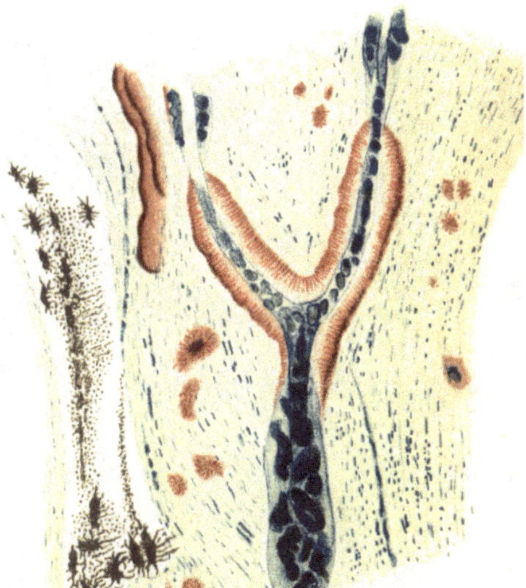

F. Kratz del. L. J. Thomas, Lith. Inst. Berlin S 53.

Fig. 1.

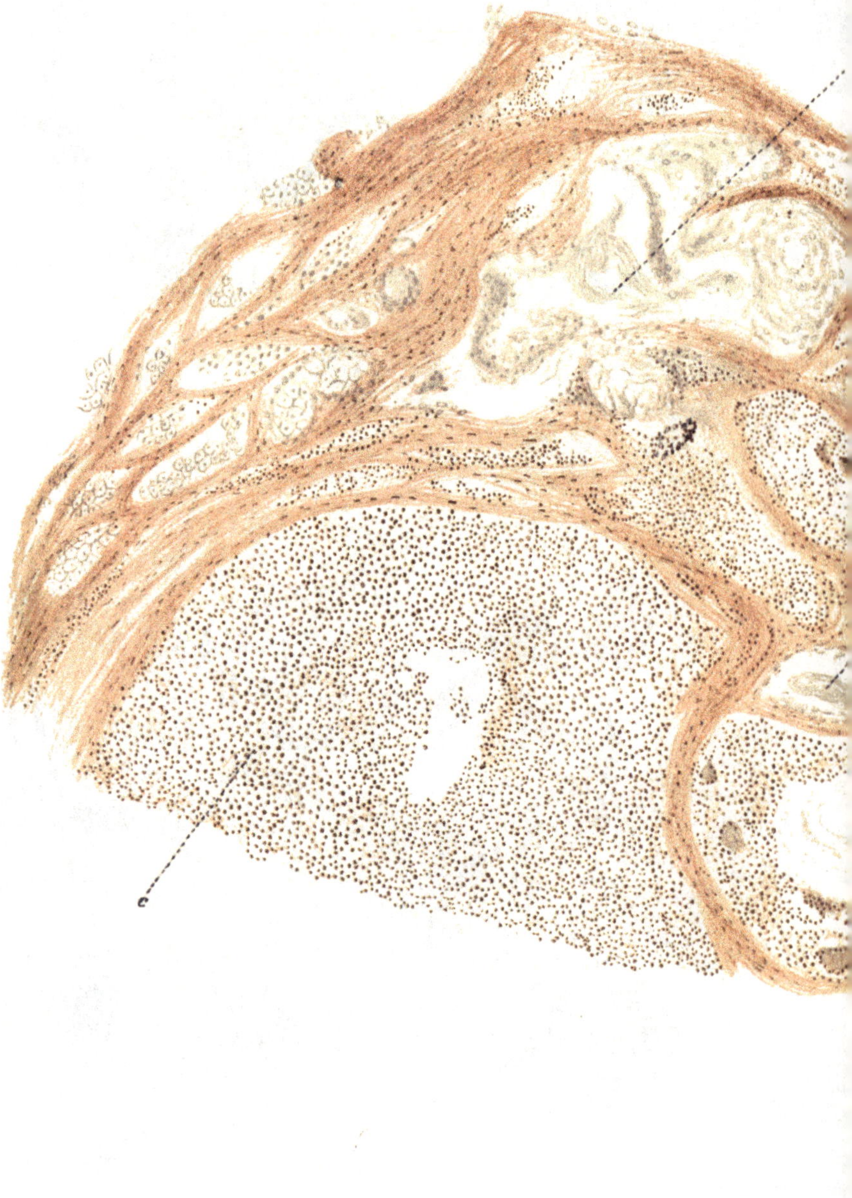

Taf. VI.

Fig. 2.

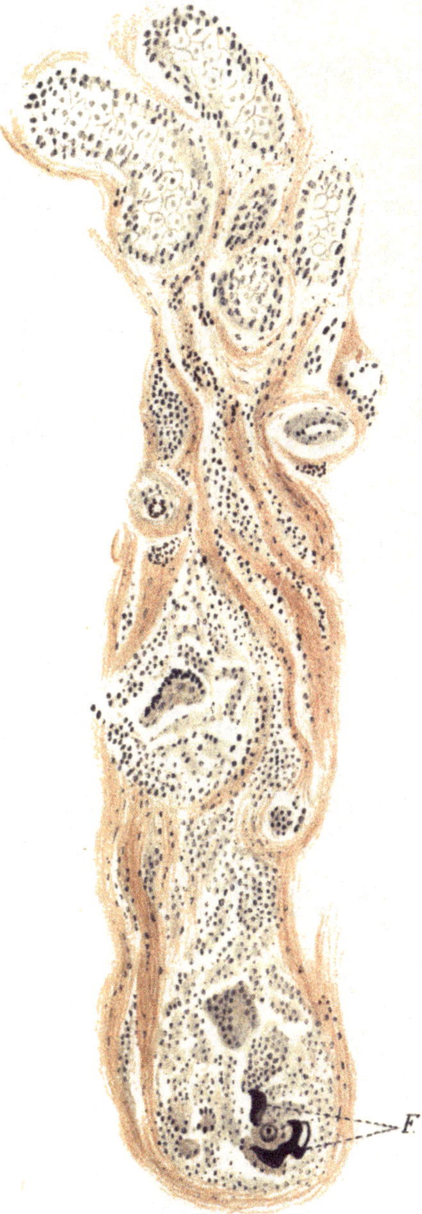

Fig. 3.

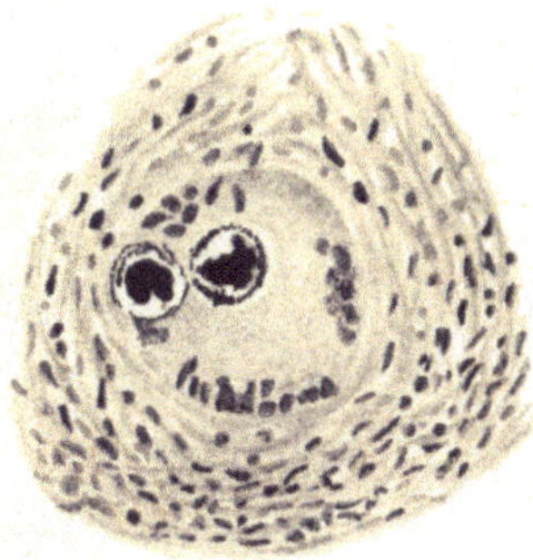

Fig. 4.

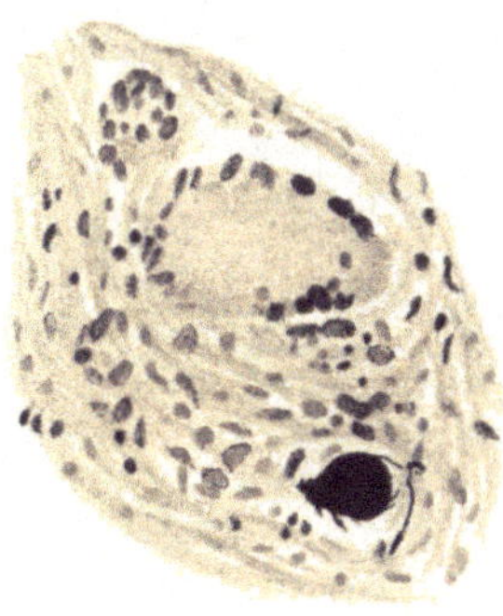

L. J. Thomas, Lith. Inst., Berlin S53.

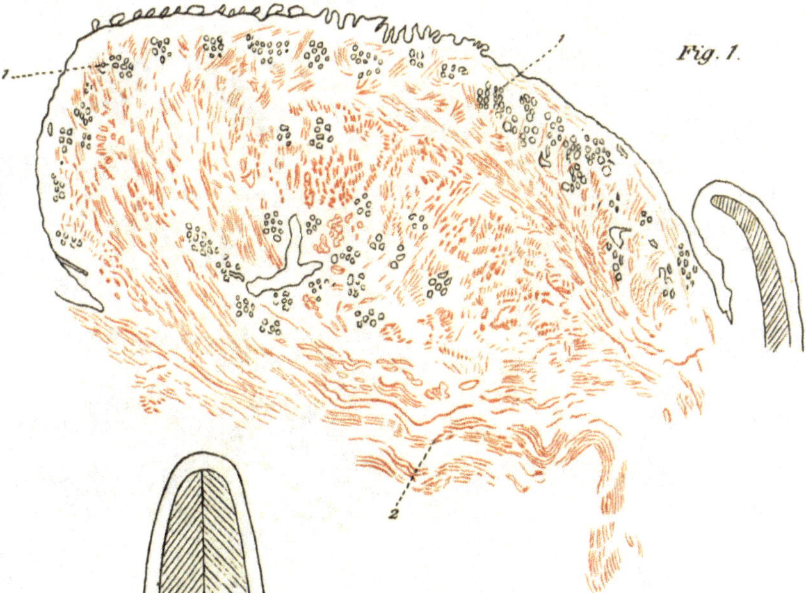

Fig. 1.

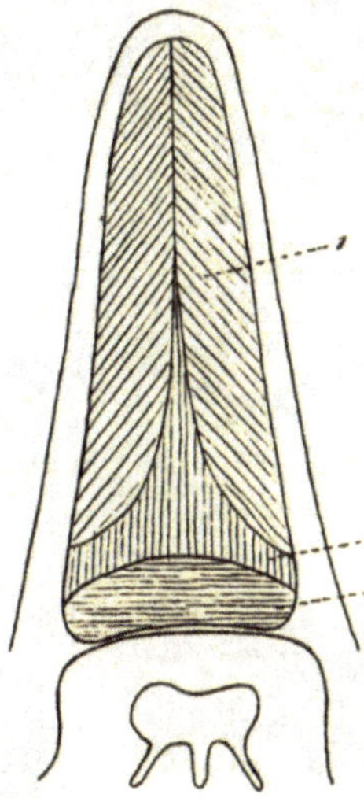

Fig 3.

Fig. 2.

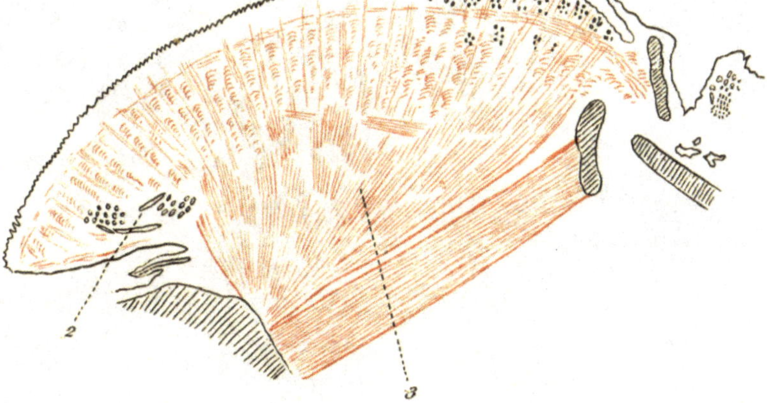

1a.

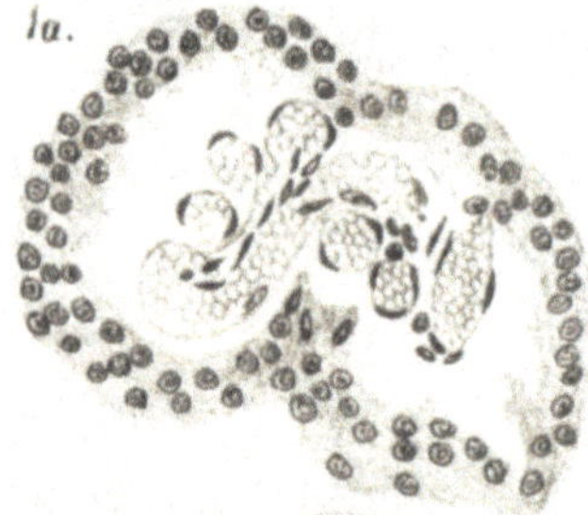

1b.

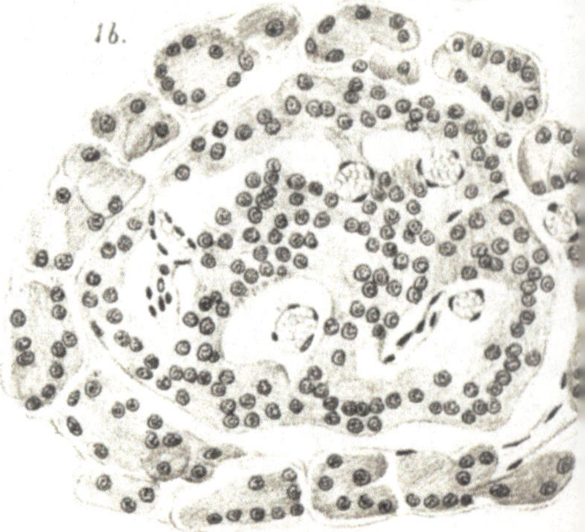

5.

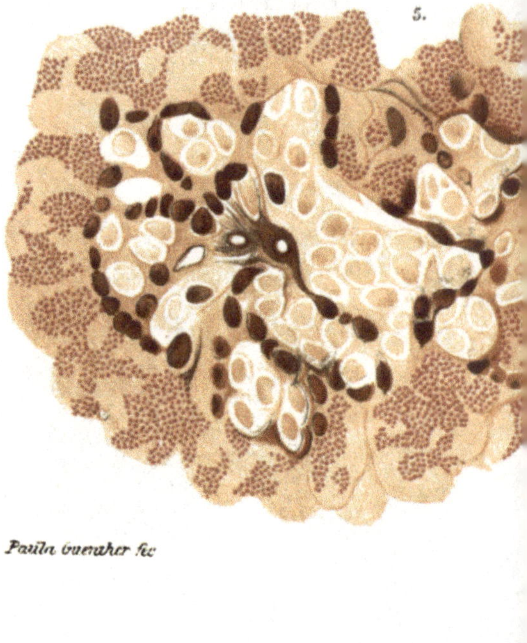

Paula Guenther fec.

Taf. VIII.

6.

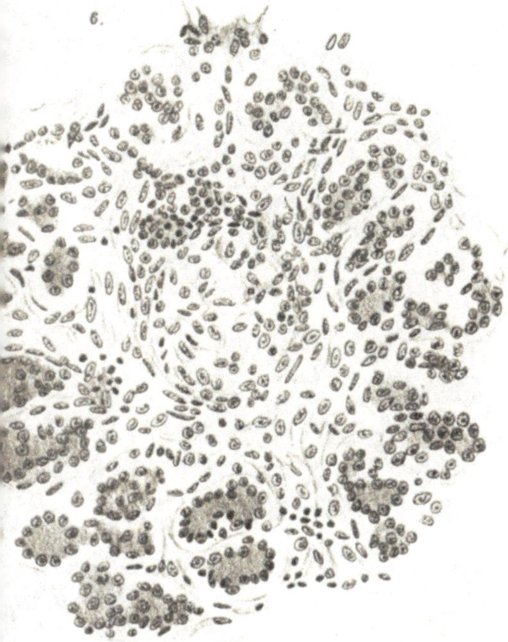

8.

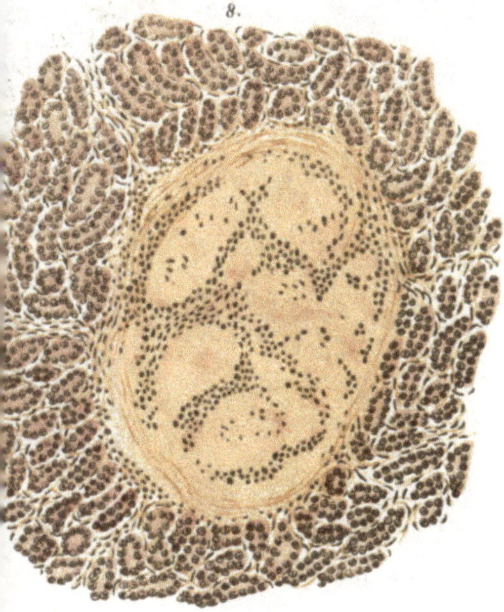

V. Uwira lith.

2.

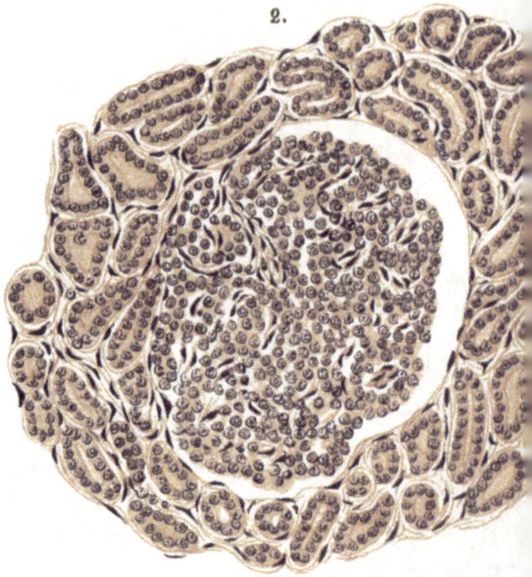

4.

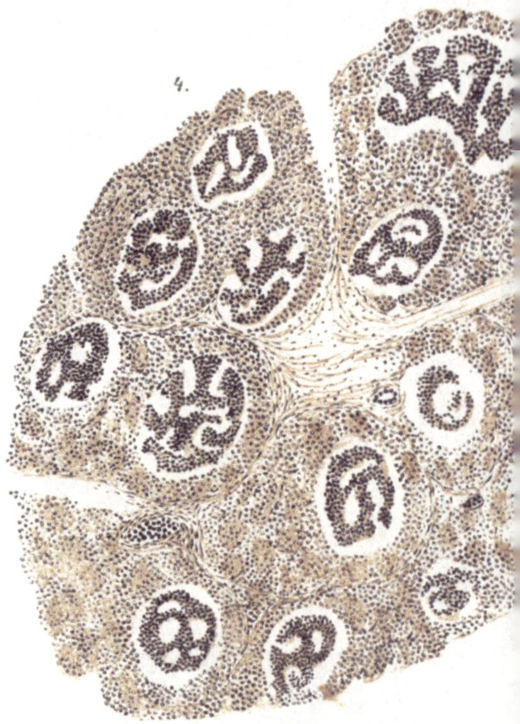

Paulo. Guenther fec.

Taf. IX.

3.

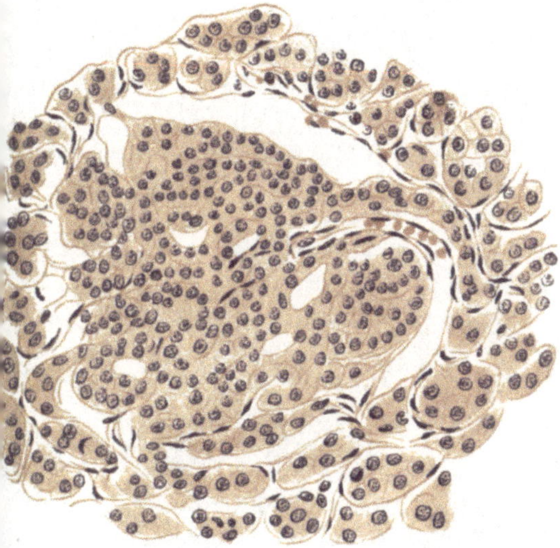

7.

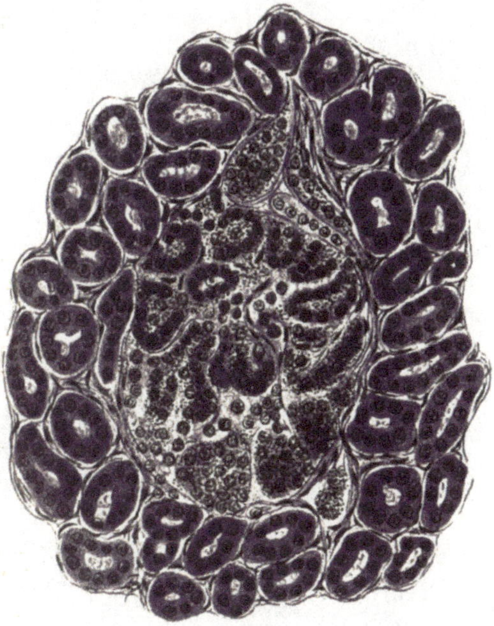

V. Uwira lith.

Fig. 1.

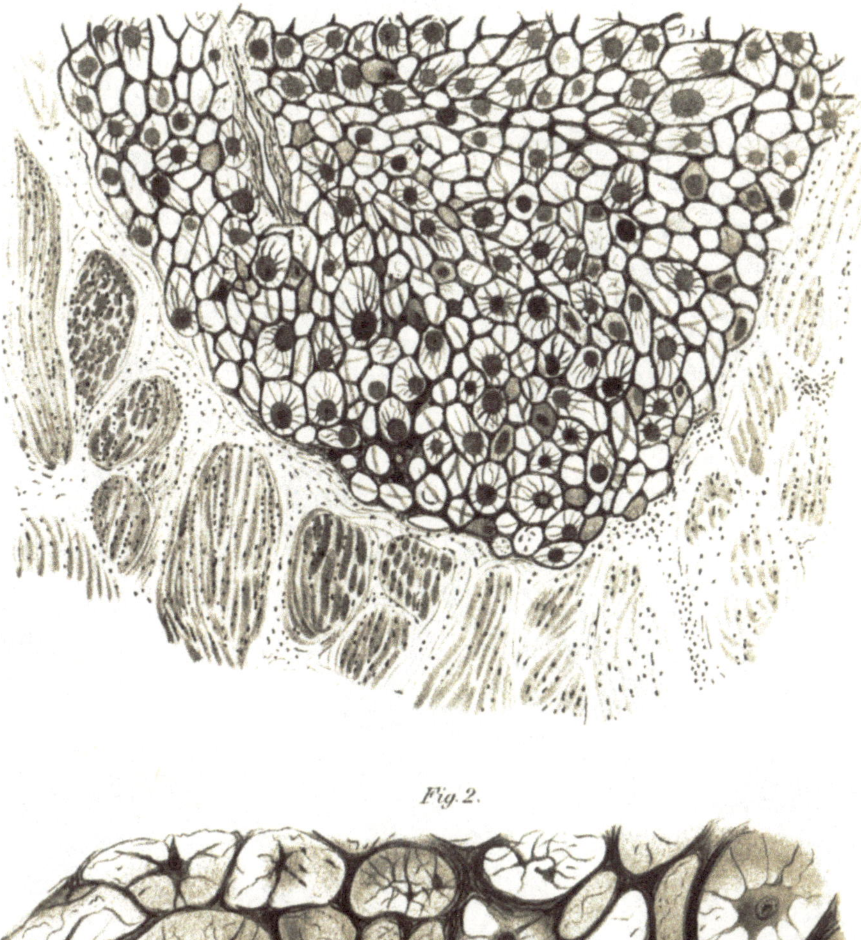

Fig. 2.

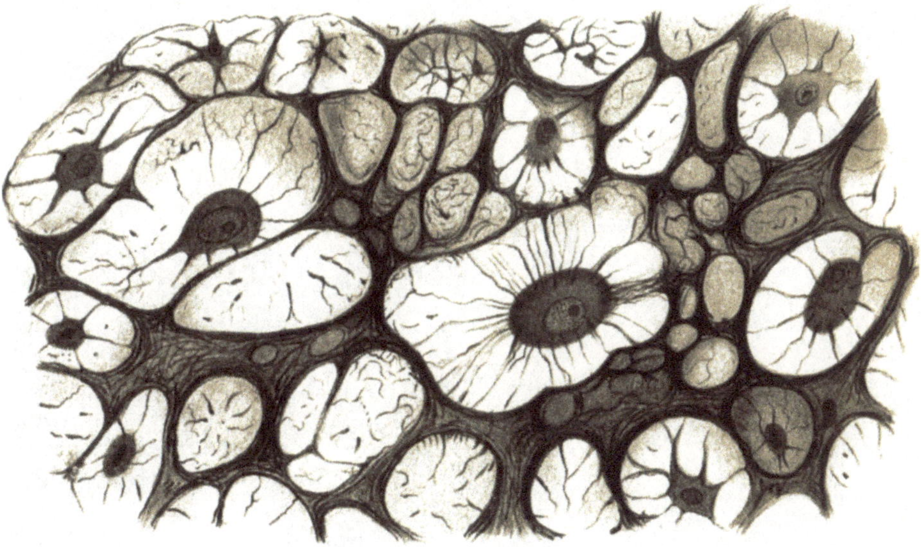

L. Thomas, Lith. Inst. Berlin S. 53.